Trois Mille Ans de Secrets de Beauté

Du même auteur :

« La fille de Louis XI » (Éditions Le Centurion).
« Le Signe de Lilith » (Éditions Robert Laffont), couronné par l'Académie française.
« Reportage sur la vie de Jeanne d'Arc » (Éditions Le Centurion), couronné par l'Académie française.
« Le vrai Dialogue des Carmélites » (Éditions Le Centurion).
« Le Pharaon » (Éditions Pierre Horay).
« Les deux Jeanne d'Arc » (Éditions Plon).
« Le Mythe du guerrier » (Éditions Plon).
« Les Pionnières de l'Histoire » (Éditions Albin Michel).
« Les hommes célèbres racontés par leurs descendants » (Éditions Fayard).
« De Chartres à Jérusalem » (Éditions Plon).
« L'Élysée, hier et aujourd'hui » (Éditions France-Empire).
« Le Roi et le Prince, les Poniatowski » (Éditions France-Empire), couronné par l'Académie française.
« Le Prince de Ligne, l'enchanteur de l'Europe » (Éditions Librairie Académique Perrin), couronné par l'Académie française.
« Le Duc d'Enghien ou la mauvaise destinée » (Éditions Tallandier).
« La Papesse » (Éditions Olivier Orban).
« Le médecin du Pape » (Éditions Olivier Orban).
« Le manuscrit d'Anastase » (Éditions Olivier Orban).
Collection « Si 1900 m'était conté » en collaboration avec Jean-Claude Pasteur (Éditions France-Empire).

Photo de couverture : Hubert Josse/La toilette d'Ester de Théodore Chasseriau (Musée du Louvre)
Maquette : Dominique Lemonnier

“Pour pénétrer dans le cabinet de toilette de sa femme ou de sa maîtresse, un homme doit être très amoureux ou très philosophe...”

CHAMFORT.

CRÉDIT PHOTO

P. 9 : Aspasie — Collection Claude Pasteur (Tous droits réservés).
P. 10 : Aspasie — Collection Claude Pasteur (Tous droits réservés).
P. 16 : Cléopâtre — Collection Claude Pasteur (Tous droits réservés).
P. 20 : Poppée — Museo Capitolino, Rome (Giraudon).
P. 27 : Peigne Lithurgique — Musée Cathédrale de Nancy (Giraudon).
P. 30 : Frédégonde. Portrait de Chilpéric et ses trois femmes — B.N. (Giraudon).
P. 33 : Harun Al-Rachid (Collection Tallandier).
P. 36 : Charlemagne (Collection Tallandier).
P. 37 : L'Impératrice Irène — Musée du Bargello, Florence (Giraudon).
P. 41 : Médaille en argent — Constance II — Collection Hayford Pierce (Giraudon).
P. 43 : Astrologue au XVe (Collection Tallandier).
P. 46 : Détail « Psautier de Paris », bibliothèque de l'Arsenal (Collection Tallandier).
P. 49 : Agnès Sorel (Collection Claude Pasteur).
P. 50 : Vierge et enfant par Fouquet — Musée des Beaux-Arts, Anvers (Giraudon).
P. 55 : Heures de François de Guise — St-Pierre-Chantilly (Condé) (Giraudon).
P. 56 : Nostradamus — Collection Claude Pasteur (Tous droits réservés).
P. 63 : « Dame à sa toilette » — Musée des Beaux-Arts de Dijon (Giraudon).
P. 65 : « Dame à sa toilette » — Musée des Beaux-Arts de Dijon (Giraudon).
P. 69 : Elisabeth I, reine d'Angleterre — Collection Claude Pasteur (Tous droits réservés).
P. 71 : Lucrèce Borgia par Van Balen — B.N. (Giraudon).
P. 74 : Catherine de Médicis (Collection Tallandier).
P. 77 : Détail du vitrail : Histoire de Psyché — Château d'Écouen (Giraudon).
P. 81 : Les comédiens italiens — Musée principal « Demaeght », Oran (Giraudon).
P. 84 : La femme entre les deux âges — Musée des Beaux-Arts de Rennes (Giraudon).
P. 87 : Portrait équestre de Marie de Médicis — Musée des Beaux-Arts de La Rochelle (Giraudon).
P. 93 : Ludovici Delphini et Annae Mariae Bavaral Connubium — Paris B.N. (Giraudon).
P. 101 : La Marquise de Montespan par R. Bonnart. Cabinet des Estampes (Collection Tallandier).
P. 102 : Pot — Collection Claude Pasteur (Tous droits réservés).
P. 103 : Madame de Montespan (Collection Tallandier).
P. 104 : Madame de Maintenon — Collection Claude Pasteur (Tous droits réservés).
P. 107 : Marie de Rabutin Chantal, Marquise de Sévigné (Collection Tallandier).
P. 108 : Madame de Sévigné (Collection Tallandier).
P. 111 : Ninon de Lenclos — Photographie de Jean Dubout (Collection Tallandier).
P. 113 : Ninon de Lenclos par Scriven — B.N. (Giraudon).
P. 118 : Estampes sur la joie des peuples au sujet du mariage et du retour du roi (Collection Tallandier).
P. 123 : Madame du Châtelet par Maurice de La Tour — Collection Marquis de Breteuil (Giraudon).
P. 125 : La Duchesse de Choiseul par Boucher — Collection Comte de Salverto (Giraudon).
P. 129 : Madame de Pompadour — Photo Jean Dubout (Collection Tallandier).
P. 130 : Madame de Pompadour par Boucher — Musée du Louvre (Giraudon).
P. 135 : Madame Du Barry — Collection Lambinet (Versailles).
P. 136 : Madame Du Barry (Collection Tallandier).
P. 149 : L'Apothicaire — Académie Longhi-Venise (Giraudon).
P. 151 : La Coquette d'après Jeanrat (Bibliothèque Nationale).
P. 153 : Marie-Antoinette avant son mariage par Ducreux — Collection Claude Pasteur (Tous droits réservés).
P. 154 : Marie-Antoinette en Gaulle par E. Vigée-Lebrun — Château de Versailles (Giraudon).
P. 156 : Catherine II — Collection Claude Pasteur (Tous droits réservés).
P. 159 : Miss French Lady Opera — Photo H. Elwing — Collection Claude Pasteur (Tous droits réservés).
P. 169 : La femme du Sans-Culotte, 10 août 1792 — B.N. (Giraudon).
P. 173 : Les merveilleuses par Chataignier — B.N. (Giraudon).
P. 174 : Mme Tallien — Collection Claude Pasteur (Tous droits réservés).
P. 179 : Fer de reliure Empire (Collection Tallandier).
P. 187 : Appartement de l'Empereur aux Tuileries — Photo J. Dubout (Collection Tallandier).
P. 188 : Joséphine — Collection Claude Pasteur (Tous droits réservés).
P. 191 : Princesse Pauline Borghèse — Collection Claude Pasteur (Tous droits réservés).
P. 193 : Abeille Empire (Collection Tallandier).
P. 201 : Honoré de Balzac — Collection Claude Pasteur (Tous droits réservés).
P. 207 : Le Perruquier — Collection Claude Pasteur (Tous droits réservés).
P. 212 : Impératrice Eugénie — Collection Claude Pasteur (Tous droits réservés).
P. 217 : La Castiglione — Photo J. Dubout (Collection Tallandier).
P. 222 : Lola Montès — Collection Claude Pasteur (Tous droits réservés).
P. 229 : Sarah Bernhardt — Collection Claude Pasteur (Tous droits réservés).
P. 232 : Sarah Bernhardt — Collection Claude Pasteur (Tous droits réservés).
P. 236 : Lina Cavalieri — Collection Claude Pasteur (Tous droits réservés).
P. 244 : Parfum Rigaud — Collection Claude Pasteur (Tous droits réservés).

Claude Pasteur

Trois Mille Ans de Secrets de Beauté

RTL EDITION

PRÉFACE

Cléopâtre, Poppée, Agnès Sorel, Diane de Poitiers, Lucrèce Borgia, Madame de Montespan, Madame de Pompadour, Madame Maintenon, Ninon de Lenclos, La Du Barry, Marie-Antoinette, Joséphine, Lola Montès, Sarah Bernhardt...

Autant de femmes rendues célèbres par leur beauté et par l'usage qu'elles en firent.

Mais quels procédés employaient-elles ? En quoi consistaient les soins auxquels elles s'astreignaient ? Quels étaient leurs secrets ?...

Le présent ouvrage souhaite combler une lacune, car les historiens négligent généralement de nous éclairer sur ce point qu'ils jugent sans doute frivole. Or, l'art de la beauté, qui contribuait à donner au destin de ces femmes une dimension historique, n'avait rien de futile.

C'est en effet dans leur cabinet de toilette que se passaient les heures les plus importantes de leur journée, quand il s'agissait de ranimer la fraîcheur du teint, d'entretenir la souplesse de la peau, d'effacer les rides, de teindre les premiers cheveux blancs. C'est là que se livrait ce combat pathétique des femmes pour rester femme.

Chacune avait sa "manière" : Agnès Sorel privilégiait le miel pour purifier son teint. Diane de Poitiers se livrait tous les matins à des ablutions d'eau glacée. Marie de Médicis appliquait sur ses joues des tranches de viande crue. La Montespan se faisait masser toute nue sur son lit avec des pâtes odorantes. Madame Tallien prenait des bains de fraises.

Des "savants" comme Nostradamus, Paracelse, le Grand Albert, Raymond Lulle s'acharnaient à trouver – et trouvèrent peut-être – le secret de l'éternelle jeunesse, et rédigeaient à l'intention de ces dames des livres de recettes de beauté.

En avançant dans mes recherches, j'ai donc découvert un monde fantastique peuplé d'alchimistes, de charlatans, de médecins coiffés de bonnets pointus, de prédicateurs menaçants, de moines cosmétologues, de femmes qui s'écorchaient l'épiderme, d'autres qui buvaient des bouillons d'or potable – les plus sages se contentant des produits offerts à leur peau par la nature.

Un monde dans lequel faisait fortune le mot "secret", qui sous-entendait un procédé mystérieux connu seulement de quelques privilégiées.

L'expression "secret de beauté" correspond en effet à une très ancienne tradition. Les produits fabriqués et vendus par les parfumeurs étaient présentés comme des secrets transmis de père en fils, ce qui évitait d'en donner la composition. Les femmes qui achetaient des eaux et des pommades n'en connaissaient pas la formule. Or, cette formule était le plus souvent toxique.

A côté de ces "secrets" meurtriers, existaient heureusement des formules héritées de l'Antiquité et du Moyen Age, que l'on exécutait chez soi, dans lesquelles entraient le lait, le miel, les œufs, l'eau de pluie, la rosée, les fleurs, les fruits, les plantes, les "eaux de viande" souveraines contre les rides. Certaines de ces recettes dites "empiriques", parce que chargées d'une expérience millénaire, nous étonnent aujourd'hui, à cause de l'intuition dont faisaient preuve nos ancêtres. Ainsi, ils savaient qu'il faut tirer les extraits embryonnaires de l'œuf à son neuvième jour de couvaison, comme l'ont constaté nos modernes chimistes, lesquels ont également "découvert" l'action antirides de l'huile de tortue utilisée par les Romains.

Car la science de la cosmétologie remonte à la plus Haute Antiquité. Elle a sa source en Égypte qui garda longtemps le monopole économique des fards et des parfums. Cette science s'épanouit en Palestine et en Grèce, et triompha à Rome où, sous les Césars, des sommes folles se dépensèrent pour acquérir des produits coûteux. Rien n'est jamais trop cher pour conserver cette beauté qui fait naître l'amour...

Vouloir être belle, en effet, c'est vouloir être aimée. L'auteur d'un recueil de conseils et de recettes du XVIe siècle le dit expressément :

"Sans l'amour, de quoy serviraient les beautés, gentillesses et bonnes grâces d'une Demoiselle ? Et à quoy peut se dire bonne, une jeunesse qui se passe sans pratiquer l'amour ?"

Aussi, les anciens ouvrages recèlent-ils maintes formules de philtres d'amour et recettes séculaires pour rétrécir la "porte de nature", ou pour retrouver une virginité perdue. Et comme la beauté ne va pas sans la jeunesse, les élixirs de jouvence sont là pour conserver la vénusté.

Nous allons donc pénétrer dans l'intimité de plusieurs femmes célèbres, visiter les parfumeurs-vinaigriers dans leurs boutiques odoriférantes, surprendre à leurs fourneaux Nostradamus et le Grand Albert, écouter pérorer les bonimenteurs du Pont-Neuf, feuilleter d'antiques grimoires, et au fil de nos découvertes, nous laisser enchanter à notre tour par ces surprenants "secrets" surgis de la nuit des temps.

Claude PASTEUR.

N. B. – *Les "secrets" qui figurent dans le texte ne sont cités que pour leur caractère pittoresque. C'est seulement à la fin de chaque chapitre et dans les Annexes en fin de volume, que l'on trouvera des recettes encore valables, vieilles de plusieurs milliers d'années.*

Chapitre I

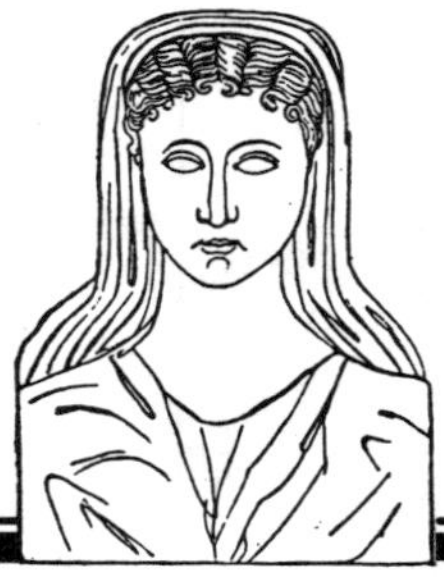

LA TOILETTE D'ASPASIE

LA PLUS CÉLÈBRE COURTISANE D'ATHÈNES

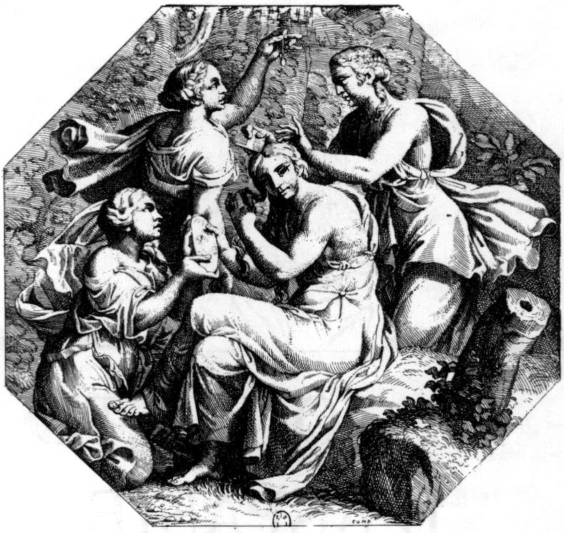

Les auteurs de tous les temps sont formels : il ne faut jamais voir une femme à son lever.

–"*En effet,* dit le poète Lucien, *si quelqu'un voyait ces dames à l'heure où elles se réveillent, il croirait rencontrer un singe ou un babouin. Aussi, s'enferment-elles étroitement dans leur chambre, sans se laisser voir à aucun homme.*"

Au Ve siècle avant J.-C. Aspasie ne déroge pas à cette règle. Quand elle s'éveille tard dans la matinée, son visage offre l'aspect bizarre d'un vieux masque de théâtre tout craquelé... C'est que la célèbre courtisane a pris soin, avant de se coucher, d'appliquer sur son visage un masque de sa composition. Aspasie, en effet, n'est pas seulement savante en rhétorique et en philosophie, elle excelle aussi en cosmétologie, et a écrit un "Traité de soins de beauté" enrichi de toute la longue expérience d'une femme qui n'ignore rien de ce qui peut rajeunir et faire illusion. Sur cette terre des dieux, l'art d'embellir est inséparable de l'art d'aimer.

Les servantes commencent par la conduire jusqu'à la cuve en forme de coupe supportée par trois pieds, dans laquelle un mufle de lion crache l'eau venue de canalisations invisibles. Aspasie, tantôt debout, tantôt accroupie, se livre à ses ablutions matinales. Puis ses femmes l'essuient et la frottent avec une éponge trempée dans de l'huile parfumée.

La plus célèbre hétaïre d'Athènes s'assied ensuite sur sa chaise de marbre pour que la coiffeuse enroule en torsades piquées d'épingles d'or sa chevelure encore humide. Pendant ce temps, une esclave agenouillée entre ses cuisses lui rase de près le pubis, afin que la courtisane puisse présenter la nudité marmoréenne des statues.

Aspasie s'installe maintenant devant sa table encombrée de boîtes contenant une multitude d'ingrédients. Ces produits sont plus ou moins inspirés de la cosmétologie égyptienne, quand ils ne viennent pas directement des bords du Nil. Les fabricants grecs n'innovent guère.

Le miroir d'Aspasie lui renvoie l'image d'une femme de quarante ans, belle encore, malgré un soupçon de double menton et un cou un peu fort. Sa vie agitée et ses longues veilles ont laissé des stigmates sur son visage. Habilement, une cosmète armée d'une fine aiguille colmate les rides avec de la colle de poisson, et étend ensuite sur tout le visage une couche de céruse : la figure, devenue lisse et polie, est prête pour recevoir les couleurs de la jeunesse, que distribue généreusement l'esthéticienne. Elle applique au pinceau sur les joues le beau rouge tiré de la *fleur du péderote*, une fleur épineuse d'Égypte ; ce rouge végétal détrempé dans du vinaigre redonne de la fraîcheur au teint fatigué. Elle pose aussi des touches de carmin sur les lèvres et sur les pointes des seins.

Se maquiller est tout un art, au point que certaines hétaïres demandent à des peintres connus de nuancer les teintes sur leurs visages. Ceux qui acceptent de leur rendre cet office sont appelés "les peintres des courtisanes" car il faut en effet qu'une hétaïre resplendisse de vives couleurs, à la grande jalousie des dames d'Athènes qui voudraient bien, elles aussi, s'enluminer la face.

–"*Prétendrais-tu*, écrit avec indignation le mari Alciphron à son épouse, *te mettre du blanc et du rouge comme ces femmes dont le visage peint annonce les mœurs dépravées ?*"

Une courtisane doit également avoir les cheveux jaunes. Aspasie, qui répugne à se teindre au jus de safran, préfère se coiffer d'une perruque pour sortir. Avec soin, l'esclave ajuste sur sa tête le postiche couleur paille qui annonce sa condition. Aspasie qui surveille l'opération dans le miroir, rectifie les ondulations qui encadrent son front.

Soudain, un bruit malsonnant la fait sursauter : une de ses femmes vient d'éternuer, et se cache pour essuyer son nez avec sa manche – car au siècle de Périclès, comme dans les siècles qui suivront, on se mouche dans ses doigts et on s'essuie à son vêtement, faute de mouchoir qui n'a pas encore été inventé... C'est d'ailleurs une grave incongruité que d'être enrhumé, surtout pour une courtisane qui, trop souvent affligée de ce désagrément, perdrait vite ses amants.

–"*Sortez*, dit sévèrement Aspasie, *vous vous mouchez trop souvent, nous aviserons à prendre une femme dont le nez soit plus propre que le vôtre !*"

Ayant ainsi exprimé sa désapprobation, Aspasie se lève noblement pour revêtir une tunique peinte de larges fleurs, à la mode asiatique. Elle n'oublie pas de se couronner de fleurs. Ainsi apprêtée, Aspasie n'a pas d'âge, ou plutôt elle n'a plus que l'âge de l'amour. C'est l'heure où son amant Périclès peut entrer pour la saluer.

PÉRICLÈS, TENDRE AMANT

Périclès a vingt ans de plus qu'Aspasie. Il est laid, avec un crâne énorme, mais il est le chef d'État d'Athènes, le grand homme de ce siècle où s'épanouit le génie grec – ce siècle auquel il donnera son nom.

Quand il est tombé amoureux d'Aspasie, elle arrivait de sa ville natale de Milet, avec un cortège de jolies filles. La courtisane n'aime pas parler de ses origines. Toutes les grandes hétaïres ont connu l'humilité des débuts, quand elles n'étaient que d'obscures dictériades (la classe la plus basse des prostituées), racolant le client en formant avec le pouce et le médius un anneau pour appeler l'homme qui répond en pointant son index. C'est parce que Aspasie connaît tout ce que l'art de la volupté a pu inventer de plus ingénieux, mais aussi parce qu'elle a su cultiver son esprit, qu'elle est devenue une aristocrate de la profession, une de ces hétaïres qui comptent à leurs pieds et dans leurs lits les hommes les plus éminents d'Athènes. Mais depuis qu'elle aime Périclès, Aspasie lui demeure fidèle.

Le grand homme, aujourd'hui, a beaucoup à faire : il doit présider un conseil de guerre, haranguer le peuple au Pnyx, élaborer un projet de budget au Sénat – mais jamais il ne quitte la maison, ou n'y revient, sans embrasser deux fois Aspasie. Il l'embrasse parce qu'il chérit cette femme extraordinaire, poète, orateur, philosophe, et un peu proxénète... Les jolies jeunes filles dont elle s'entoure sont choisies pour les charmes de leur esprit autant que pour les grâces de leur personne. Elles peuvent soutenir avec brio des conversations émaillées de réparties piquantes, chantent et dansent à ravir. Elles sont l'ornement des festins, le délassement des magistrats, des écrivains et des artistes. Quand ces derniers ont du génie, leur beauté immortalisée devient inspiratrice de chef-d'œuvres. Il arrive que certaines se piquent d'instruction, et partagent leur temps entre les études et les amours.

Les mauvaises langues prétendent que si Aspasie s'entoure de jolies femmes, ce n'est pas seulement pour servir aux plaisirs de ses amis, mais aussi de temps en temps pour ranimer les sens fatigués de Périclès.

On dit beaucoup de choses désagréables sur Aspasie ; entre autres qu'elle ne croit pas aux dieux... L'accusation est grave, elle s'assortit généralement de la peine capitale. Cette inculpation a valu à Aspasie d'être traînée devant les tribunaux. Elle n'a dû alors son salut qu'aux larmes de Périclès, sanglotant sans honte ni retenue devant les juges qui s'en souviennent encore.

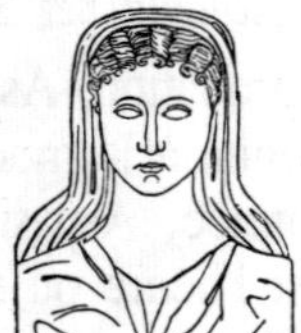

ASPASIE APPREND A DANSER A SOCRATE

Adulée et détestée, Aspasie fait la pluie et le beau temps à Athènes. Ses soirées sont recherchées. On y voit le grand sculpteur Phidias, à qui Périclès a confié les travaux de l'Acropole. Socrate ne dédaigne pas y montrer son front chauve. Aspasie aime beaucoup son ami Socrate, auquel elle donne des leçons de rhétorique. Elle le console un jour où elle le trouve en pleurs parce qu'un beau jeune homme dont il est amoureux repousse ses avances. Aspasie lui a promis de le fléchir en sa faveur, et pour le consoler, lui apprend à danser...

Aspasie est contente ce matin-là : elle a appris la veille que l'Oraison funèbre qu'elle a écrite à l'intention des Athéniens morts pour la République a été jugée si belle qu'elle sera récitée tous les ans. Ainsi en ont décidé les archontes.

Aspasie accompagne Périclès jusqu'à la porte de ses appartements. Elle le trouve vieilli. Elle a beau stimuler son zèle et fouetter comme autrefois ses ambitions, le grand homme est fatigué.

... Et si Périclès venait à mourir ?

DÉFENSE DE VIEILLIR...

Cette pensée assombrit doublement Aspasie, d'abord parce qu'elle aime tendrement Périclès, ensuite parce qu'elle craint fort de devenir vieille, pauvre et délaissée. Elle sait trop qu'il ne fait pas bon, dans ce métier, prendre de l'âge.

Son pire ennemi, le jeune et insolent poète satirique Aristophane, se plaît à mettre en scène, comme pour la narguer, des courtisanes décrépites.

Ainsi, cette vieille amoureuse d'un beau et cruel jeune homme :

Le jeune homme : *"Ma vieille amie, tu as vraiment grisonné bien vite, par le ciel !"*

La vieille : *"Ah, malheureuse ! Quel outrage ! quelle indignité !"*

Le jeune homme : *"O dieux antiques ! Quelles rides elle a sur le visage !"*

La vieille : *"Misérable ! Tu es fou de me laver ainsi la tête devant tout le monde !"*

Le jeune homme : *"Tu serais bien heureuse, ma foi, qu'on voulût bien te laver !"*

Chremyle : *"Non pas, elle est toute plâtrée, si tu lavais cette couche de céruse, tu verrais paraître toutes les rides de son visage..."*

Aspasie refuse de devenir la cible d'Aristophane et de tous les autres. Quand Périclès mourra, elle attendra à peine quelques mois pour épouser un gros marchand de bétail, très riche, Lysicrès, mariage qui provoquera dans tout Athènes un éclat de rire à ébranler les colonnes des portiques ! Aspasie, imperturbable, dégrossira le rustre qui deviendra stratège... Elle finira ses jours riche et honorée : Platon parlera d'elle avec avantage. Grâce à lui et à quelques autres, survivent ainsi dans nos mémoires ces courtisanes antiques pour qui l'amour était une vocation exercée avec fierté.

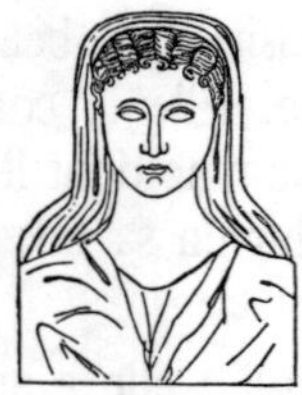

LE MASQUE D'ASPASIE

Le Traité de Cosmétologie d'Aspasie ne nous est pas parvenu. Seul, Horace nous rapporte la recette de son masque de beauté. La voici.

"Deux livres d'orge mondé et pulvérisé par une ânesse sous la meule. On ajoute à cette farine dix blancs d'œufs et un tiers de livre de corne de cerf râpée. Quand le mélange est obtenu, on le passe et on ajoute douze oignons crus de narcisse. On mélange le tout au mortier. On complète avec deux onces de gomme et neuf onces de miel."

Un cosmétologue, M. Contier, a réalisé voici quelques années le masque d'Aspasie, en supprimant la gomme et les oignons de narcisses, et en remplaçant la corne de cerf par des hydrolysats de protéines. A défaut des hydrolysats qu'on ne trouve qu'en laboratoire, on peut prendre l'orge mondé quand il est encore en lait, ajouter quelques blancs d'œufs si l'on désire un effet plus ou moins astringent, écraser le tout, compléter avec une très petite quantité de miel (une cuillerée à café). Appliquer et laisser deux heures sur le visage. Rincer à l'eau tiède ou à l'eau de rose.

Chapitre II

LES SECRETS DE CLÉOPÂTRE

LE NEZ QUI CHANGEA LA FACE DU MONDE

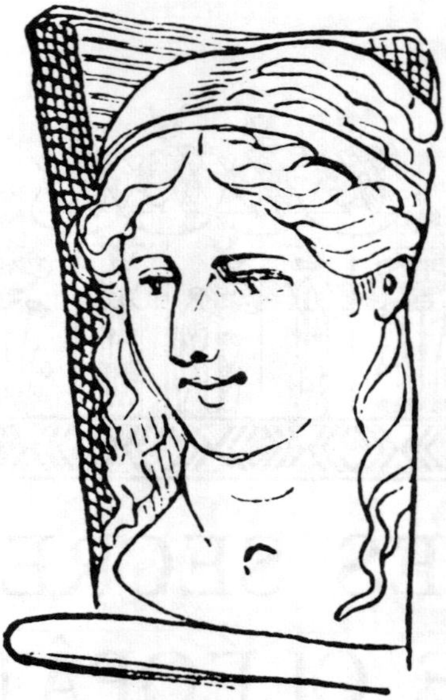

Cléopâtre monte sur le trône d'Égypte cinquante et un ans avant Jésus-Christ. Est-elle vraiment belle ? Une médaille frappée à Antioche nous montre un profil plutôt ingrat au front bas, au grand nez busqué et au menton bref.

Mais Cléopâtre possède quelque chose de mieux que la beauté : le charme. C'est ce que nous fait comprendre implicitement Plutarque quand il dit "*que sa beauté considérée en elle-même n'était pas si incomparable qu'elle ne ravit d'étonnement et d'admiration, mais son commerce avait un attrait auquel il était impossible de résister*".

Cléopâtre est le produit raffiné d'une dynastie décadente qui ne se maintient plus que par la grâce de Rome. La dernière héritière des Ptolémée parle plusieurs langues avec une voix mélodieuse, et elle porte à sa plus haute expression l'art de la beauté hérité de ses ancêtres grecs. La toilette est un rituel, d'autant que l'Égypte abonde en produits de soins destinés au visage et au corps. Pour raffermir les chairs, on utilise de la poudre d'albâtre, ou bien du sel mélangé avec du miel. Pour fortifier les cheveux, l'huile de ricin est souveraine. L'onguent "pour transformer un vieillard en jeune homme" est long à préparer, mais il efface les stigmates de l'âge.

Cléopâtre connaît tous ces secrets, les plus vieux du monde, et elle se plaît à en inventer d'autres, qu'elle consigne dans un "Traité de Beauté" malheureusement perdu. (1)

(1) Des fragments sont cités par Galien, Aétius et Paul d'Egine.

On aurait tort de s'étonner qu'une étude apparemment aussi frivole ait pu occuper cette grande politique acharnée à rétablir la suprématie et l'indépendance de l'Égypte. C'est que pour séduire tour à tour César et Marc-Antoine, les maîtres du monde, elle a besoin d'armes magiques.

Après l'assassinat de César, elle a entrepris de s'assurer la protection du triumvir Marc-Antoine, chargé des affaires d'Orient, et dans ce but, s'est rendue à Tarse pour le rencontrer. Son voyage sur les eaux du Cydnus, dans une galère magnifiquement appareillée, a frappé l'imagination de son siècle.

Le navire est garni de voiles pourpres et répand dans son sillage des vapeurs embaumées. La reine a particulièrement orné son visage : "Elle a les paupières teintes en vert et frangées de longs cils, les joues arrondies habilement fardées de blanc et de rouge, les lèvres marquées au carmin, du bleu dessinant les veines de son front uni et bas." Ce chef-d'œuvre a nécessité de longues heures de soins quasi religieux.

LA DERNIÈRE TOILETTE DE CLÉOPÂTRE

Depuis cette rencontre historique, dix ans ont passé, pendant lesquels Marc-Antoine a donné à Cléopâtre d'éclatantes preuves d'amour. D'abord, il l'a épousée publiquement à Antioche, après avoir répudié sa femme Octavie. Puis, il l'a proclamée à la face du monde "reine des rois", et doté leurs trois enfants de riches provinces telles que l'Arménie, la Libye, la Tripoli, la Phénicie, la Syrie, soulevant ainsi l'indignation et la colère de Rome. Certes, derrière ces "preuves d'amour", il y a les dessous politiques – ce fabuleux trésor des Ptolémée que détient Cléopâtre et dont Antoine a besoin pour mener sa guerre contre les Parthes. Or, la prudente Égyptienne ne débourse que "donnant-donnant"...

La vie de Cléopâtre a soudain basculé après l'affrontement inévitable avec Rome et la défaite d'Actium. Marc-Antoine s'est poignardé. Cléopâtre qui sait que, vaincue, elle devra figurer enchaînée au Triomphe d'Octave, a décidé elle aussi de ne pas vivre plus longtemps. Mais auparavant, une ultime toilette où joueront les bleus, les rouges, les verts, les ors, doit sacraliser cette beauté mystique, la transformer pour la dernière fois en idole vivante.

Cléopâtre s'enferme donc avec ses deux femmes, Charmione et Iras, qui la plongent dans un bain de lait d'ânesse adouci de miel. Au sortir de l'eau, elles la frottent avec du *sibid*, huile embaumée tirée des graines du teck et de l'acacia. Les petites rides naissantes du visage – Cléopâtre a quarante ans – sont délicatement massées et effacées grâce à une crème à base de pulpe d'abricots.

Enfin, selon l'antique usage pharaonique, on lui oint tout le corps d'encens frais, parfums des dieux.

La reine s'assied ensuite sur un fauteuil à accoudoirs, devant une table chargée d'objets de toilette qui sont aussi des objets d'art : cet épervier mitré est un flacon de parfum : la mitre sert de bouchon. Cette cuiller à fard représente une nageuse nue poussant un petit canard qui contient de la poudre. La reine tient à la main le disque d'argent qui fait office de miroir pour surveiller l'opération délicate des fards. Dans le maquillage égyptien, c'est l'œil qui doit être en valeur ; le trait noir ou vert qui allonge sa fente n'est pas seulement destiné à le protéger des maux ophtalmiques fréquents dans ces régions, mais aussi à rendre *les yeux parlants*. Le teint doit être très blanc ; un peu de rose aux pommettes et aux lèvres peut en rehausser la nacre.

La dernière toilette de Cléopâtre est terminée. Vêtue d'une robe transparante qui, nouée sous le sein gauche, laisse le sein droit découvert, coiffée de l'épervier sacré, la reine s'étend sur un lit bas, entourée par ses fidèles Charmione et Iras qui ont décidé de mourir avec elle. Plutarque la dépeint, "*accoutrée de ses habits royaux*", tendant le bras à la morsure de l'aspic – à moins qu'elle n'absorbe la poudre vénéneuse contenue dans une aiguille creuse de sa coiffure.

Qu'importe le choix du poison : seul, compte le geste légendaire, "*digne d'une reine issue de tant de rois...*"

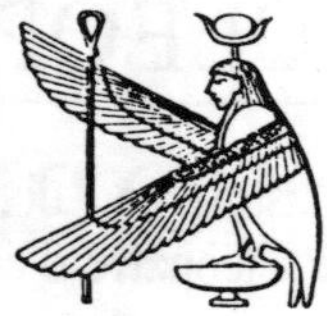

LA PLUS VIEILLE RECETTE DE BEAUTÉ DU MONDE

Hérodote cite la plus ancienne recette de beauté connue : trois mille ans avant Jésus-Christ, la reine d'Égypte Atsositou appliquait sur son visage une pâte composée de pulpe d'abricots et de figues, mêlée à du lait de noix de coco.

L'abricot est le fruit le plus riche en vitamine A, indispensable à la peau. Il contient aussi des vitamines B et C. La figue est également riche en vitamines A, B et C, en matière grasses et en azote. Elle contient du fer, du brome, du manganèse et de la chaux. Ses vertus sont émollientes et adoucissantes. Les Égyptiens la faisaient entrer dans de nombreuses préparations. L'addition de ces deux fruits, bien mûrs, en les écrasant et mélangeant avec du lait de coco, exerce une action extrêmement nourrissante et assouplissante sur la peau. Rincer ensuite à l'eau de rose.

Chapitre III

UNE MATINÉE DE POPPÉE

DU LAIT D'ÂNESSE POUR LE BAIN DE POPPÉE

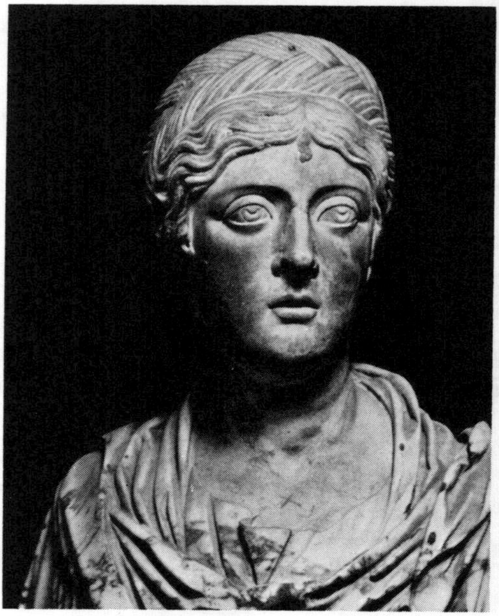

Quelque trente ans après la mort de Cléopâtre, un enfant qui va bouleverser le monde naît en Judée.

Quand, quelques décennies plus tard, des chrétiens commencent à répandre des révélations qui dérangent l'ordre établi, l'empereur Néron les fait jeter aux bêtes. Il trouve là une occasion de distraire son peuple, et de permettre à la femme qu'il aime de se montrer aux jeux du cirque dans tout l'éclat de ses parures. Car Néron est très amoureux de cette femme qui s'appelle Poppée-Sabrina. Pour pouvoir l'épouser, il a même fait assassiner sa mère Agrippine et sa femme Octavie...

Poppée, plus âgée que son époux, « possède tout, sauf l'honnêteté », selon Tacite. Elle est d'une blondeur tirant sur le roux, et prend un soin extrême de sa peau douce et blanche comme du satin.

Pénétrons chez elle à l'heure de sa toilette. Il y a déjà beaucoup de monde, car chaque esclave est affectée à une partie du corps de l'impératrice. L'une lui présente sans attendre le pot d'argent pour l'urine matinale. Une autre, tenant un bassin rempli de lait, enlève doucement la croûte blanchâtre qui recouvre le visage de sa maîtresse. Poppée a elle aussi inventé un masque de beauté composé de seigle bouilli avec de l'huile d'olive, formant une pâte épaisse. Elle a donné son nom à ce masque : « pinguia Poppaiana », mais les rieurs préfèrent l'appeler « masque au mari ».

Le cérémonial du bain est important. Il a nécessité la traite de plusieurs ânesses dont Poppée fait entretenir un troupeau nombreux – cinq cents bêtes qui la suivent dans tous ses déplacements. Poppée ne fait que continuer un antique usage, car le lait d'ânesse a toujours été considéré avec faveur par les Anciens, sans doute en raison de sa légère acidité qui convient aux peaux grasses. Certaines coquettes se lavent le visage avec ce lait jusqu'à soixante-dix fois par jour, ce nombre étant regardé comme favorable par les Pythagoriciens ! L'impératrice, quant à elle, préfère s'attarder dans sa baignoire de marbre remplie de ce liquide onctueux qui nourrit et adoucit sa peau.

Après les onctions parfumées, Poppée vient s'asseoir sur sa cathèdre, ce fauteuil élevé que l'on trouve dans toutes les chambres des femmes. Un miroir lui renvoie son image. Est-elle belle ?

Les statuaires romains ne sont pas des flatteurs. Contrairement aux sculpteurs grecs préoccupés par un idéal de beauté, ils cherchent avant tout à exprimer la vie. Aussi, nous ont-ils laissé de l'impératrice un buste réaliste : le visage est commun, les lèvres closes, les yeux ronds. Il n'y a ni intelligence, ni bonté, ni douceur, sur ce visage figé de poupée.

Quoi qu'il en soit, Poppée s'admire. C'est l'heure des cosmètes porteuses d'onguents et de fards. Des petits vases d'albâtre renferment tout ce qui peut soigner la peau et embellir le teint. Un liniment tiré des excréments de crocodile est particulièrement efficace pour blanchir le visage. Il y a aussi une excellente pâte composée de fiente de veau, d'huile et de gomme. A Rome, l'industrie des produits de beauté est prospère : les parfumeurs font venir leurs fards et onguents de Grèce (du moins le prétendent-ils), car pour être à la mode tout doit être grec : les étiquettes des produits de beauté comme les esclaves qu'on surnomme, comme en Grèce, des « cosmètes », même si elles sont nées au Latium...

Ainsi, une fameuse pommade destinée à prévenir les rides s'appelle "Œsype d'Athènes", c'est un suc huileux retiré de la toison des brebis et dont on dissimule l'odeur aigre avec des parfums (1). Contre les rides, les parfumeurs recommandent vivement l'huile de tortue. La céruse à base de plomb apprêtée en pâte vient de Rhodes, mais elle présente l'inconvénient de fondre au soleil, tandis que la craie délayée dans de l'acide craint la pluie... Faisons confiance à Poppée : elle ne sort que voilée, une mode qu'elle a lancée à la fois pour protéger son maquillage, et aussi pour irriter la curiosité des hommes.

Quand le visage de Poppée a été longuement massé et assoupli par ces divers onguents, l'ornatrix chargée du maquillage s'avance et souffle sur un miroir qu'elle présente à sa maîtresse, laquelle le flaire avec suspicion : il s'agit de reconnaître si l'esclave a bien mâché à jeun les pastilles odoriférantes qui parfument l'haleine, car elle va devoir délayer les fards avec sa salive... (Le mot fard vient en effet du mot italien farda, crachat.)

Approuvée d'un signe de tête, l'ornatrix crache avec conviction sur les craies blanches et rouges qu'elle triture avant de les appliquer sur le visage de sa maîtresse.

---

(1) Notre lanoline, toujours utilisée en pharmacie et en cosmétologie.

"UN VIEUX MUR DÉCRÉPIT"...

Point trop n'en faut... Les dames romaines ont tendance à se farder exagérément, ce qui excite la verve des poètes satiriques, lesquels s'en prennent à ces *"abus de couleurs qui ruissellent sur les joues et que leur poids entraîne jusque sur la poitrine..."* Pétrone, est le plus féroce : *"Sur son front baigné par la sueur coulaient des ruisseaux de fards, et dans les rides de ses joues, il y avait une telle quantité de craie, qu'on eût dit un vieux mur décrépit sillonné par la pluie !"*

Il faut dire qu'à cette époque, se blanchir la face est le premier souci des dames. La pâleur a tant de prix, que les marchands d'esclaves pour vendre plus cher les jeunes filles, protègent leur teint en leur faisant porter des masques de terre cimolée – espèce de bourbe qu'on trouve au fond de la cuvette des rémouleurs.

Revenons dans l'appartement de Poppée. La toilette s'y déroule dans une ambiance qui dépend essentiellement de l'humeur de l'impératrice.

Si cette humeur est enjouée, des sourires obséquieux fleurissent les lèvres des Cosmètes empressées. Mais si Poppée rumine quelque rancœur, gare aux coups d'aiguilles qui meurtrissent les bras et les seins des jeunes filles. La pratique est courante, toutes les dames acariâtres de l'Antiquité passent ainsi leurs nerfs sur leurs esclaves. D'autres, d'humeur plus clémente, se font lire par une esclave lettrée quelques passages d'un livre à la mode. Celui d'Ovide sur les « Cosmétiques » traîne chez toutes les dames romaines. Ce poète, s'est voulu le chantre de la beauté dont il a écrit *"qu'elle était un présent des dieux. Mais combien de femmes peuvent s'en enorgueillir ? Les parures vous embellissent, mais faute de soins, le plus beau visage perd son éclat..."* Aussi, Ovide indique-t-il de nombreuses recettes qui font appel aux ressources de la nature. Poppée s'en est inspirée pour composer son fameux masque.

L'impératrice, par contre, n'a pas entendu parler des travaux d'un médecin militaire de l'armée de son mari, un nommé Dioscoride qui emploie ses loisirs à écrire sur la botanique et la cosmétologie. Il parle avec avantage des bains de boue – mais Poppée préfère les bains de lait.

Une troisième cosmète attend son tour en tenant un petit récipient rempli de galène de plomb en poudre délayée dans de l'eau. A l'aide d'un pinceau, elle ombre délicatement les paupières de Poppée. Un autre pot contient un fard composé d'œufs de fourmis pilés avec des cadavres de mouches, destiné à noircir les sourcils qui doivent presque se toucher pour répondre aux impératifs de la mode.

Une quatrième esclave – on l'appelle Mastiche – s'approche en portant sur une coupe d'or une petite fiole d'onyx remplie de l'urine d'un jeune garçon dans laquelle on a délayé de la pierre ponce pilée. C'est le... dentifrice, hé, oui... Les propriétés décrassantes de l'urine, dues à ses sels ammoniacaux, ont été remarquées depuis longtemps par les Anciens, qui s'en nettoient les dents, et parfois aussi le visage. Cet usage ne disparaîtra pas de si tôt : on le retrouvera jusqu'au début du XIXe siècle !

Le jour où Poppée sera décrépite et n'aura plus que trois dents, l'esclave Mastiche lui présentera, toujours sur un plateau d'or, des dents d'ivoire postiches fixées par des fils d'or, une invention déjà ancienne, et très répandue, puisque malgré l'interdiction d'enterrer de l'or, on autorise l'inhumation des cadavres avec leurs fausses dents.

Si l'impératrice vient à souffrir de caries, on les lui obturera avec une poudre d'excréments de souris recouverte d'une couche de cire (1).

C'est maintenant au tour de la coiffeuse d'arranger avec art les cheveux de sa maîtresse en les enduisant de gomme arabique. Les beaux cheveux de Poppée lui évitent de porter des perruques, très en vogue parmi les dames romaines chez qui l'âge raréfie la chevelure. Les faux cheveux blonds qu'on fait venir de Germanie servent à les fabriquer ; on les achète dans les tavernes voisines du temple d'Hercule Musagète.

Comme rien n'est mieux porté pour une brune que d'apparaître blonde, on se teint beaucoup (ce qui est probablement le cas de Poppée), en se lavant les cheveux avec un savon des Gaules composé de cendres de hêtre et de suif de chèvre. Un certain mélange de lie de vinaigre et d'huile de lentisque blondit les cheveux en une seule nuit, mais gare aux enflures qui résultent de ces compositions décapantes.

Quand le savant édifice est achevé, l'esclave remplit sa bouche de parfums qu'elle vaporise en pluie fine sur les cheveux de sa maîtresse.

On termine enfin la toilette en posant sur le visage des petits emplâtres de peau découpés en forme de croissant, ancêtres des mouches que nous verrons reparaître quelques siècles plus tard.

Lorsque Poppée, enfin prête, sort de ses appartements, la journée est déjà bien commencée. Comme dit malicieusement le poète Plaute, *"il faut un aussi grand attirail pour équiper une femme de la tête aux pieds, que pour équiper une galère à trois rangs de rames !"*

Poppée, comme toutes les femmes, a une peur panique de vieillir. Apercevant un jour dans son miroir quelques rides, elle s'écrie :

– *"Plaise aux dieux que je meure avant d'être parvenue à la vieillesse !"*

Néron exauça son vœu : il la tua en lui donnant de grands coups de pieds dans le ventre alors qu'elle était enceinte...

(1) Les souris et les rats interviennent souvent dans l'art dentaire des Romains. Ainsi, Archigène, médecin de Trajan, recommande pour éviter les caries d'avaler tous les mois... une souris... Les Anciens établissaient peut-être un lien entre la dentition des rongeurs et la denture des hommes, en vertu de la vieille théorie des "signatures".

LES RECETTES NATURELLES DE PLINE L'ANCIEN

Pendant que Néron oublie Poppée dans les bras d'un bel homosexuel qu'il a fait châtrer, son contemporain Pline l'Ancien travaille à recenser tous les secrets de la nature capables de guérir et d'embellir. C'est un homme studieux, d'une curiosité inlassable ; son "Histoire naturelle", le seul de ses ouvrages qui nous soit parvenu, est une énorme anthologie de toutes les connaissances de son temps.

Pline n'est pas un novateur : seulement un compilateur qui se contente d'amasser sans esprit critique des recettes souvent extravagantes, formules de sorciers ou de vieux bergers glanées dans les quelque deux mille volumes qu'il se vante d'avoir consultés. A travers ces ouvrages aujourd'hui disparus, nous découvrons comment les femmes soignaient leurs visages dans la Haute Antiquité. Certaines de ces recettes arriveront jusqu'au seuil des temps modernes, après avoir fait autorité pendant tout le Moyen Age. Elles proviennent uniquement de ressources naturelles, les seules valables pour Pline qui déclare :

"Les œuvres de la nature naissent achevées et parfaites ; l'homme, quand il prétend, la balance à la main, réunir et combiner les propriétés des éléments, fait œuvre d'imposture."

Ce qui portait un coup dur aux parfumeurs...

Pline préconise les produits des arbres et des plantes, les laits des ânesses, des chèvres, des vaches, des chamelles et des femmes ; il vante les vertus de l'urine et des excréments, et celles de toutes les graisses animales.

Pour entretenir la blancheur et la beauté du teint, il préconise la graine du lin qui efface les taches du visage, ou encore la cendre de limaçons mélangée à du miel...

"Une très bonne substance pour le visage : le miel dans lequel des abeilles sont mortes."

"Les rides s'effacent avec de la fiente de pigeon dans du vinaigre."

Les graisses animales sont citées par Pline comme excellentes contre les rides : graisse d'oie, de poulet et même de cygne, la meilleure.

"Pour les dents, il faut frotter celles qui branlent avec des excréments pulvérisés de mouton. En guise de dentifrice : de la cendre de rat mêlée avec du miel et de la racine de fenouil."

Toutes les recettes de Pline ne sont pas aussi rebutantes. C'est ainsi qu'il consacre un chapitre de son "Histoire naturelle" aux terres argileuses, utilisées en médecine et en cosmétique. Il signale que celles de Chios et de Samos sont employées par les femmes *"pour s'embellir la face"*.

Pline l'Ancien, ce travailleur infatigable, mourut victime de sa curiosité scientifique : il fut enseveli sous les cendres du Vésuve pour avoir voulu observer de trop près l'éruption qui recouvrit Herculanum et Pompéi.

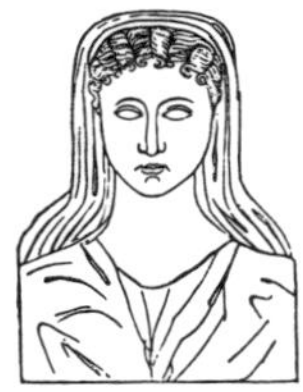

VIEUX COMME L'HUMANITÉ : LES MASQUES D'ARGILE

Les Anciens attribuaient à la terre argileuse « une force extraordinaire ». On a vu Pline l'Ancien signaler l'usage qu'en faisaient les femmes. On mélangeait la terre avec de la farine d'orge, de l'huile ou du vinaigre, selon qu'on voulait obtenir en effet émollient ou astringent. Voici comment réaliser aujourd'hui ces masques.

Prendre de l'argile en poudre pour en faire une pâte avec moitié eau, et moitié jus de concombre, ou jus de tomate, ou jus de raisin, pour l'apport vitaminique. Garder cette pâte sur le visage tout le temps qu'elle reste humide et ne "tire" pas. Rincer à l'eau tiède ou à l'eau de rose. On peut aussi préparer une crème adoucissante en mélangeant de l'argile en poudre et de l'huile d'olive. Pour les rides ou boursouflures sous les yeux : applications locales très épaisses, toujours à garder humides et à enlever avant qu'elles soient sèches.

Chapitre IV

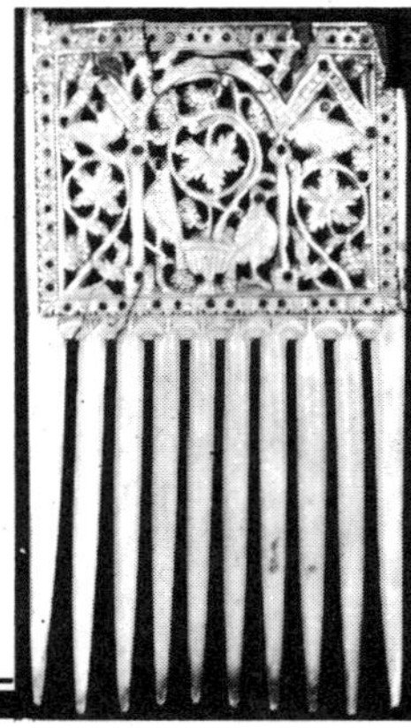

DE BIEN BELLES FIGURES POUR DES ÂMES BIEN NOIRES...

LES PÈRES DE L'ÉGLISE SE FÂCHENT

On a dit que l'écroulement de l'Empire romain et l'emprise grandissante de l'Église avaient entraîné la disparition de l'industrie des fards et cosmétiques. Que cette industrie se soit ralentie en tant que grande activité économique, le fait est évident ; les invasions barbares ne facilitaient guère le transit des produits de luxe. Mais Byzance d'un côté, l'Italie de l'autre, et aussi tout le monde arabe, conservèrent contre vents et marées les antiques traditions d'embellissement, sans oublier les Juifs Rhadanites, ces infatigables marchands itinérants qui parcouraient sans cesse les grandes voies terrestres et maritimes pour rapporter en Occident les produits de l'Orient.

C'est une chose bien curieuse, de voir dans les monastères les moines recopier pieusement les formules cosmétologiques des Anciens. Ils transcrivent les travaux pertinents sur la peau et les cheveux effectués par Cornélius Celse, archiatre de l'empereur Auguste. Ils calligraphient avec application les écrits de Criton, médecin de l'empereur Trajan, qui a longuement glosé, lui aussi, sur l'épiderme, la chevelure, les bains et les parfums. Ils collationnent enfin avec dévotion les livres du médecin grec Galien, dans lesquels ils apprennent comment devenir eux-mêmes des moines-médecins. Galien a fait une découverte en cosmétologie dont les bons moines ne mesurent pas toute l'importance : il a découvert l'émulsion, sous forme d'un "cérat", mélange d'eau dans la cire d'abeille et l'huile fondues (1).

Pendant que les religieux s'emploient dans les "scriptoria" à transmettre aux coquettes des générations futures les antiques recettes de beauté, les Pères de l'Église, eux, ne décolèrent pas, car les femmes ne semblent s'intéresser qu'à leurs figures, au détriment de leur âme immortelle ! Ils tonnent contre celles qui usent d'artifices. Ils le font avec beaucoup moins d'humour et de drôlerie que les poètes satiriques grecs et latins ; leurs diatribes sont violentes, à la mesure de leur indignation qui est grande.

Saint Clément d'Alexandrie affirme que la femme qui se farde n'a pas le cœur chaste. Il veut bien autoriser – à regret – l'usage hygiénique des bains, mais sans en abuser. Il fustige ces boutiques ouvertes jour et nuit *"où les artisans de ce commerce impur s'enrichissent rapidement, occupés à masser, poisser et épiler"*, ce qui prouve l'existence de "salons de beauté" au IIIe siècle...

Pour dissuader les femmes de se teindre les cheveux et les sourcils et de s'enluminer la figure, Clément d'Alexandrie leur cite en exemple une créature célèbre pour ses charmes sans apprêt. S'agit-il d'une sainte femme de l'Écriture, d'une héroïne biblique ? Point du tout. Le pieux évêque fait avec chaleur l'éloge de la courtisane Phryné, *"belle sans art*, dit-il, *et sans avoir besoin d'étalage emprunté"*, et déplore que les femmes de son temps ne lui ressemblent pas, ce qui est assez inattendu de la part d'un Père de l'Église ! Sans doute l'évêque, qui a des Lettres, connaît-il le tour pendable joué par Phryné aux dames athéniennes, lorsqu'au cours d'un jeu, elle leur avait donné pour gage de se laver la figure dans un bassin d'eau pure, révélant ainsi les teints blafards des malheureuses, tandis que son propre visage resplendissait de fraîcheur naturelle.

Tertullien, lui, adjure ses contemporaines de cacher leurs cheveux, et que le voile qui les recouvre ne soit pas transparent, tant ces toisons troublent l'apologiste.

Saint Jérôme, docteur de l'Église, s'emporte contre ces chrétiennes qui s'exhibent *"avec des yeux cernés au pinceau, avec un teint blanchi à la céruse, avec des lèvres et des joues enduites de fard"*.

Saint Cyprien fait honte aux femmes de se peindre les yeux : *"Il faut,* dit-il, *préférer le collyre du Christ au stibium* (noir pour les yeux) *du diable !"*

Les coquettes n'ont-elles pas inventé de tenir négligemment un brin de myrte entre leurs lèvres afin de les laisser entrouvertes pour montrer leurs belles dents ? Les apologistes blâment sévèrement cette coupable fantaisie.

Il faut bien dire que les recommandations adressées aux femmes chrétiennes tendent à en faire des éteignoirs. Saint Paul les veut seulement parées *"de pudeur et de modestie, sans tresses ni bijoux d'or, ni perles, ni vêtements coûteux. Elles doivent se couvrir la tête d'un voile pour entrer à l'Église"*. Surtout, *"qu'elles se tiennent tranquilles..."* C'était beaucoup leur demander... Et si un grand nombre de ces chrétiennes des premiers siècles brillèrent par leur conduite édifiante, d'autres estimèrent que saint Paul parlait comme un vieux Romain du temps de Caton...

La preuve en est qu'au IVe siècle, une Lutétienne qui ne sait pas encore qu'elle deviendra une Parisienne, reçoit les mêmes soins de beauté qu'au temps de l'impératrice Poppée. Elle se lave au lait d'ânesse, nettoie ses dents avec de la poudre de pierre ponce délayée dans de l'urine, et suce des pastilles de myrte pour se parfumer l'haleine.

---

(1) Prototype de nos cold-cream.

LA CHEVELURE DE FRÉDÉGONDE

Au VIe siècle, Paris est une toute petite cité aux rues populeuses et étroites bordées de maisons de bois. Des porcs fouillent les tas d'ordures ; des moines font la quête ; les marchands vocifèrent derrière leurs éventaires ; cris, appels, jurons, rires et couplets, remplissent de tumulte le cœur de la ville.

En face, de l'autre côté de la Seine, on aperçoit les vaste étendues de vignobles qui recouvrent la rive gauche. Les moines-vignerons de l'Abbaye Saint-Germain-des-Prés font la chasse aux jeunes grappilleurs, mais ils laissent les femmes de la reine Frédégonde venir recueillir dans des petits flacons les "larmes de la vigne" souveraines pour le teint de leur maîtresse.

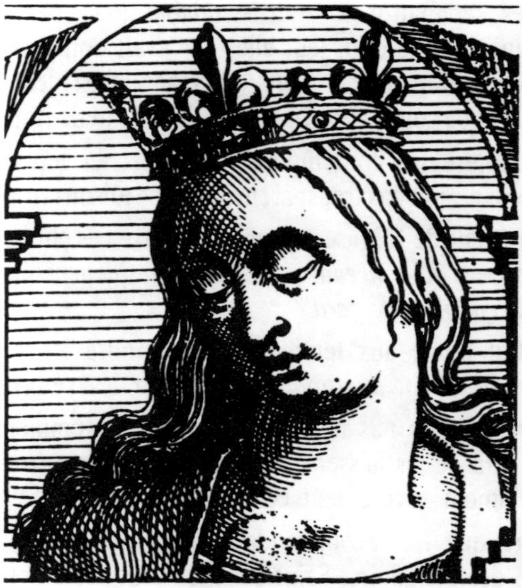

Frédégonde, cette ancienne servante devenue reine de Neustrie à force d'intrigues, sait qu'elle ne doit son élévation qu'à sa beauté ; aussi prend-elle grand soin de sa personne. Le pieux Grégoire, évêque de Tours, signale qu'elle use d'onguents pour conserver la fraîcheur de son teint, et de fards pour lui donner de l'éclat. Elle porte à sa ceinture un petit nécessaire de toilette contenant des ciseaux, cure-dents, cure-oreille, pince à épiler, menus objets qui témoignent de soins journaliers. Son peigne triangulaire en os est enfermé dans un étui joliment décoré ; c'est un objet indispensable pour les Francs qui attachent une grande importance aux beaux et longs cheveux. Rien n'est plus poli que de s'en arracher un pour le présenter à la personne qu'on salue...

Frédégonde soigne particulièrement les siens. Or, cette superbe chevelure dont elle est si fière va provoquer, bizarrement, la mort de son époux le roi Chilpéric...

Ce matin d'août 584, la reine est toute joyeuse : le roi Chilpéric va partir chasser dans les forêts peuplées de loups qui entourent Paris. Elle va donc pouvoir se consacrer à son favori du moment, le beau Landry, et commence sa journée en se rendant aux thermes construits jadis par l'empereur Julien ; la piscine y est alimentée par un aqueduc, dernier vestige de la grandeur romaine.

Revenue dans sa chambre, elle se oint le visage avec une crème à base de suint de brebis pour assouplir sa peau, puis se lave avec l'eau de la vigne qui purifie le teint. Avant de passer aux fards, elle s'occupe de sa chevelure dont elle entretient la blondeur à la manière des Germains, en l'enduisant d'un onguent composé de graisse de chèvre et de cendre de hêtre. Ses filles d'honneur – qui ne sont pas des esclaves comme chez les Romains, mais des filles nobles – versent de l'eau chaude sur sa tête inclinée au-dessus du bassin. Tandis qu'elle est occupée à rincer la mixture, quelqu'un lui tape sur le dos, elle sourit. Ce Landry est bien imprudent, à peine Chilpéric parti, le voilà qui surgit...

– *"Tout beau, Landry,* dit-elle, *que fais-tu ici ?"*

Elle se retourne en tordant ses cheveux,... et voit Chilpéric remonté des écuries parce que les chevaux ne sont pas prêts et qu'il a envie d'embrasser sa femme...

Le roi regarde en silence cette créature si belle pour laquelle il a répudié sa première femme Audowère et laissé assassiner Galswinthe, la seconde. Il ne dit rien, mais Frédégonde lit dans ses yeux sa condamnation.

Restée seule, la reine réfléchit fièvreusement tandis que ses femmes lui nattent ses cheveux en deux longues tresses qui tombent plus bas que ses genoux. Sa décision est vite prise : il ne faut pas que Chilpéric revienne de la chasse : il la répudierait, ou bien la ferait tuer.

Frédégonde n'en est pas à son coup d'essai ; outre le meurtre de la seconde épouse du roi, elle a fait assassiner en pleine messe l'évêque Prétextat, tenté d'étrangler sa fille Rigonthe et d'empoisonner ses frères, fait fouetter à mort les nourrices qui avaient laissé mourir un de ses enfants, et ordonné de couper les mains et les pieds de deux messagers qui lui apportaient de mauvaises nouvelles... Sa cruauté est légendaire. Son charme aussi.

Frédégonde a dans son entourage beaucoup de jeunes nobles amoureux d'elle. Ce jour-là, elle les invite à sa table, et les enivre de vin et de promesses. Qu'ils montent à cheval, et galopent sur les traces du roi...

Le soir même, les Leudes consternés ramènent à travers les vignes le cadavre de Chilpéric lié sur son cheval...

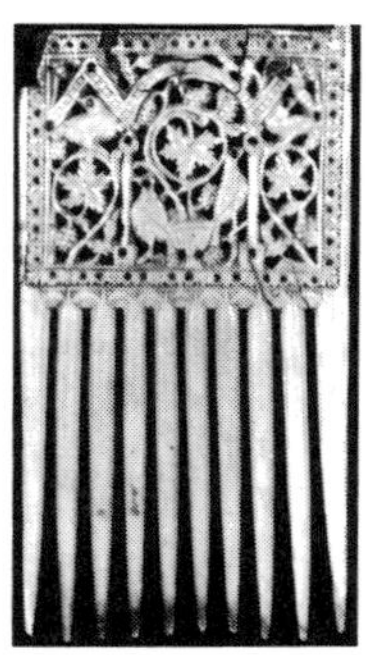

LES "LARMES DE LA VIGNE"

"Recevez les larmes qui tombent de la vigne pendant les mois de mai et juin, et vous en lavez le visage. Tel est le cosmétique que Nature nous offre tout préparé."

Ce très ancien cosmétique naturel revient à chaque siècle, jusqu'au seuil du nôtre. Aujourd'hui où les vignes sont sulfatées, il faut prendre garde aux traces de produits chimiques, et ne recueillir que le suc qui sort d'un sarment brisé.

Chapitre V

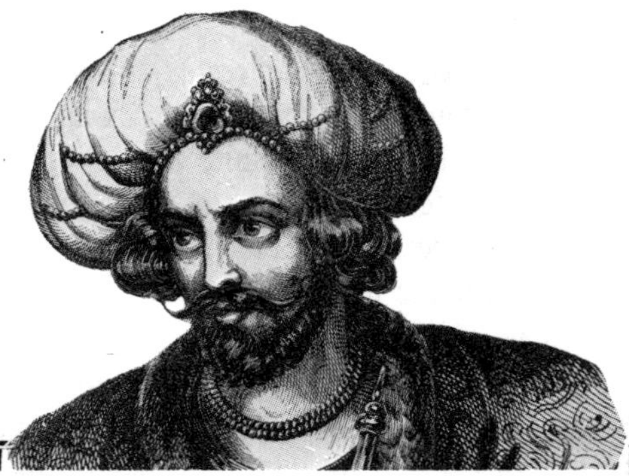

BAGDAD ET SES MILLE ET UN SECRETS

CHARLEMAGNE ET LE MONDE ARABE

Charlemagne aime se baigner. Il ne reste jamais longtemps sans plonger dans la piscine d'eau chaude de son palais d'Aix-la-Chapelle. En campagne, il pique une tête dans les rivières, imité par ses filles qui l'accompagnent partout, même à la guerre – l'empereur les aime tant, qu'il refuse de les marier, disant qu'il ne peut se passer de leur société. Les robustes princesses qui suivent leur père à cheval, nagent comme des sirènes. Les Carolingiens sont très proches de la nature ; les bains ne servent pas seulement à laver et endurcir le corps ; l'immersion dans les eaux primordiales garde obscurément quelque chose de purificateur. Toute eau est "fontaine de Jouvence". Tout végétal est un remède. Chaque palais, chaque monastère a son jardin de plantes médicinales qui servent à conserver santé et beauté.

Chaque samedi, les princes carolingiens prennent un bain et changent de linge. Ces bonnes habitudes entretiennent la propreté ; elles ne vont pas plus loin. Sudation, massage, épilation, senteurs sophistiquées, tout ce luxe de soins corporels raffinés, restent l'apanage des vieilles civilisations arabes et byzantines, avec lesquelles Charlemagne entretient des relations privilégiées.

Ses rapports sont particulièrement amicaux avec le calife Haroun-al-Rachid, le célèbre successeur de Mahomet, le chef qui a étendu ses conquêtes depuis l'Espagne et l'Afrique jusqu'aux Indes. Haroun-al-Rachid n'a voulu en Occident qu'un seul allié : Charlemagne. Il lui a envoyé des cadeaux magnifiques, une horloge et un éléphant, qui font l'étonnement et l'admiration des Carolingiens. En ce temps où l'Occident cherche péniblement son équilibre, le monde musulman en pleine apogée possède les meilleurs astronomes, les meilleurs médecins, les meilleurs pharmaciens, et aussi les meilleurs cosmétologues.

Par les marchands qui se faufilent dans le sillage des ambassades pour apporter en Occident parfums et nouvelles, les dames carolingiennes recueillent de singulières informations. Là-bas, en Arabie, les femmes portent un voile devant leur figure pour préserver la blancheur de leur teint. Il n'y a pas de prédicateurs menaçants pour vitupérer celles qui se peignent la figure. La beauté, au contraire, y est un devoir. Bagdad compte plusieurs milliers de hammams, où les femmes de classe aisée vont passer régulièrement des journées entières, pour prendre des bains de vapeur, se faire masser, poncer, coiffer et farder. L'exemple vient de haut : il est donné par l'épouse chérie du calife Haroun-al-Rachid, une superbe créature surnommée Zoubéida, (diminutif de crème, beurre frais) à cause de la pureté de son teint.

ZOUBÉIDA SE FAIT BELLE

Zoubéida habite le splendide palais de Karar, construit spécialement pour elle à proximité de celui de son époux. Dans cette demeure, on ne s'éclaire qu'aux bougies d'ambre qui embaument en se consumant, et toutes les servantes sont habillées en pages, une idée de Zoubéida, qui donne du piquant aux allées et venues des esclaves.

Chaque matin, Zoubéida passe de longues heures dans son hammam privé tapissé de faïences. Ses esclaves, au sortir du bain, la frottent avec un gant rêche enduit d'ocre, avant de la rincer avec des essences liquides de fleurs, récemment inventées. On la ponce, on l'épile, on manucure ses ongles de mains et de pieds.

Le henné tient une grande place dans l'arsenal de beauté arabe. Ses feuilles pulvérisées et réduites en pâte servent à teindre en rouge orangé les doigts et la paume des mains, et aussi les talons et les orteils qui doivent ressembler à des pétales de fleurs. On se sert également de sa décoction pour lustrer les cheveux qui acquièrent, selon le dosage, de beaux reflets roux.

Les dents ne sont pas oubliées : Zoubéida les frotte avec un mélange de nacre et de coquilles d'œufs pulvérisées avec du charbon pilé. Après quoi, elle mâche longuement du bétel pour se rougir les gencives et les lèvres.

Lorsque son visage a été savamment massé, les femmes procèdent au maquillage. On lui peint les sourcils qui doivent se toucher, et on agrandit ses yeux avec du khôl. Rien n'est négligé pour l'embellissement, et aussi pour la conservation de la jeunesse, car en Arabie comme partout ailleurs, il ne fait pas bon vieillir : *"La femme de cinquante ans, il faut la tuer au couteau"*, dit-on dans ce pays, et on ajoute même : *"La femme de soixante ans a sur elle la malédiction d'Allah et de l'humanité entière..."* Quant aux femmes de soixante-dix ans, on n'en parle même pas !

La toilette de Zoubéida est terminée. Une poudre rose colore ses joues. Ses bras et ses chevilles sont encerclés d'anneaux sonores. Laissant derrière elle un sillage embaumé, l'épouse du calife est prête pour commencer sa journée, qui n'est nullement celle d'une femme oisive.

Zoubéida ne se contente pas en effet d'accorder sa protection aux savants et aux poètes ; en l'absence de son époux souvent en campagne, elle fait exécuter des travaux d'utilité publique : des caravansérails, des puits, des citernes, des routes pour les voyageurs. Une année où La Mecque subit une terrible sécheresse, elle fait établir une conduite longue de dix lieues pour amener l'eau dans la ville. La reine ne craint pas de visiter les chantiers, assise, voilée, dans son palanquin en bois de santal et entourée d'une garde d'eunuques.

Zoubéida, enfin, a fondé une ville, Kachan, destinée à devenir la cité de la soie, des brocarts tissés d'or, des velours, des taffetas, des somptueuses "pallias" (pièces de soierie) qu'offrent les ambassadeurs aux princes carolingiens lors de leurs voyages en Occident. Toutes ces initiatives sont nées de son sens de la grandeur, de son goût très vif pour le luxe et pour tout ce qui peut flatter l'esprit et les sens.

C'est ainsi que l'intelligente épouse du calife, en créant autour d'elle des œuvres de beauté, contribue à l'éclat du règne d'Haroun-Al-Rachid, l'illustre ami de Charlemagne.

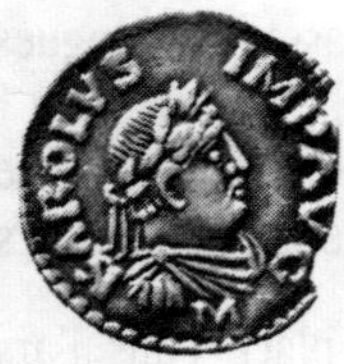

LE HENNÉ, ANTIQUE RÉGÉNÉRATEUR DES CHEVELURES

Le henné naturel, qui contient des éléments minéraux et des saponines, a été utilisé de tout temps par les Orientaux qui en connaissaient les vertus capillaires. Il donne une coloration rousse aux cheveux qu'il gaine et fortifie. Le henné neutre, non colorant, est un composé moderne issu de plantes voisines possédant les mêmes propriétés. On délaie l'une ou l'autre de ces poudres dans de l'eau tiède et on applique ce cataplasme pendant deux ou trois heures sur les cheveux. Pour obtenir un reflet doré, on peut mettre une pincée de henné naturel dans le henné neutre.

Chapitre VI

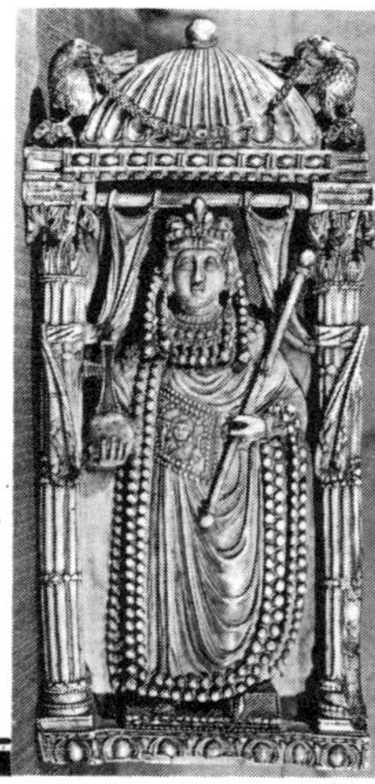

POUR ÊTRE DIGNE D'UN ROI

L'INQUIÉTANTE FIANCÉE DE CHARLEMAGNE

Charlemagne avait eu cinq épouses légitimes. Lorsqu'il les eût toutes perdues – pour cause de répudiation ou de mort naturelle – il songea à se remarier, et ses vues se portèrent vers une femme qui, de son côté, pensait à lui : Irène, impératrice de Byzance, veuve du Basileus Léon IV. Tous deux nourrissaient en effet la même ambition : reconstituer l'unité des empires d'Orient et d'Occident.

Il fallait cependant un certain courage à Charlemagne, pour envisager une union avec cette femme terrible.

L'impératrice Irène est alors dans la cinquantaine. Petite, droite, altière, elle a jusqu'à présent mené d'une main de fer son gouvernement.

Elle n'avait pas trente ans, lorsqu'elle s'est retrouvée à la tête de la deuxième capitale de l'empire romain. Son premier soin a été alors de remplacer les ministres de l'ancien règne par des eunuques, et pour mieux incarner le pouvoir viril qu'elle entendait seule exercer, d'endosser au masculin le titre de "Grand Basileus et imperator des Romains".

Irène a eu beaucoup de soucis avec son fils Constantin, un turbulent jeune homme avide de supplanter sa mère. Elle avait songé un temps à lui faire épouser la petite Rotrude, fille de Charlemagne, car déjà, l'idée d'une alliance entre l'Orient et l'Occident flottait dans l'air. Mais l'impératrice avait réalisé à temps l'imprudence d'une telle union qui donnerait à Constantin une puissance supérieure à la sienne, et elle avait fait rompre les fiançailles.

Pour donner à Constantin une autre épouse, Irène avait fait alors organiser un concours de beauté. Ces compétitions – mentionnées du VIIIe au Xe siècle – font en effet partie des mœurs de l'empire byzantin où la beauté a tant de prix que, pour choisir une "basilissa" (impératrice), on ne regarde ni la naissance ni la fortune : seule compte la perfection physique. Des messagers sont envoyés aux quatre coins de l'empire pour découvrir et ramener les plus belles jeunes filles que l'on regroupe dans le "Salon de La Perle." C'est ainsi qu'autrefois Irène avait été remarquée par l'empereur Léon IV. C'est ainsi qu'elle avait choisi à son tour la douce Marie l'Arménienne pour son fils Constantin, dans l'espoir qu'il se tiendrait enfin tranquille. Mais Constantin, de complot en complot, s'était retrouvé en prison, où, sur ordre maternel, on lui avait crevé les yeux avec des fers brûlants...

Un monstre, Irène ? Sans doute nous apparaît-elle sous ce jour, mais pour son siècle, elle est simplement une femme qui se sent faite pour le pouvoir, et l'exerce avec fermeté.

LA TOILETTE D'UNE BASILISSA

Irène a donc plus de cinquante ans, quand elle songe à épouser Charlemagne. Elle est encore belle, et redouble de soins pour conserver ses charmes. Dans ses appartements, des esclaves font mijoter sur des grands feux des mixtures compliquées, pâtes et aromates, qui répandent en cuisant de suaves odeurs.

Regardons l'impératrice à sa toilette. Une fois par mois, ses cheveux sont passés au henné pour dissimuler les premiers cheveux blancs.

Pour lutter contre les rides, elle s'enduit le visage d'un mélange broyé de figues grasses, de couleuvrées (1) et de racines d'ers (2) additionné de miel. Contre le hâle et pour accentuer sa blancheur, elle se sert d'un onguent à base de concombre réduit en bouillie et d'excréments d'étourneaux. Contre les points noirs et les rougeurs, elle a le choix entre un composé de soufre et d'orcanette (3), ou bien un mélange de miel et de carapaces de crabes réduites en poudre.

Sa journée commence en prenant un bain dans lequel elle se lave avec du savon gaulois, fabriqué à Marseille. En sortant de l'eau, une nuée d'esclaves s'empare d'elle pour la masser et la farder. Ses cils sont retroussés et noircis au khôl. Contrairement aux Égyptiennes de l'Antiquité, on n'allonge pas la paupière d'un trait noir, on s'efforce au contraire de la réduire, car à Byzance, pour être à la mode, il faut avoir l'œil rond ! Une goutte de carmin est déposée au coin, comme une larme. Les sourcils sont soulignés à l'aide d'une pomme de pin noircie à la flamme.

Une esclave, à l'aide d'un pinceau, rougit les lèvres, les joues et la pointe des seins de la basilissa.

(1) Couleuvrée : racine dite aussi navet du diable.

(2) Ers : légumineuse dont le type est la lentille.

(3) Orcanette : plante connue pour sa racine dont l'écorce fournit une teinture rouge.

UN PARFUM POUR CHAQUE PARTIE DU CORPS

Commence alors la cérémonie des parfums, longue et minutieuse, car chaque partie du corps reçoit un aromate différent. La marjolaine est pour les cheveux, la myrte pour les aisselles et les bras, le thym, pour les jambes et les pieds. Le lotus sert à oindre les fesses, et le jasmin à lustrer la toison pubienne.

Ainsi, les poètes peuvent-ils comparer la basilissa à une *"prairie émaillée de fleurs"*.

Irène peut maintenant commencer sa journée. Elle a beaucoup à faire, et d'abord à présider son conseil des ministres avec lequel elle examine les rentrées d'impôts, les dépenses de l'État, la création d'hôpitaux et d'écoles.

Elle reçoit ensuite les ambassadeurs. Ceux de Charlemagne sont accueillis avec un faste particulier, car l'avenir du monde est en jeu. Certes, la jeune dynastie carolingienne n'a guère que vingt ans d'existence, et Charlemagne a beau s'efforcer d'apprendre à écrire, et même avoir fondé une Académie des Lettres et des Sciences, il ne peut rivaliser avec la culture et la magnificence de Byzance. Mais ce barbare, par son génie, a fondé un empire.

Aussi, l'impératrice reçoit-elle pompeusement ses plénipotentiaires, assise sur un trône encadré de lions d'or grandeur nature, qu'une machinerie secrète fait rugir à l'entrée des étrangers. Les jours d'audience solennelle, des ressorts cachés permettent au trône de s'élever, pour bien marquer la distance qui existe entre la divine basilissa et le commun des mortels...

Les ambassadeurs francs conviés à partager la table impériale mangent couchés sur des lits, comme au temps des anciens Romains. La vaisselle est d'or, un ingénieux dispositif permet aux corbeilles de fruits de descendre du plafond sur les tables. Quand les Francs quittent Byzance pour rentrer à Aix-la-Chapelle, et rendre compte de leur mission, ils emportent dans leurs yeux la vision d'un monde de beauté.

Leurs récits émerveillent les dames carolingiennes, qui s'efforcent d'imiter leurs sœurs byzantines, grâce aux marchands radhanites qui viennent déballer sous leurs yeux les merveilles rapportées d'Orient. Certains abus, cependant, inquiètent les Occidentaux.

C'est ainsi qu'un peu plus tard, l'arrivée à Venise d'une princesse byzantine, fille de l'empereur Constantin Doukas, venue pour épouser le Doge Domeniko Silvo, suscite étonnement, curiosité, puis indignation. Tous les matins, elle envoie ses esclaves recueillir sur les fleurs la rosée dont elle se lave le visage. Elle ne se baigne que dans des eaux odoriférantes, s'inonde de parfums comme les "basilissa" de son pays, et à table, de crainte de salir ses doigts embaumés, se sert d'une fourchette d'or à deux dents pour porter les aliments à sa bouche !

Si grande est la réprobation de ses contemporains, que lorsqu'elle tombe malade, la pourriture, dit-on, s'empare de son corps avant même qu'elle soit morte, signe évident d'un châtiment divin...

Sur le plan psychologique autant que politique, le mariage de Charlemagne et d'Irène eût été bien intéressant, et l'on peut se demander lequel de ces deux autocrates eût fait arracher la langue ou crever les yeux de l'autre... Mais cette union disparate ne fut pas célébrée : Irène, détrônée par un coup d'Etat et exilée à Lesbos, n'offrait plus d'intérêt pour Charlemagne.

Ces deux extraordinaires figures, séparées dans la vie, ont été réunies par la liturgie : tous deux sont devenus des saints ! Irène a été canonisée par l'Église orientale, pour avoir rétabli le culte des Images et la Saint-Charlemagne est célébrée par nos écoliers.

UN CONCOURS DE BEAUTÉ CHEZ LES CAROLINGIENS

Le fils et successeur de Charlemagne, Louis le Pieux, est un homme cultivé, sensible aux expressions de l'art, sensible aussi à la beauté féminine.

Devenu veuf de sa femme Hermengarde, et poussé par son entourage qui craint de le voir devenir moine, l'empereur donne l'ordre d'organiser un concours de beauté, comme ceux de Byzance. Écoutons l'astronome, son fidèle biographe :

– *"En ce temps, n'avait l'empereur point de femme, car la reine Hermengarde était morte. Ses amis l'admonestèrent pour qu'il se mariât. Ils le faisaient surtout parce qu'ils redoutaient qu'il voulût déguerpir de l'empire pour entrer en religion. A la fin, il s'y accorda ; et lui quérirent et amenèrent de toutes parts nobles pucelles filles de hauts barons. Il en épousa une, qui avait nom Judith, qui était fille du comte Welf. Elle était d'une grande beauté."*

Cette belle Judith allait causer bien des tracas au roi. Elle ne craindra pas d'allumer des guerres intestines en morcelant l'héritage de Charlemagne au profit de son fils unique, le petit Charles (le Chauve) auquel elle fait donner la Neustrie. Louis le Pieux résiste mal à son charme, au point de susciter d'étranges rumeurs : la reine utiliserait des pratiques de magie afin d'égarer son esprit.

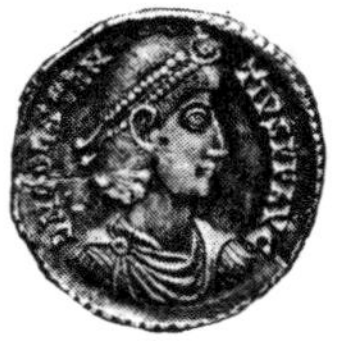

MÉDECINE ET COSMÉTOLOGIE A L'ÉCOLE DE SALERNE

Tandis que le monde carolingien, miné par des conflits fratricides, subit des secousses qui ébranlent l'empire, quelque part, en Campanie, dans la ville de Salerne, une école de médecine dont une tradition attribue la fondation à Charlemagne, grandit en importance.

Ce nouveau collège hippocratique, qui tend à disputer aux moines-médecins leurs privilèges, est composé de maîtres juifs, arabes et chrétiens. Les élèves, une fois formés, se dispersent ensuite à travers le monde, souvent appelés par des rois et des évêques désireux de les attacher à leurs personnes.

A Salerne, plusieurs femmes médecins se font remarquer. L'une d'elles, Trotula, *sapiens matrona* – sage matrone – conseille les bains de sable en plein soleil pour faire maigrir par transpiration les femmes obèses.

L'ouvrage le plus connu qui soit resté de l'École de Salerne, a pour auteur un certain Jean de Milan, qui emploie la forme versifiée pour donner de sages préceptes d'hygiène et de beauté à ses lecteurs. Ce recueil, répandu dans le monde entier, sera traduit dans toutes les langues. Des auteurs successifs viendront à travers les siècles y puiser leurs plus beaux "secrets". On peut penser que ceux-ci étaient déjà fort éventés, quand on sait que les médecins de Salerne n'étaient ni des chercheurs ni des innovateurs, et se contentaient le plus souvent d'emprunter leurs formules aux Grecs, aux Romains et aux Arabes.

Un grand nombre de ces formules préconise l'emploi de l'urine et des fientes.

– "Prenez trois ou quatre poignées de fleurs de sureau, un quarteron de savon de France, trois fiels de bœuf et trois verres de votre urine, faites-les tremper trois ou quatre jours dans un pot de terre et lavez-vous-en."

Une autre formule recommande de se laver le visage avec de l'urine pure, "*ou bien*, ajoute le médecin, *d'eau de roses mêlées avec du vin où l'on a fait bouillir des tranches de citron*", ce qui est déjà moins ragoûtant.

"Pour détruire les cheveux qui avancent trop sur le front, on applique dessus un bandeau trempé dans du vinaigre dans lequel on a délayé de la fiente de chat."

Très tôt, ces recettes sont recueillies et exploitées par les boutiquiers qui commencent à s'installer dans les grandes villes. Dès la fin du XIe siècle, des parfumeurs parisiens demandent à Philippe-Auguste l'autorisation de se grouper en corporation. Une industrie est en train de naître. Mais longtemps encore, les femmes continueront à fabriquer chez elles leurs produits de beauté, en se transmettant de génération en génération les "secrets" des médecins de Salerne.

DEUX "SECRETS" DE SALERNE

Pour empêcher la chute des cheveux après un accouchement et activer leur repousse, les médecins de Salerne recommandent de se frotter la tête avec du jus de cresson. On sait aujourd'hui que le cresson est un excellent tonique capillaire. Mélanger cent grammes de jus de cresson à cent grammes d'alcool à 90 degrés. Ou bien utiliser le suc pur exprimé des feuilles pilées.

Pour blanchir les dents "sans offenser les gencives", se les frotter avec une racine — ou bâton — de guimauve.

Chapitre VII

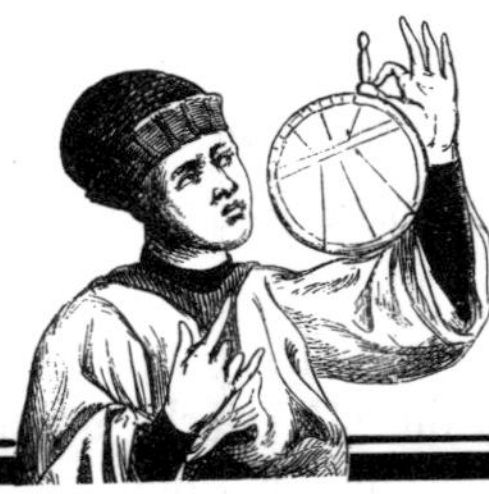

LES RECETTES DES PLUS GRANDS MAÎTRES

L'ŒUVRE MYSTÉRIEUSE DU GRAND ALBERT

"Il existait au Moyen Age toute une littérature de recettes de chimie, d'industrie, de médecine, de magie, de prestidigitation, etc., réputées secrètes et relatées dans des livres de "Secrets". Un grand nombre nous ont été conservés. Ce genre de littérature est très intéressant pour l'histoire de la science et de l'industrie. Les recettes mêmes sont tantôt réelles, tantôt chimériques."

Cette réflexion du grand chimiste Marcellin Berthelot s'applique parfaitement à l'œuvre d'Albert le Grand.

Albert Groot – nom qui veut dire grand et qui devait devenir son surnom – était un moine dominicain du XIIIe siècle, un de ces religieux passionnés pour les sciences de leur temps, et qui du fond de leurs cellules, s'efforçaient de découvrir les secrets de l'univers. La réputation de savoir de maître Albert était si grande, que beaucoup le tenaient pour un magicien. Il professait la philosophie dans diverses villes, et Paris a gardé le souvenir des cours qu'il donnait en plein air, tant la foule était grande, sur cette place Maubert qui rappelle son nom (1). Saint Thomas d'Aquin comptait parmi ses disciples. Maître Albert enseigna aussi à Rome où le Pape Alexandre II l'avait fait venir, mais il n'y voulut point rester, et après un passage sur le siège épiscopal de Ratisbonne, il finit par se retirer à Cologne où il continua à former les esprits. Il mourut en 1280.

C'est donc en plein Moyen Age "ténébreux" qu'il écrivit cette œuvre considérable d'une vingtaine de volumes, dont une partie est probablement apocryphe, ou rédigée par son disciple Henri de Saxe. Cette œuvre qui ne fut publiée qu'en 1621 sous les titres "Grand Albert et Petit Albert", le second découlant du premier, connut un succès qui dure encore, bien que la lecture en soit déroutante. C'est un recueil de recettes bizarres apparemment inexécutables, et souvent répugnantes, dont beaucoup recèlent probablement un sens caché qui nous échappe. Maître Albert, quand il n'inventait pas ses propres formules, les empruntait aux Arabes, aux Chaldéens, aux Égyptiens. Il s'inspirait aussi des médecins illustres comme Hippocrate, Dioscoride et Galien.

Nos ancêtres ignoraient nos délicatesses. Les fientes de toutes les créatures vivantes entraient couramment dans leur pharmacopée. Il existe dans les déjections des oligo-éléments dont le besoin, quand il se fait sentir chez un chien, le pousse d'instinct à manger des excréments.

(1) Maubert est dérivé de magnus (grand) et d'Albert. Une rue "Maître Albert" existe toujours à côté de cette place.

C'est pourquoi Albert le Grand, dans un curieux "Traité des fientes", vante les bienfaits des ordures et de l'urine, absorbés ou appliqués extérieurement.

– *"Quoique on ait naturellement de la répugnance à boire de l'urine, cependant, si quelqu'un en boit d'un jeune homme en bonne santé, il n'y a point de remède plus souverain au monde."*

Quant aux ordures de chiens, de loups, de bœufs, de porcs, de chèvres, de brebis, de pigeons, elles entraient dans la composition de nombreux remèdes et produits de beauté. Mais maître Albert fait surtout l'éloge des déjections humaines :

– *"Comme l'homme est la plus noble des créatures, ses excréments ont aussi une propriété particulière et merveilleuse."*

Parmi les auditeurs attentifs de maître Albert, il y eut un personnage assez extraordinaire lui aussi : Raymond Lulle, surnommé le docteur Illuminé. Mage, alchimiste, kabbaliste, voyageur infatigable parcourant dans tous les sens le monde connu, il avait, disait-on, découvert un élixir de sel de perles d'Orient capable de conserver la jeunesse. Pour fabriquer cet élixir, il fallait dissoudre des perles dans du vinaigre de vin distillé, et ajouter de la rosée recueillie sur des tiges de blé pendant le mois de mai.

Il avait également, cent ans après l'Arabe Albucaste, découvert l'alcool en le retirant du vin, ce qu'on appellera "*l'esprit-de-vin*". Cette découverte devait révolutionner la fabrication des lotions de beauté, pour lesquelles on n'utilisait jusqu'alors que de l'eau provenant de la distillation des fleurs.

RECETTE POUR LES FEMMES AVANCÉES EN ÂGE

Charitablement, le savant religieux se contente de recommander aux femmes, pour effacer leurs rides, des fientes de... lézards...

– *"Les femmes avancées en âge et qui cependant veulent encore paraître belles, doivent avoir en grand recommandation la fiente des petits lézards, car elle enlève toutes sortes de rides et rend la peau blanche, donnant un teint beau et agréable aux dames. Comme la femme fait la gloire et le plus grand plaisir de l'homme, je veux lui présenter un fard qu'on peut avec raison nommer une augmentation de beauté, et qui surpasse de beaucoup tout ce que l'on peut trouver dans le monde capable de conserver la beauté et le teint. Voilà la manière de le composer et de le servir : prenez de la fiente de petits lézards, des os de seiche, du tartre de vin blanc, de la raclure de corne de cerf, du corail blanc et de la farine de riz, autant de l'un que de l'autre ; broyez le tout longtemps dans un mortier et le criblez bien menu, ensuite, faites-le tremper pendant une nuit dans de l'eau distillée d'une semblable quantité d'amandes, de limaces de vigne, et de fleurs de bouillon-blanc, et broyez derechef le tout dans un mortier. Cette composition doit être conservée avec soin dans un vaisseau d'argent ou de verre qui soit bien propre. On s'en frottera quand on voudra le visage. Les mains, le sein et la gorge, et on connaîtra immanquablement la bonté et la vertu de ce secret."*

A noter que les limaces qui entrent dans la composition de cette "crème de beauté" étaient fort en honneur autrefois, ainsi que les "limaces à coquilles" (escargot). Maître Albert leur consacre un chapitre : "De la vertu des limaçons", où l'on voit, entre autres, qu'un hachis de limaçons rouges et de romarin guérit les vergetures, et donne aux femmes *"une peau aussi unie et douce que si elles étaient encore filles"* (1).

Comme on le voit, le savant religieux s'intéressait beaucoup aux dames. Il prodiguait conseils et recettes réputés infaillibles : comment s'assurer de la fidélité de son épouse ; comment vaincre les aiguillons de la chair ; à quels signes connaît-on qu'une fille a perdu sa virginité ; réparation du pucelage, réparation de la peau du ventre des femmes ridée après l'accouchement, et autres secrets merveilleux.

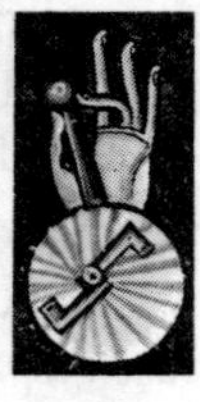

(1) Les analyses modernes ont prouvé que le mucus des gastéropodes (escargots ou limaces) bénéficie de multiples propriétés, entre autres antispasmodiques, utilisées dans certaines préparations pharmaceutiques.

LA COMTESSE VOIT SES DENTS REPOUSSER

Toujours dans cet étonnant XIIIe siècle, le moine franciscain Roger Bacon, un des plus grands savants du Moyen Age, surnommé le docteur Admirable, et réputé pour ses travaux sur la sénescence, possédait, disait-on, la recette de la "Liqueur d'Or", préparée à partir d'or véritable. Pour en avoir absorbé, la vieille comtesse de Desmont avait vu ses dents repousser... et ses cheveux croître avec vigueur, avant de mourir à cent quarante ans...

Le Moyen Age vit ainsi éclore une pépinière de ces "savants", hommes remarquables pour la plupart, qui osaient remettre en question les données acquises.

Leur influence ne pouvait manquer de laisser des traces partout où ils passaient. Leur croyance dans les correspondances des astres avec la vie des humains et celle des plantes, leur conviction que rien ne pouvait se faire sans une conjonction favorable des planètes, intéressaient non seulement le médecin, mais aussi le fabricant de produits de beauté.

Aussi, les femmes qui préféraient confectionner elles-mêmes leurs crèmes et lotions, tenaient-elles compte de l'influence des astres : toutes les plantes odoriférantes appartenant à Vénus, il convenait donc de les cueillir et de préparer les pommades le vendredi, jour de la déesse.

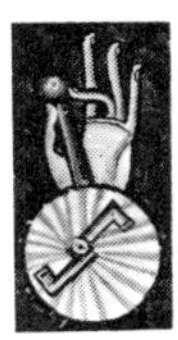

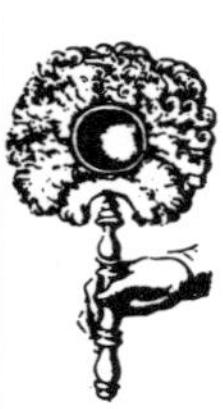

LA ROSÉE DE RAYMOND LULLE

Le docteur Illuminé utilisait dans ses savantes préparations la rosée, dont on a vu dans un chapitre précédent l'usage quotidien qu'en faisait la Dogaresse de Venise. Les femmes d'autrefois la considéraient comme une lotion souveraine — elle était aussi l'eau lustrale des alchimistes. Elle était recueillie en étalant une toile sur dans un pré, ou en traînant cette toile sur l'herbe. Beaucoup de pâturages étant aujourd'hui arrosés d'insecticides et d'engrais chimiques, mieux vaut suspendre une serviette entre quatre piquets, et s'en frotter le visage ensuite. La rosée, selon les Anciens, combat les rides et garde un teint pur.

Chapitre VIII

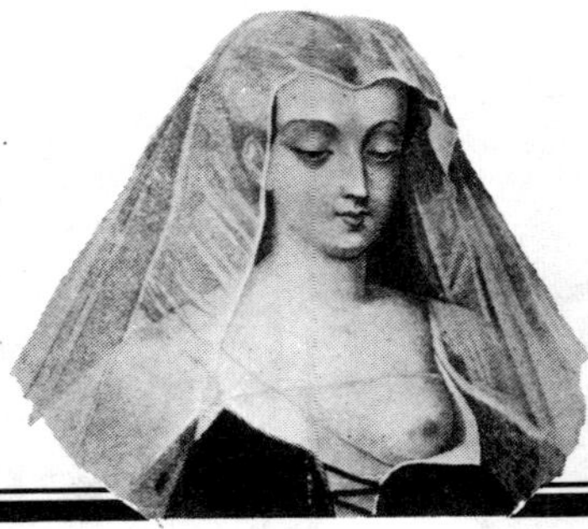

NOTRE DAME DE BEAUTÉ

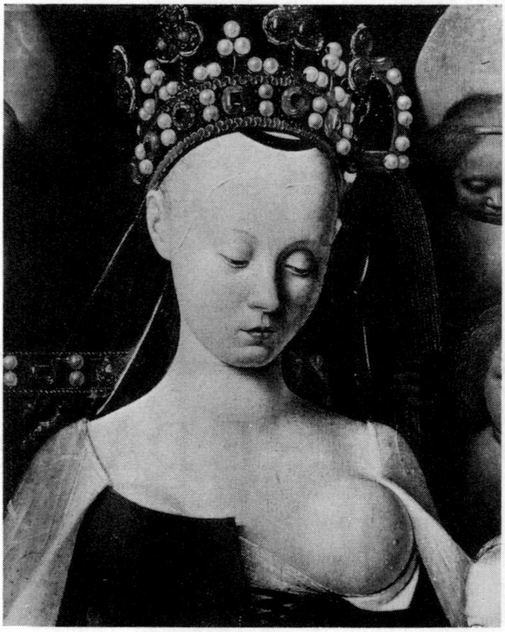

La légende d'un Moyen Age obscurantiste et crasseux n'existe plus. On sait maintenant que les gens de cette époque se lavaient beaucoup. Les salles souterraines de nombreux châteaux servaient de chambres de bains : on y plaçait des baquets dans lesquels on s'ébroue à l'aise.

La saleté du corps inspire du dégoût ; aussi se baigne-t-on en toute occasion et à toute heure. Chaque maison aisée possède une ou plusieurs “cuves à baigner” dans lesquelles on se plonge en famille. La bienséance exige qu'on prépare un bain à l'hôte de passage, et même qu'on le partage avec lui, en toute candeur et courtoisie.

Au XIIe siècle, les Croisés ramènent d'Orient l'usage des bains de vapeur autrefois chers aux Romains. L'idée semble si bonne et si salubre, que plusieurs étuves publiques s'ouvrent à Paris, et que les étuviers ne tardent pas à se former en corporation. Malheureusement, la moralité de ces établissements se dégrade au fil des ans, et un siècle plus tard, ils ont franchement mauvaise réputation. On n'y va pas seulement pour se laver et transpirer, mais pour banqueter et paillarder. Rien de plus joyeux que les étuves du Moyen Age !

Aussi, les honnêtes gens, pour peu qu'ils soient aisés, ne se baignent-ils que chez eux, ce qu'ils font avec grande assiduité.

La reine Isabeau de Bavière, épouse de Charles VI, fait tranporter ses étuves dans ses différentes résidences. Elle aime se plonger dans des bains aromatisés, et se faire masser en sortant de l'eau dans l'espoir de maigrir, car elle est obèse à ne pouvoir se déplacer qu'en chaise roulante. Bains et massages sont les dernières résurgences des usages gallo-romains. Les autres acquis se sont perdus, comme celui, si nécessaire aux jolies femmes, de l'art dentaire.

Au Moyen Age, on ne songe pas à remplacer les dents qui tombent, on ignore comment fabriquer les dentiers, et peut-être n'en voit-on pas l'utilité. Quand Saint Louis meurt à cinquante ans, il ne possède plus qu'une seule dent ! C'est l'Age d'or des arracheurs de molaires qui, du haut de leurs tréteaux, promettent à grands roulements de tambour des extractions sans douleur !

Avec ou sans dents, on prend grand soin de sa personne, et les femmes se fardent assidûment. On soigne le visage avec des produits qui ont fait leurs preuves, les larmes de la vigne, le jaune et le blanc d'œuf. On use malheureusement aussi de l'inévitable céruse dont on se plâtre largement la figure, le cou et la poitrine.

PEINTURE SUR VISAGE HUMAIN...

En Italie, pays héritier des traditions gréco-latines, les femmes se fardent davantage qu'en France, au point, parfois, de faire appel à un artiste pour se faire peindre le visage, comme au temps des courtisanes grecques.

Un peintre, Cenino Cenini, dans un "Traité de Peinture" paru en 1437, parle de cette singulière technique qui ne devait pas être très répandue, et utilisée probablement à l'occasion d'une fête ou d'un bal. Le démaquillage devait représenter une pénible opération, à en croire les conseils que donne Cenini à ses élèves :

"Comme praticien, il t'arrivera quelquefois d'avoir à teindre ou à peindre des chairs vivantes, comme par exemple de colorier des figures d'hommes ou de femmes. Tu peux pour cela tempérer tes couleurs avec de l'œuf, ou, si tu veux mieux, couvrir avec de l'huile ou du vernis liquide. Mais s'il te faut ensuite enlever ces couleurs, prends des jaunes d'œuf, frotte-les sur la face d'abord peu à peu, puis plus fort avec la main. Prends de l'eau bouillie avec du son, et laves-en la figure ; reprends un autre jaune d'œuf, et de nouveau, frottes-en la face en ayant soin de la relaver avec la même eau de son bouillante. Répète cette opération tant que le visage reprenne sa première couleur, et qu'il n'y reste plus tace de ces matières."

Dans le chapitre suivant, Cenini donne quelques conseils aux femmes qui usent, pour s'embellir, d'"Eaux manufacturées", achetées chez les parfumeurs.

"Ce serait un grand service rendu aux jeunes femmes, particulièrement aux Toscanes, de leur démontrer ce que sont les couleurs dont elles sont folles, et les eaux dont elles se servent pour s'embellir. Si tu veux conserver longtemps ta figure avec sa propre couleur, ne te lave qu'avec de l'eau de fontaine, de puits ou de

fleuve, et sois certaine que toute autre eau manufacturée rend en fort peu de temps le visage flasque, les dents noires, et finalement, les femmes en vieillissent avant le temps, et deviennent les vieilles les plus ridées qui se puissent voir. C'en est assez sur ce sujet."

ÉPILATION DU "POIL HONTEUX"

Dans presque toutes les classes de la société. On épile avec soin le "poil honteux", et toutes les parties pileuses. Une bonne chambrière se doit d'être habile "pour raser et tondre le cas". Dans les étuves, il y a des barbières proposées à cet office, souvent des femmes âgées, comme cette vieille que nous montre un poète satirique :

"La vieille ratissa de telle sorte
Que Babeau crut être morte,
Mais enfin, elle fut moult fière
D'avoir un si mignon derrière..."

On se parfume de préférence à la violette ; les dames ont des flacons portatifs, et aussi des oiselets de Chypre qui répandent quand on les presse de la poudre odorante. Cette abondance de senteurs courrouce fort les prédicateurs qui tonnent du haut de leurs chaires contre *"les pouldres à provoquer la luxure"*.

– *"Vous vous fardez le muzequin et portez le musc tant que l'on vous suit à la trace..."*

Ils ne sont pas plus écoutés que ne le furent autrefois les Pères de l'Église...

Les coquettes qui n'ont pas la patience de confectionner elles-mêmes leurs produits de beauté, accueillent avec empressement les parfumeurs ambulants qui vont de château en château proposer leurs marchandises. Écoutez ce colporteur :

– *"J'ai tout l'attirail qui sert à la toilette des dames, des rasoirs, des pinces, des brosses à dents, des cure-dents, des bandeaux, des fers, des peignes, des miroirs, de l'eau de rose, du fard pour se rougir et du fard pour se blanchir..."*

La coiffure qui triomphe à une certaine époque est le hennin, lequel contraint les femmes à se baisser pour passer sous les portes. Cette coiffure, qui oblige à porter haut la tête, donne de l'élancement au cou et de la grâce à la démarche.

Mais aucune des coquettes du XVe siècle ne peut rivaliser avec la plus fine, la plus élégante, la plus gracieuse demoiselle de son temps : Agnès Sorel.

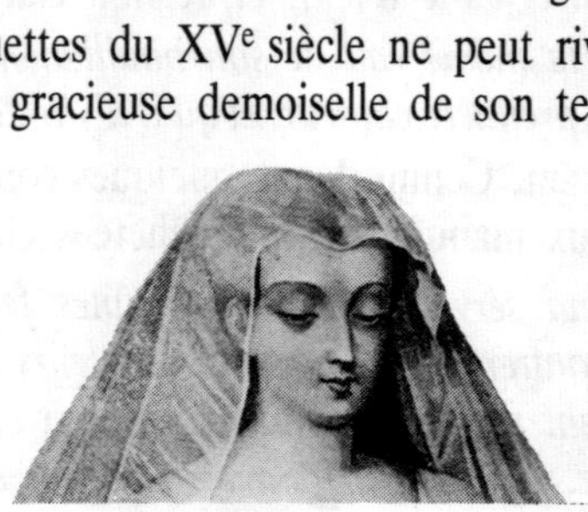

NOTRE-DAME DE BEAUTÉ

"Elle avait le plus beau visage qu'on puisse voir, écrit dans ses "Mémoires" le Pape Pie II qui ajoute :

– *"Le roi en tomba si amoureux fou, qu'il ne pouvait plus demeurer même une heure sans elle, soit à table, soit au conseil, soit dans son lit."*

C'est ainsi que nous est présentée, par le Pape lui-même, la belle Agnès Sorel, première maîtresse royale en titre de l'histoire de France.

Du fond de cinq siècles, les cris d'admiration parviennent encore jusqu'à nous :

– *"Entre les belles, c'était la plus jeune et la plus belle du monde !"* s'écrie Alain Chartier.

– *"Et certes, c'était une des plus belles femmes que je vis oncque"*, renchérit Olivier de la Marche.

C'est en 1443 que le roi Charles VII rencontre cette fille d'honneur de la reine de Sicile, et tout de suite, en tombe amoureux. Agnès n'est pas seulement un enchantement pour les yeux : elle est spirituelle, bonne, enjouée ; elle aime les fines causeries, les réunions de poésie, elle sait recevoir et organiser les plaisirs. Dans cette sombre cour de France encore moyenâgeuse, elle fait se lever une aube de Renaissance.

Le roi, qui l'idolâtre, lui a offert une jolie seigneurie en bordure de la forêt de Vincennes, le château de Beauté-sur-Marne, avec le titre qui lui est attaché ; elle est ainsi devenue la Dame de Beauté.

Agnès Sorel raffole du luxe, elle aime plaire et se plaire. Son ami Jacques Cœur, grand argentier et voyageur infatigable, lui rapporte d'Orient des merveilles, des soieries, des senteurs, et même, une fois, le premier diamant taillé jamais vu...

Cet étalage ne vas pas sans scandaliser les contemporains. Juvénal des Ursins se fait l'écho de leur indignation :

– *"Elle portait queues un tiers plus longues que nulle autre princesse du royaume, plus hauts atours, plus nombreuses robes et plus coûteuses, et de tout ce qui pouvait conduire à ribaudise en fait d'habillement, fut-elle toujours produiseuse et montreuse, en se découvrant les épaules et le sein par devant jusqu'au milieu de la ceinture."*

Le peintre Fouquet a immortalisé ce sein jaillissant de l'échancrure d'une robe de velours noir. Et comme la vraie beauté n'est jamais impudique, l'artiste n'a pas craint de représenter Agnès en Vierge à l'Enfant...

Ce tableau de Notre-Dame de Beauté fut longtemps exposé à la vénération des fidèles dans l'église Saint-Aspais de Melun. Il est aujourd'hui accroché au château de Chenonceaux.

AGNÈS SOREL DEVANT SA “DEMOISELLE A ATOURNER”

Une telle perfection ne va pas sans nécessiter des soins corporels minutieux. La favorite commence sa journée en prenant un bain parfumé aux essences du Levant que lui rapporte Jacques Cœur. Elle s’assied ensuite à sa table de toilette, joliment appelée “demoiselle à atourner”. C’est un petit guéridon surmonté d’une tête qui présente la coiffure du jour, et de deux bras dont l’un porte un miroir, et l’autre les peignes et les épingles. Là, elle se fait épiler les sourcils qui, contrairement à ceux des anciennes dames romaines, doivent être arqués et éloignés l’un de l’autre. On lui enlève également les cheveux, au sommet du front, lequel, ainsi agrandi, donne au visage une pureté séraphique.

Les cheveux d’Agnès sont assez fournis pour n’avoir pas besoin de recourir aux fausses nattes, comme le conseille le poète Jean de Meung dans son “Roman de la Rose”. Et d’ailleurs, les prédicateurs interdisent formellement de porter des cheveux de mortes.

Agnès se farde peu. Son teint transparent ne réclame pas d’artifices. Son secret de beauté, c’est le miel, qu’elle appelle poétiquement “l’âme des fleurs”. Adouci de lait, il nettoie et nourrit son épiderme. Elle utilise aussi une crème faite de farine de fèves imprégnée de suc de nénuphars. Peut-être lui arrive-t-il d’appliquer sur ses joues la chair encore chaude d’un pigeonneau fraîchement tué. Cette recette est très prisée au XVe siècle.

La grâce d’Agnès n’émeut pas seulement le roi : elle trouble aussi le fils de Charles VII, le futur Louis XI à la – déjà – triste figure. Fit-il, par dépit, empoisonner la favorite ? Nul ne le sait.

Agnès, qui avait donné trois filles au roi, meurt à la naissance d’un quatrième enfant. Elle agonise quelques jours, en proie à de terribles crises de dysenterie qui souillent les draps de satin et déshonorent le beau corps. A travers les âges, nous parvient la plainte de celle qui fut la plus belle femme de son temps.

– *“Ah, que c’est peu de chose, et orde, et fétide, que notre fragilité...”*

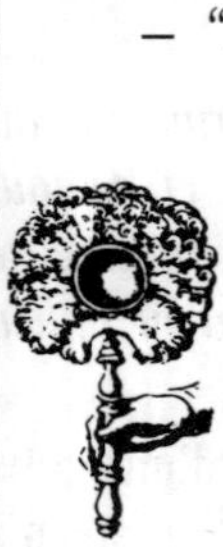

LE MASQUE AU MIEL

Agnès Sorel utilisait le miel comme cosmétique naturel. Voici l’ancienne recette d’un masque au miel :

Une cuillerée à café de miel, une de farine de seigle, un jaune d’œuf. En cas de peau sèche, ajouter une cuillerée à café d’huile d’olive. Bien mélanger, appliquer et laisser une demi-heure. Rincer à l’eau tiède ou à l’eau de rose.

Chapitre IX

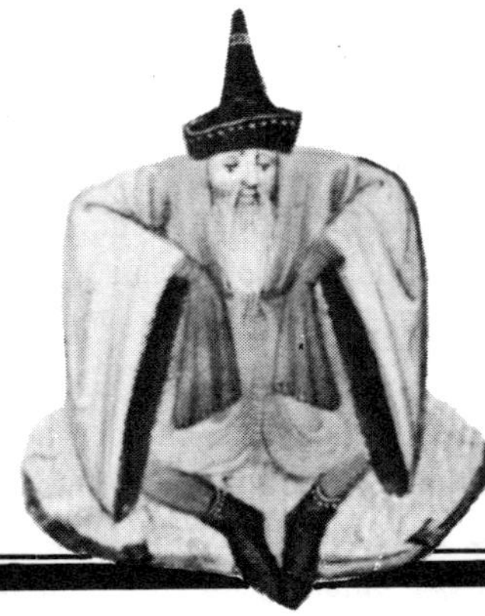

SCIENCE ET MAGIE AU SERVICE DE LA BEAUTÉ

NOSTRADAMUS FABRIQUE DES PRODUITS DE BEAUTÉ

A Salon-de-Crau, vers les années 1550, vit un médecin réputé pour sa science, un assez bel homme dans la quarantaine, les joues vermeilles, la barbe épaisse, les yeux gris et brillants, les traits empreints d'urbanité. Il s'appelle, Michel de Nostredame. Après avoir brillamment obtenu ses parchemins à la Faculté de Médecine de Montpellier, et beaucoup voyagé pour enrichir sa connaissance du monde, il est revenu dans sa Provence natale, afin de s'y marier et d'y faire souche.

Deux disciplines passionnent particulièrement cet homme à l'esprit ouvert et curieux : la médecine et l'astrologie. Le jour, il donne ses consultations. Le soir, dormant fort peu, il monte à l'observatoire installé à l'étage supérieur de sa maison, pour y observer inlassablement les astres. Homme pratique, il en profite pour établir accessoirement des horoscopes qu'il vend à ses clients...

Car Michel de Nostredame possède le génie des affaires et un sens extrêmement moderne de la publicité. Il apprécie également de gagner de l'argent... Toutes ces considérations le conduisent un jour à inventer des produits de beauté à l'usage des dames.

En tant que médecin, et aussi en tant qu'homme, il a constaté la grande peur de vieillir des femmes.

– "*Chaque femme,* dit-il, *déchet tous les ans de cinq pour cent...*"

Pour remédier à cette désolante arithmétique, Nostradamus, aidé par ses connaissances en botanique, se met à fabriquer lui-même, avec beaucoup de soins, diverses poudres de beauté, pâtes faciales, onguents rafraîchissants et fards. Il veille à présenter ces produits sous des emballages séduisants, et s'occupe d'en faire la publicité, en promettant aux femmes de spectaculaires rajeunissements...

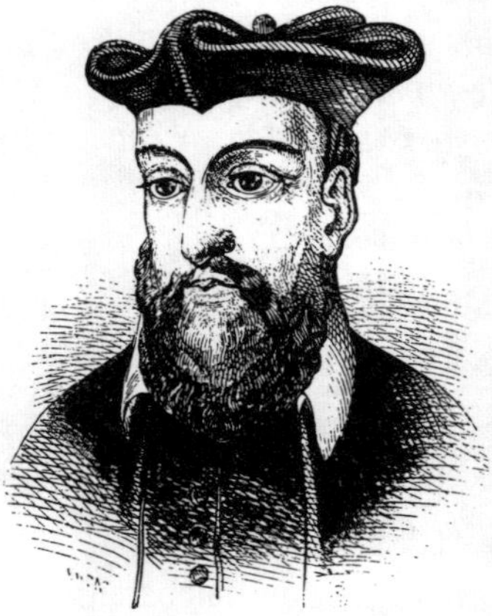

En 1552, il publie un opuscule qui prétend offrir un résumé de tous les anciens traités de beauté, et qui s'intitule : "Des fardements et des senteurs pour embellir la face, excellent et moult opuscule contenant plusieurs recettes secrètes jamais vues".

Ce traité est d'une lecture difficile, souvent incompréhensible. Le mage s'exprime plus aisément en provençal ou en latin qu'en français courant. En outre, la diversité des ingrédients requis, et la complexité des opérations, nécessitent de la part du manipulateur des connaissances en chimie.

PARAÎTRE DOUZE ANS A CINQUANTE ANS...

A en croire Nostradamus, le secret des secrets de beauté est le sublimé (1).

– *"Le sublimé,* dit-il, *est le plus souverain fard et emblanchissement de la face qui se puisse faire au monde, qui rend le cuir (la peau) aussi blanc que neige, sans gâter ni corrompre les dents. Il rend une souveraine splendeur naïve à la face. Et si une femme brune, pleine de taches, fut-elle âgée de cinquante-cinq ans, en use, son front et ses joues paraîtront avoir douze ans !"*

Après quoi, ce précurseur des esthéticiens se lance dans l'explication laborieuse de cette recette meurtrière :

– *"Prenez six onces de sublimé, et mettez-le dans un mortier de marbre bien nettoyé, et pilez-le avec un pilon de bois en le triturant longuement et en le broyant pendant tout un jour en un lieu bien abrité du vent. Quand vous vous rendez compte qu'il sera fin comme farine, mettez-lui de la salive de quelqu'un à jeun, n'ayant mangé de trois jours ni ail, ni oignon, ni aliments vinaigrés. Continuez à broyez le tout. Ajouter du vif-argent (ancien nom du mercure) passé à travers un drap de laine blanc et épais ; ajouter six drachmes d'étain et de plomb et trois grains d'argent moulu. Broyez en lui remettant de la salive, toujours d'une personne à jeun, jusqu'à ce que le produit devienne blanc. Cette préparation exige pour être menée à bonne fin, sept jours minimum. N'employez que des instruments de bois, et surtout ni cuivre ni fer. Le mettre ensuite tout un après-midi à sécher au soleil, ce qui donnera la blancheur voulue."*

Nostradamus ne s'intéressait pas seulement à la beauté du visage, mais aussi à celle du corps. En 1556, il publie ses "Singulières Recettes pour entretenir le corps".

Il s'occupe aussi des chevelures, et pour celles qui souhaitent changer de couleur, indique une recette qui en trois ou quatre jours, *"vous fait le poil aussi blond et roux qu'un ducat d'or"*.

L'année suivante, ce savant éclectique fait paraître un traité sur... les confitures...

Il ne néglige rien, et pour le cas où ses fards ne suffiraient pas à rendre ses clientes irrésistibles, il invente des philtres d'amour. Le plus efficace est le "philtre de Médée" :

– *"On doit en mettre une petite quantité dans sa bouche, et la faire passer avec sa salive dans la bouche de la personne aimée ; celle-ci sera dès lors incendiée d'une telle ardeur, qu'elle en mourrait plutôt que de ne pas satisfaire sa passion avec le concours de votre personne..."*

Cette recette sous-entendait un certain degré d'intimité...

Un esprit aussi vaste, aussi profond et aussi curieux que celui de Nostradamus, ne pouvait se contenter éternellement de fabriquer des cosmétiques et des confitures. L'étude assidue des astres, et un certain don de clairvoyance qu'il pensait avoir découvert en lui, l'inclinent à rédiger ses premières "Pronostications", qui connurent plusieurs éditions successives. On connaît la suite : Nostradamus appelé à la cour de Catherine de Médicis, et comblé d'honneurs et d'écus...

Curieusement, ce voyant qui lisait si bien dans l'avenir, ne semble pas à avoir considéré à court terme les ravages du sublimé sur le teint des femmes, les rides irréversibles et le déchaussement de leurs dents...

Pourtant, vers cette époque, un médecin lucide qui ne se piquait pas d'astrologie, Urbain Hémard, signalait *"l'ébranlement* qui *advient aux dents à cause de l'argent vif (mercure)"*.

Comme les femmes n'entendaient pas renoncer à ce fard qui leur blanchissait si bien la face, *"au grand dommage et interest de leurs dents,* Urbain Hémard donnait des conseils de prudence *afin de ne pas laisser sans remède les dents des damoyselles qui ne veulent pas croire que le fard de l'argent vif ni de son fils le sublimé, puissent gaster et ronger leurs dents". Qu'elles se frottent donc, avant de se farder, les gencives avec de la thériaque détrempé dans du vin blanc"*.

Les femmes écoutaient peu les conseils des fâcheux. Leur rêve – surtout chez les femmes vieillissantes – était de changer de peau, comme cette Parisienne dont parle Montaigne, *"se faisant escorcher pour obtenir le teint plus frais d'une nouvelle peau"*.

Et certes, pour décaper l'épiderme ou changer la couleur des cheveux, les recettes corrosives ne manquaient pas !

Ainsi, pour noircir une chevelure grisonnante, on recommande une décoction de sangsues qu'on a laissées se putréfier pendant soixante jours dans un vase de plomb avec du vin noir et du vinaigre. Cette "teinture" est si pénétrante, qu'au moment de s'en servir, il faut tenir de l'huile dans sa bouche pour que les dents ne noircissent pas en même temps que les cheveux !

---

(1) Sublimé : chlorure mercurique, substance caustique employée comme antiseptique, mais très vénéneuse.

LA MAGIE NATURELLE

A la même époque que Nostradamus, au cœur de cette Renaissance si riche en esprits curieux épris d'universalité, n'oublions par Jean-Baptiste Porta, né à Naples en 1540, et qui fut physicien, naturiste, grand voyageur et observateur passionné de la nature. Dans son œuvre la plus connue, "La Magie naturelle", des observations remarquables voisinent avec des bizarreries puériles, mais là encore, comme pour Nostradamus et Paracelse, faut-il tenir compte d'un certain langage hermétique.

Jean-Baptiste Porta ne dédaigne pas se pencher sur les soucis des dames, et dans son chapitre XV, intitulé "Des Autours et Mignardises des Femmes", il leur donne quelques recette inattendues.

– *"Réduisez le talc en poudre très menue, et mettez-le dans un pot de terre. Vous y ajouterez une grande quantité de limaçons (escargots) et fermerez le vase de peur qu'ils ne sortent. Les limaçons privés de leur nourriture ordinaire dévoreront le talc, et lorsqu'ils auront tout mangé, vous les broyerez avec les coquilles, et les mettrez dans un alambic de verre où vous les ferez bouillir. L'eau ainsi distillée, vous la conserverez pour l'usage de la face."*

Le savant ne craint pas d'aborder des questions plus intimes.

– *"Si vous voulez rétrécir la porte de nature, c'est-à-dire la vulve, parce qu'elle s'est élargie à la suite de l'enfantement, et si d'aventure cela déplaît au mari, vous vous y prendrez ainsi : pilez des noix de galle bien menu, ajoutez-y un peu de poudre de girofles, laissez bouillir cela dans du vin. Trempez-y alors un drap et appliquez celui-ci sur la vulve."*

Jean-Baptiste Porta donne aussi la recette pour rendre à une femme sa virginité : l'une d'elle, terrifiante, consiste à *"appliquer une sangsue à la vulve violée, donnant l'ordre qu'elle la morde"*...

Le chapitre XVI nous apprend comment *"combattre vaillamment dans le camp de Vénus"*.

– *"Si quelqu'un désire se montrer vigoureux dans les plaisirs du lit, qu'il se nourrisse principalement de bulbes d'échalotes, car ces plantes chatouillent fort et excitent le désir vénérien..."*

Suivent d'autres recettes où entrent des cerveaux de passereau, des langues d'oiseaux, de *"petits animaux qui croissent au Nil"*, et autres ingrédients bizarres.

L'épilation restant dans les usages, Jean-Baptiste Porta, plutôt que de recourir à la pince classique, préconise une mixture *"par laquelle les endroits chargés de poils se péleront incontinent, et les parties ainsi traitées demeureront longtemps sans poil"*.

– *"Cuisez une grenouille de couleur pâle dans l'eau, et après qu'elle sera consumée au tiers, frottez-en votre corps, si vous voulez le rendre bien pelé..."*.

C'est l'époque où se multiplient les ouvrages de cosmétologie pour répondre à la curiosité des femmes avides de nouvelles recettes. Malheureusement, les auteurs puisent tous aux mêmes sources, quand ils ne se copient pas les uns les autres. Ce sont toujours les mêmes ingrédients : eaux de fleurs, eaux de viande à base de pied de porc, de veau ou de mouton, perles broyées, limaçons pilés.

Ces compilateurs sont souvent des médecins, comme André Le Fournier, professeur à l'Académie de Médecine de Paris, auteur d'un ouvrage intitulé : "Décoration d'Humaine Nature, avec plusieurs souveraines recettes pour faire pouldres et pommades".

Un Italien, Girolamo Ruscelli, publie de son côté "Les Secrets du Seigneur Alexis le Piémontais, manière et secrets pour conserver la jeunesse et retarder la vieillesse, et maintenir la femme comme en la plus belle fleur de son âge." Dans cet ouvrage où puiseront des générations de coquettes, on trouve une lotion pour "faire les cheveux blonds comme si ce fut de l'or", à base d'écorce ou de raclures de rhubarbe détrempées dans du vin blanc, dont on se mouille plusieurs fois les cheveux en les laissant entre-temps sécher au soleil.

"Tant plus souvent le fera, tant plus tes cheveux deviendront beaux, sans dommage pour la tête."

COSMÉTOLOGUE ET MORALISTE

Le plus intéressant de ces auteurs est un médecin français, le docteur Jean Liébault, spécialisé dans les maladies des femmes. De la santé à la beauté, il n'y a qu'un pas, vite franchi par cet archiatre admirateur des grâces féminines. Dans un volumineux ouvrage intitulé "De l'ornement et beauté des femmes", publié en 1582, Jean Liébault donne une multitude de recettes dont beaucoup s'inspirent de l'École de Salerne. Dans sa préface, il commence par rendre un amoureux hommage au beau sexe :

– *"Considérez, je vous prie, si la femme n'a pas été créée belle dès sa naissance : observez en elle un corps très délicat, tant à voir qu'à manier, la chair blanche, la couleur tendre, la peau nette, la tête bien séante, la chevelure fort plaisante, le visage rondelet, gai et modeste, la nuque blanche comme lait, les yeux grosselets et étincelants, la bouche vermeille accompagnée de dents menues, bien rangées, blanches comme l'ivoire, la gorge délicate, la voix et le parler doux... Aussi ne faut-il pas s'étonner si les femmes sont si soigneuses de leur beauté, puisque la beauté les fait tant aimer, caresser, priser, louer et rechercher..."*

Jean Liébault, avant de livrer ses "secrets" aux lectrices, recommande toutefois que *"l'esprit de la femme soit bien orné, et paré de modestie, humilité, chasteté. Car l'esprit beau rend le corps beau, gentil et de bonne grâce, et l'esprit laid cause laideur et turpide au corps"*. Il faut aussi que si elle se pare *"et fait montre de sa beauté, c'est pour complaire à son mary..."*

– *"Les femmes,* insiste-t-il, *ne doivent utiliser mes conseils qu'à louable usage, autrement, elles seront indignes de mon labeur..."*

Le livre de Jean Liébault sera lu et relu par des générations de coquettes qui utiliseront bien souvent ses recettes à des fins que le bon médecin n'eût pas toujours approuvées...

Jean Liébault rappelle que le froid vif gâte le teint. Il recommande aux femmes de se nettoyer le visage avec des eaux distillées de fleurs de lys, de mauve, de nénuphar, de lait de vache distillé, d'eau de son, de décoction d'orge mondé.

D'autres recettes utilisent les fientes : pour les cheveux qui tombent : *"Distillez fiente d'un homme rousseau (! !) et en frottez l'endroit dépilé."*

– *"La fiente de pigeon dissoute en eau de rose est fort propre pour en faire un liniment au soir sur le visage, puis le laver avec de l'eau de nénuphar le lendemain matin."*

Il recommande aussi les limaçons rouges, *"qu'on lave soigneusement en plusieurs eaux, puis qu'on distille au bain-marie ; l'eau en est singulière pour polir le teint"*.

Jean Liébault avait épousé la savante Nicole, fille du grand imprimeur humaniste Jean Étienne. La mort de son beau-père semble l'avoir livré à la misère. Malade, il mourut lamentablement dans la rue Saint-Gervais-Laurent à Paris, *"sur une pierre où il avait été contraint de s'asseoir"*.

UN "SECRET" DU DOCTEUR LIÉBAULT : L'EAU DE BOULEAU

Percer le tronc d'un bouleau avec une vrille, de préférence de jeunes arbres en pleine croissance ; enfoncer une paille dans le trou pour que la sève s'écoule dans un récipient (elle s'écoule à raison de plusieurs litres dans une journée). Il ne faut pas prolonger l'expérience plus de deux ou trois jours pour ne pas épuiser l'arbre : boucher le trou en y enfonçant une cheville. On peut aussi recueillir le suc d'une branche cassée. L'eau de bouleau a toujours été considérée comme une remède précieux et une lotion souveraine pour la peau *"qu'elle rend belle"*. Les petites affections, boutons, dartres, et même couperose, ne lui résistent guère. Cette eau peut se conserver en mettant 4 à 5 clous de girofle et un peu de canelle dans chaque bouteille. Mais le mieux est de s'en laver immédiatement le visage, au moment où elle s'écoule de l'arbre.

Chapitre X

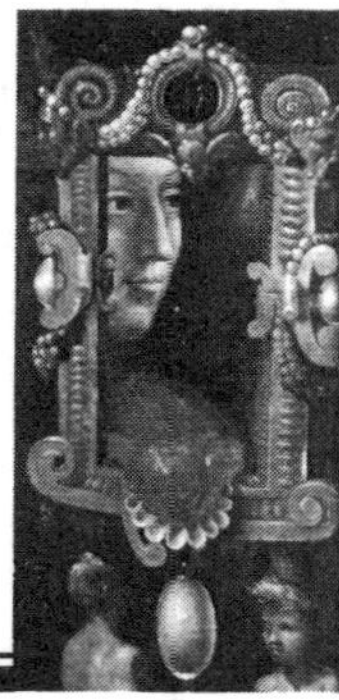

L'ÉTERNELLE JEUNESSE DE DIANE DE POITIERS

LES SECRETS DE PARACELSE

L'étrange Abbé Tritheim, Faust, Cornélius Agrippa, Paracelse, furent au XVIe siècle de ces hommes tourmentés, souvent persécutés, qui croyaient à l'impossible parce qu'ils avaient entrevu les forces inconnues de la nature.

Le grand Paracelse fit-il boire à Diane de Poitiers son "Élixir de Persistante Jeunesse", qui valut à cette dame mûre de garder son ascendant amoureux sur un roi de vingt ans son cadet ? Le bruit en courut avec persistance.

On ne peut nier que Paracelse, mises à part ses outrances et ses bizarreries, fut le savant le plus étonnant de la Renaissance. Sa devise était : *"Rien de caché qui ne doive être découvert."* Avec son ami Faust, il avait déchiffré des textes chaldéens, persans, arabes et grecs, et découvert la Kabbale et l'Alchimie. Professeur de médecine à Bâle en 1527, il brûle publiquement les livres de Galien, rejetant ainsi la médecine traditionnelle des plantes pour inaugurer une médecine nouvelle. Les autorités scandalisées et les moines furieux le poursuivent de leur haine, il est chassé de Bâle et devient médecin ambulant, pauvre entre les pauvres, promenant sa science de ville en ville à travers l'Europe, et partout entouré, malgré son indigence, d'une auréole. Car non seulement il guérit de nombreux malades grâce à ses remèdes chimiques, mais on dit qu'il a trouvé le secret de faire de l'or, et découvert l'élixir de jeunesse, double ambition qui n'en forme qu'une, car l'or soluble est réputé posséder des vertus magiques de réjuvénation.

On a vu que Roger Bacon, le docteur Admirable, avait ragaillardi une vieille comtesse grâce à ce procédé. L'or, depuis l'Antiquité, bénéficie d'un prestige surnaturel. On va jusqu'à dire que quelqu'un qui pourrait ne se nourrir que d'or, vivrait plusieurs siècles... A défaut d'en manger, le fait de prendre sa nourriture dans la vaisselle d'or passe pour garantir une extrême longévité... Tout le monde ne peut pas s'offrir un tel luxe.

Tout le monde non plus ne peut se procurer, même à prix... d'or, le fameux "bouillon d'or potable" censé conserver la jeunesse.

D'après les ouvrages légués par Paracelse à la postérité, les chimistes modernes pensent qu'il avait réussi à obtenir de l'or liquide par la manipulation des sels d'or avec de l'alcool. Il savait aussi préparer le "Mercurius Vitae", remède capable d'arrêter les effets destructeurs de l'âge, et de rendre aux vieilles personnes leur juvénile aspect.

Paracelse confia-t-il à la favorite d'Henri II l'un ou l'autre de ses secrets ? Il est de fait qu'il vînt effectuer un séjour à Paris du temps de Diane. Alors, pourquoi pas ?

DIANE DE POITIERS NE VIEILLISSAIT PAS

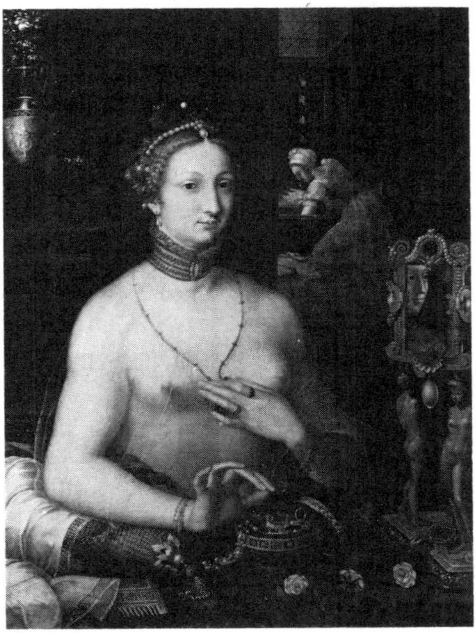

La vie de Diane de Poitiers, veuve du grand sénéchal Louis de Brézé, commence réellement à quarante ans.

C'est en effet son âge, à quelques mois près, lorsqu'elle devient en 1538 la maîtresse du dauphin Henri, fils de François Ier. Henri a 19 ans. Elle en a vingt de plus que lui, et lui inspire un profond attachement. Dédaignant sa jeune épouse Catherine de Médicis, il ne vit plus que pour celle dont il portera jusqu'à sa mort les couleurs noires et blanches. C'est que, malgré son âge, la fraîcheur de Diane éclipse celle de toutes les autres dames, au grand dépit de la duchesse d'Étampes, maîtresse de François Ier. La favorite voue une haine féroce à Diane qui pourrait bien un jour être sa remplaçante, lorsque le dauphin succédera à son père. Elle ne recule devant aucune calomnie pour discréditer cette rivale, et soudoie des plumassiers pour écrire des pamphlets venimeux qui insistent férocement sur l'âge de Diane :

– *"Toi,* s'écrie l'un d'eux, *à qui il reste à peine un fragment de dent dans les joues : toi qui peins ton visage de couleurs achetées, qui orne ta bouche de fausses dents, qui cache les neiges de ta tête sous une chevelure d'emprunt, dans l'espoir que les jeunes gens te suivront, tu es bien sotte... – C'est la plus laide des dames de la cour, la plus vieille des vieilles, la plus dégoûtante, plus usée que les fesses d'une vieille guenon, elle n'a rien d'agréable ni d'élégant... Des mamelles vides et pendantes, des rides innombrables peuvent-elles plaire ?"*

Or, de l'avis unanime de ses contemporains, Diane n'utilisait jamais de blanc ni de rouge ni de fards d'aucune sorte. Le secret de cette fraîcheur prolongée résidait dans un régime de vie très strict.

Tous les matins, Diane, levée à six heures, se fait apporter dans ses appartements des seaux d'eau glacée, de pluie ou de source, et se frictionne énergiquement tout le corps avec le nœud de la corde destinée à remonter l'eau du puits, sorte d'ancêtre du gant de crin, qui active la circulation du sang.

Elle part ensuite pour une longue promenade à cheval à travers la campagne. De retour vers huit heures, elle se recouche pour prendre une légère collation, et lit dans son lit jusqu'à midi.

Sa nourriture est frugale : elle mange des petites portions de viande froide et des légumes. Grâce à ce régime, Diane conserve des formes parfaites, – ce que nous appelons aujourd'hui la "ligne".

Le soir, elle se couche à huit heures – sauf s'il y a bal à la cour.

L'ambassadeur vénitien Lorenzo Contarini qui la rencontre alors qu'elle compte cinquante-deux ans, écrit, parlant d'Henri II :

– *"Il l'aime et elle est sa maîtresse, toute vieille qu'elle est. Il est vrai de dire que bien qu'elle n'ait jamais employé de fards, et peut-être en vertu des soins minutieux qu'elle prend, elle est loin de paraître aussi âgée qu'elle l'est en effet."*

Alors, on parle magie. Les plus hautes personnalités du royaume, comme le juriste Étienne Pasquier et le chef des protestants Théodore de Bèze, évoquent dans leur correspondance les pratiques occultes auxquelles se livrerait la favorite. Brantôme s'en fait l'écho :

– *"On dit bien que tous les matins, elle usait de quelque bouillon composé d'or potable, et autres drogues que je ne sais pas comme les bons médecins et subtils apothicaires..."*

La duchesse d'Étampes, quant à elle, ne désarme pas, et continue à traiter publiquement Diane de "vieille ridée" et de "vieille édentée".

Lui manquait-il réellement des dents ? Son sourire à lèvres fermées ne laisse rien deviner, mais la chose est fort possible. En revanche, elle montre volontiers ses seins sur les peintures qui la représentent. Cette nudité contraste d'ailleurs avec un visage de marbre nullement badin, auquel conviendrait mieux une coiffe de chanoinesse ! Des portraits plus authentiques soulignent le nez mince, les lèvres serrées, le menton bref, le regard dur, tous les traits d'une personnalité autoritaire et calculatrice.

Cette physionomie assez ingrate devait certainement s'éclairer pour séduire ses contemporains. Elle a soixante ans, lorsque Brantôme écrit après lui avoir rendu visite :

– *"Je vis cette dame six mois avant qu'elle mourut, si belle encore que je sache cœur de rocher qui ne s'en fût ému, encore qu'auparavant, elle s'était rompue une jambe sur le pavé d'Orléans, allant et se tenant à cheval aussi dextrement qu'elle avait toujours fait, mais le cheval tomba et glissa sous elle. Et pour tels maux et douleurs qu'elle endura, il eût semblé que sa belle face en fût changée, mais rien moins que cela, car sa beauté, sa grâce, sa majesté, sa belle apparence, étaient toutes pareilles. Et surtout, elle avait une très grande blancheur, et sans se farder aucunement. Je crois que si cette dame eut encore vécu cent ans, elle n'eût jamais vieilli..."*

Elle survécut sept ans à la mort d'Henri II, reléguée dans son château d'Anet, déchue de tous ses privilèges, et mourut – toujours en beauté comme l'affirme Brantôme, en 1566.

DES ÉPONGES PARFUMÉES ENTRE LES CUISSES...

Diane de Poitiers est au XVIe siècle une des rares femmes à s'être lavée aussi assidûment.

– "*Voyez,* dit Marguerite de Navarre dans l'un de ses "Dialogues amoureux", *voyez ces belles mains, encore que je ne les aie point décrassées depuis huit jours..."*

Les bains et les étuves disparaissent, au grand regret du bon Montaigne :

– *"J'estime en général le baigner salubre, et crois que nous encourrons nos légères incommodités en notre santé pour avoir perdu cette coutume qui était généralement observée au temps passé, de se laver le corps tous les jours."*

Pourquoi cette désaffection ? On reproche aux bains publics de répandre les maladies vénériennes et d'être des lieux de débauche. On dit même que les jeunes filles courent le danger d'y devenir grosses, fécondées à leur insu par le sperme que laissent dans l'eau certains libertins... Excellente excuse pour les fautives qui n'osent avouer leur forfait...

On continue à se baigner de temps en temps dans les maisons aisées, mais le bain tend à devenir une médication, plutôt qu'un besoin ou un plaisir. Les ablutions sont généralement le fait des femmes galantes. Quant aux femmes honnêtes, elles se font gloire de ne pas se livrer à ces toilettes impudiques, et préfèrent porter des éponges parfumées entre les cuisses et sous les aisselles, *"pour ne pas sentir l'épaule de mouton..."*

–*"Les femmes ici sont plutôt sales,* écrit en 1511 un observateur italien à la princesse Isabelle d'Este ; *elles ont souvent de la gale aux mains... Mais elles ont de jolis visages..."*

Il faut aller dans l'Italie du XVIe siècle, pour retrouver un peu de cet art de la Beauté légué par l'Antiquité, et que représentent avec éclat une Isabelle d'Este ou une Lucrèce Borgia.

UN "SECRET" DE LA RENAISSANCE : CRÈME A L'EMBRYON

"Mélanger à de la crème fraîche l'embryon d'un œuf incubé pendant neuf jours. Garder ce mélange sur le visage pendant un quart d'heure. Le visage est rajeuni au bout de dix applications."

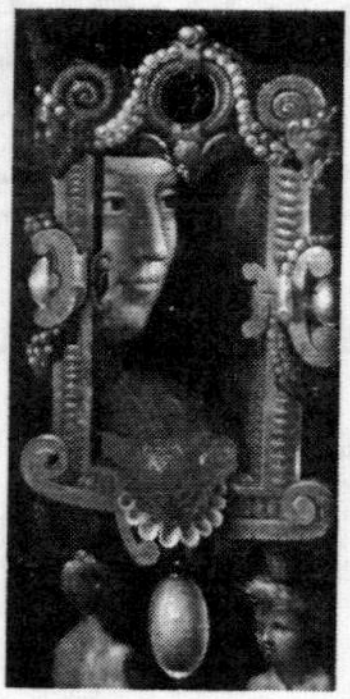

Chapitre XI

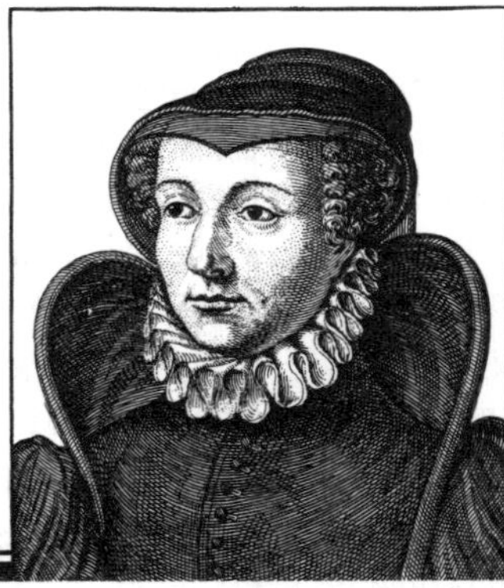

L'ITALIE, PAYS DE LA BEAUTÉ

LA PREMIÈRE DAME DU MONDE

Isabelle d'Este, marquise de Mantoue, appelée par ses contemporains "la première dame du monde", offre l'exemple d'une beauté à laquelle s'ajoutent intelligence, finesse, élégance sous toutes ses formes, goût éclairé pour le mécénat. Sa petite cour de Mantoue est un des hauts lieux de la Renaissance. Ce n'est pas elle, qui exhiberait des mains douteuses : les siennes sont pétries de pâtes adoucissantes et odorantes ; elle fait venir de Venise des petits ciseaux damasquinés pour couper ses ongles, qu'elle fait reluire en les frottant avec un bâtonnet de buis recouvert d'une peau.

Elle soigne ses cheveux d'un blond doré, qu'elle teint probablement, car elle a les yeux et les sourcils noirs ; ce contraste répond à l'idéal de beauté de l'époque.

Pour blanchir son teint, elle emploie une eau qui demande une longue préparation : on prend des pigeons dont on ôte les pattes et les ailes ; on incorpore à l'intérieur un mélange de fleurs de lis, œufs frais, miel, perles broyées, camphre et térébenthine. On cuit le tout, et on met à distiller dans un alambic de verre au bain-marie. Cette recette lui a été donnée par son amie Catherine Sforza, car lorsque ces dames ne sont pas occupées d'intrigues amoureuses ou politiques, elles échangent en grand mystère des secrets de beauté.

Isabelle utilise avec goût et modération le blanc et le rouge. Quand elle sort de son cabinet de toilette, le visage délicatement fardé, les courtisans s'extasient, comme le poète humaniste Gianguiozio Trissimo :

"Le lis et la neige ne sont pas plus immaculés,

Que la blancheur de ton visage et de ton sein,

Tous deux sont teintés d'une rougeur légère,

Comme des roses pourpres mêlées à la blancheur du lait..."

Isabelle d'Este a la passion des parfums, et en compose de subtils. Sa spécialité est une pommade odorante qu'elle envoie à ses amis dans des petits pots de buis ou de corne – d'or et de cristal si le destinataire est un haut personnage.

– *"Nous" pouvons rivaliser avec les meilleurs parfumeurs,* affirme-t-elle fièrement.

LA PIEUSE LUCRÈCE BORGIA

Isabelle d'Este a une rivale en la personne de sa belle-sœur Lucrèce Borgia. Elle ne l'aime guère. D'abord parce que les robes et les bijoux de Lucrèce rivalisent en somptuosité avec les siens. Ensuite, parce que la famille d'Este a longtemps hésité avant d'accepter cette alliance imposée par le Pape

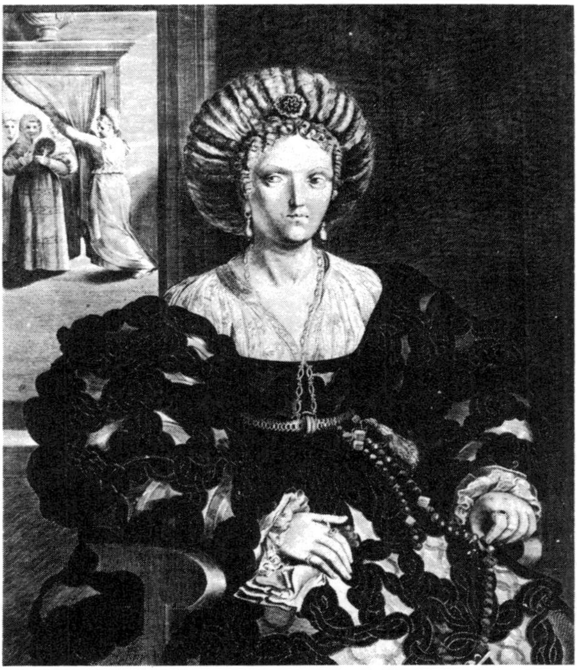

Alexandre VI. C'est que des bruits graveleux ont longtemps couru sur les relations incestueuses de la jeune femme avec son père et son frère César Borgia.

Lucrèce est jolie, fragile, avec de grands yeux clairs et un sourire rempli de gentillesse. Elle avait douze ans, lorsque son père, le cardinal Borgia, est devenu Pape. Elle en comptait vingt, lorsque Sa Sainteté lui a confié la régence des États pontificaux. Victime plus ou moins consentante des passions et des ambitions paternelles, Lucrèce se console en dépensant en produits de grand luxe les revenus de l'Évêché de Ferrare.

Lucrèce Borgia passe de longues heures à sa toilette. Sa camériste, Lucia, lui prépare des bains chauds parfumés dans une grande cuve ; Lucrèce s'y ébat en riant avec sa favorite Nicole – sans se douter que tous ses faits et gestes sont rapportés à Isabelle d'Este qui la fait espionner... La jeune femme soigne particulièrement sa chevelure "parfilée de soleil" en la lavant chaque jour dans un bassin d'argent. Elle prétend que sans ces lavages quotidiens, elle souffrirait de maux de tête. En voyage, elle fait arrêter le cortège pour baigner ses cheveux.

Les soins qu'elle accorde à sa beauté ne l'empêche pas d'être pieuse. Elle se confesse et communie souvent. Un jour, à l'église, elle entend un sermon de carême qui condamne l'usage du fard blanc. Sous l'émotion de ce prêche, Lucrèce interdit à ses dames d'honneur de se mettre de la céruse, et ne leur autorise qu'une légère teinte de rose. C'est l'indignation et la révolte parmi ces dames ; certaines refusent d'obéir. Le carême passé, tout rentre bientôt dans l'ordre.

A la mort de Lucrèce, on découvrira qu'elle portait un cilice caché sous ses riches vêtements...

LES DANGEREUSES RECETTES DE CATHERINE SFORZA

Isabelle d'Este compte donc parmi ses amies une femme originale, Catherine Sforza. Depuis la mort de son époux, elle règne sur la ville de Forli au nom de ses enfants mineurs.

Comme Isabelle d'Este, elle déteste les Borgia, et l'a hautement prouvé en refusant pour son fils Ottaviano la main de Lucrèce que lui proposait le Pape en échange de multiples avantages.

Catherine, belle et énergique, est célèbre pour la fraîcheur de sa carnation. Elle entretient des relations avec des femmes juives savantes dans l'art des cosmétiques. Pour ses mains, elle utilise de la pâte d'amandes amères mêlée de poudre d'iris. Elle connaît aussi le secret d'une eau *"qui fait pousser les cheveux beaux et longs jusqu'à terre"*, et une autre *"pour les rendre blonds comme l'or"*.

C'est une femme active, qui s'occupe de tout à la fois : de son gouvernement de Forli, de ses enfants, de ses terres, de ses élevages. A ses rares moments de loisir, elle trouve le temps de collationner et de rédiger des recettes d'hygiène et de beauté, réunies sous le titre "Experimenti". Elle y glisse en passant quelques formules de magie, et aussi des procédés de poisons lents...

C'est en défendant sa ville assiégée par César Borgia, que Catherine Sforza va donner sa mesure. Une légère cuirasse dissimulée sous sa robe, elle visite les murailles, inspecte les munitions et les vivres.

– *"Je veux,* dit-elle, *montrer aux Borgia qu'une femme est capable de tirer des coups d'artillerie !*

Elle est la seule en Europe à tenir tête aux Borgia, – pas pour longtemps : réfugiée dans un donjon et encerclée de toutes parts, Catherine doit se rendre. Pour la consoler, César Borgia lui accorde les honneurs militaires comme à un chef de guerre, avant de la faire enfermer au château Saint-Ange pour une longue captivité.

Catherine a tout le temps, pendant ses loisirs forcés, de compléter son recueil de recettes. Certaines ne manquent pas d'originalité, comme cette crème qui nécessite *"le lait d'une femme qui nourrit un enfant mâle, dans lequel on aura fait distiller une hirondelle avec ses plumes..."*

La plupart de ces formules sont énergiques, à base de sels d'argent pulvérisé et de protoxyde de plomb. En voici une, aussi meurtrière qu'un coup d'arquebuse :

– *"On prend de l'argent massif et du vif-argent, on le broie au mortier, on ajoute de la céruse et de l'alun de roche brûlée, on le délaie avec de la salive, et on fait bouillir dans l'eau de pluie. Quand l'ébullition commence, on verse le sublimé dans le mortier."*

Ce fut sans doute pour avoir usé de cette pommade, qu'une dame de l'entourage d'Isabelle d'Este eût le visage complètement pelé, et dut garder la chambre pour éviter les quolibets...

Quelques mois avant sa mort, Catherine Sforza, toujours soucieuse de sa beauté, commandait à l'une de ses fournisseuses, Anna la Juive, une pommade pour sa figure...

LE PARFUMEUR FLORENTIN DE CATHERINE DE MÉDICIS

Catherine de Médicis a rapporté d'Italie en France la fureur des parfums. On s'en inonde de la tête aux pieds, pour dissimuler les mauvaises odeurs corporelles. A l'imitation d'Isabelle d'Este, grands seigneurs et grandes dames inventent de nouveaux mélanges auxquels certains donnent leurs noms : "à la Frangipane, à la Cadenet, à la Néroli".

On parfume même les mouchoirs, qui sont des objets de luxe, brodés et ornés de dentelles : les dames les portent sur la tête ou autour du cou, ou les tiennent à la main. Quant à se moucher dedans... qui y songerait ? (1)

Catherine de Médicis a aussi ramené de sa ville de Florence son parfumeur attitré, René le Florentin, habile à composer toutes sortes de parfums, et aussi, dit-on, de poisons... On lui attribue la mort de Jeanne d'Albret, probablement à tort, mais on ne prête qu'aux riches. Cet homme inquiétant a ouvert sur le Pont-au-Change une boutique où il vend force drogues et parfums que viennent en foule lui acheter les gens élégants.

Au moment de la Saint-Barthélemy, il se révélera un personnage sanguinaire :

"C'est un homme, dit Pierre de l'Estoile, *confit en toutes sortes de cruautés, de méchancetés, qui allait en prison pour poignarder les Huguenots et ne vivait que de meurtres, de brigandages et d'empoisonnements."*

On cite de lui ce trait odieux : il attire un jour chez lui un joaillier sous prétexte de le sauver, se fait donner toutes ses pierres précieuses, puis lui coupe la gorge et le jette par la fenêtre, dans la Seine.

(1) "A quoi bon empaqueter et serrer soigneusement sur nous dans un beau linge délicat une telle ordure ?" C'est Montaigne qui nous rapporte ce propos d'un gentilhomme. En réalité, le gentil peuple continue à se moucher dans ses doigts ou dans sa manche, d'où l'expression pour désigner un homme fortuné : "Il ne se mouche pas avec la manche" ou "avec le coude".

LA GRANDE “BORDELIÈRE” DU ROYAUME

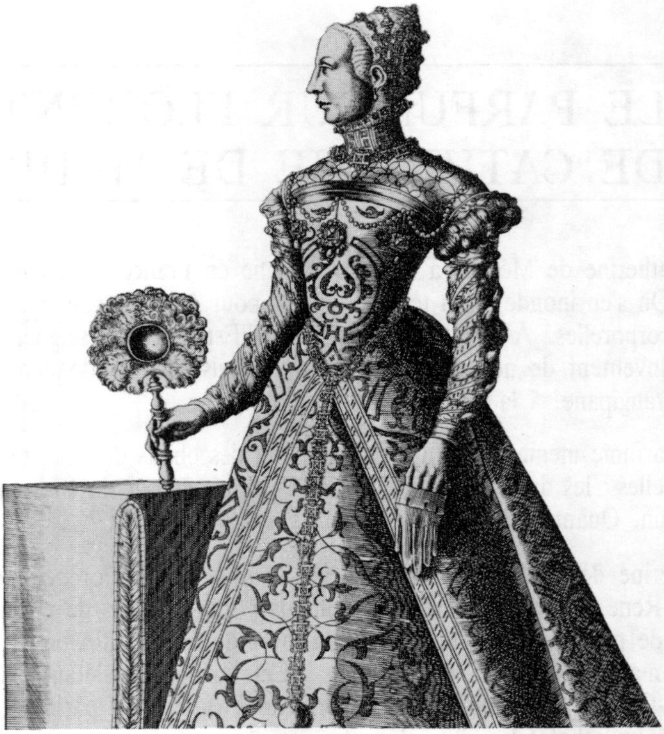

Catherine de Médicis, qui aime beaucoup monter à cheval, mais ne veut pas montrer son “hérisson”, a lancé la mode fort décente des caleçons. Pour imiter la reine, beaucoup de dames s’empressent de porter cette lingerie intime, en oubliant de la laver, ce qui fait, dit un observateur, “que ces caleçons sentent plus fort qu’un retrait”...

Les femmes de mauvaise vie, toujours friandes de modes nouvelles, s’emparent de celle-là, si bien que le caleçon aura bientôt mauvaise réputation, et que les dames honnêtes n’en porteront pas ! C’est-à-dire un bien petit nombre, à la cour de Catherine de Médicis, où la moralité n’a pas plus cours qu’une vieille monnaie mérovingienne !

La reine, en effet, nourrit en politique des idées très personnelles. Elle s’est entourée de deux cents demoiselles d’honneur, toutes plus jolies les unes que les autres, et lance cet escadron d’un nouveau genre à l’assaut des ministres et des ambassadeurs qu’elle veut circonvenir. Henri Estienne dit :

– *"C'est souvent par les filles de son cortège qu'elle attaquait et soumettait ses plus rudes ennemis. Et pour ce, l'appelait-on la plus grande bordelière du royaume."*

"L'Escadron volant" de Catherine de Médicis consacre beaucoup de temps aux soins de beauté. Les fards, les coiffures, les décolletés plongeants, relèvent des affaires de l'État... Toutes les audaces sont permises, à condition que ces demoiselles "eussent de l'habileté et du savoir pour se garder de l'enflure du ventre..." Car l'imprudente risque alors de se voir exclue de l'Escadron, ou bien de recevoir une magistrale fessée de la reine-mère qui ne dédaigne pas trousser ses filles pour leur administrer à fesses nues la correction qu'elles méritent.

Certaines négociations délicates nécessitent de plus nobles ambassades. C'est ainsi que Catherine de Médicis envoie Monsieur de La Motte Fénelon (1) auprès de la reine Élizabeth d'Angleterre, toujours célibataire à quarante ans, pour lui proposer d'épouser son fils, le futur Henri III, qui en a vingt...

– *"Je n'épouserai jamais une vieille créature qui a une jambe malade !"* s'écrie, indigné, le jeune homme informé tardivement de ce projet.

Pourtant, cette "vieille créature" est la femme la plus coquette de son royaume. Coquette au point de ne pouvoir supporter les portraits d'elle-même qui ne la flattent pas suffisamment. Aussi, a-t-elle fait promulguer une étonnante ordonnance, selon laquelle :

"Il a été reconnu qu'aucun des peintres et des graveurs n'est parvenu jusqu'alors à rendre dans leur naturel et leur exactitude les beautés et la grâce de Sa Majesté. En conséquence, il sera nommé des experts pour juger de la fidélité des copies à venir du portrait de Sa Majesté, et de n'en tolérer aucune qui conserve quelques défauts ou difformités dont, par la grâce de Dieu, Sa Majesté est exempte. En attendant, il est défendu à tout peintre et graveur de continuer à peindre notre gracieuse reine... jusqu'au moment où un excellent artiste en aura fait un portrait fidèle."

Élizabeth qui, sur son déclin, n'est pas très belle, ne néglige rien pour paraître séduisante. Elle possède trois mille robes, avec perruques assorties, sans compter les bijoux. Elle se farde violemment, l'abus de la céruse a noirci de bonne heure ses dents. Son grand front est surmonté d'une chevelure flamboyante qu'elle fait teindre au henné. D'autres fois, elle porte une perruque rouge. Sa figure est ridée, et ses yeux fatigués, mais son cœur est resté jeune, et il se met à battre déraisonnablement à l'idée d'épouser le beau prince français.

Comme celui-ci ne veut rien entendre, Catherine de Médicis, imperturbable, fait proposer à la reine son fils cadet le duc d'Alençon, âgé de seize ans... Élizabeth ne dit pas non, et met une couche supplémentaire de rouge...

Aucun de ces mariages burlesques n'aura lieu, et la pauvre mourra avec son auréole de Reine-Vierge...

---

(1) Il ne s'agit pas du célèbre archevêque de Cambrai qui naîtra au siècle suivant, mais d'un membre de cette vieille famille du Quercy.

LES TÉTONS DE LA REINE MARGOT...

Ne quittons pas cet entre-deux siècles sans saluer la célèbre reine Margot, fille de Catherine de Médicis et première épouse du roi Henri IV. Quand elle revient à Paris en 1605 après un long exil, *"elle est horriblement grosse, il n'y a pas de portes qu'elle puisse passer"*, dit Tallemant des Réaux. La cinquantaine n'a pas diminué ses appétits sexuels, *"jamais il n'y eut de personne plus encline à la galanterie"*, dit encore le mémorialiste. Sa vie est jalonnée de scandales, ses amants ne se comptent plus, le dernier en date est un jeune chanteur qu'elle oblige à porter une casquette à plumes datant du règne précédent...

Érudite et brouillonne, dévote et dévergondée, elle passe en compagnie des écrivains et des musiciens le temps qu'elle ne consacre pas à sa toilette, car elle est fort coquette. Comme elle est prématurément chauve, elle porte des postiches blonds ; elle en a toujours dans sa poche, et par crainte d'en manquer, s'entoure de valets de pied aux cheveux filasses qu'elle fait tondre à l'occasion...

C'est l'époque où elle prend comme confesseur un jeune prêtre nommé Vincent de Paul, dont on se demande ce qu'il vient faire en cette galère... – il en fréquentera d'autres plus tard, qui ne lui paraîtront pas pires... (1)

De sa mère Catherine de Médicis, la reine Margot tient le goût italien des parfums ; elle en fait composer à son usage et en inonde ses vêtements.

Elle se crépit assidûment la figure, sans oublier de farder ses gros seins qui jaillissent de son corsage. Elle en est si fière, qu'elle remercie un jour d'un envoi de cinquante pistoles un Carme qui, dans son prêche, a comparé les tétins de la reine... aux "mamelles de la Vierge" ! ! !

(1) Saint Vincent de Paul devint aumônier des galères.

LE PARFUM DE LA REINE MARGOT

Essence de marjolaine .... 2 g
Essence de sauge .... 1 g
Essence de néroli .... 3 g
Essence de jonquille .... 5 g
Essence de musc .... 1 g
Essence de jasmin .... 3 g
Essence de romarin .... 1 g

On peut utiliser des huiles essentielles pour composer ce parfum.

Chapitre XII

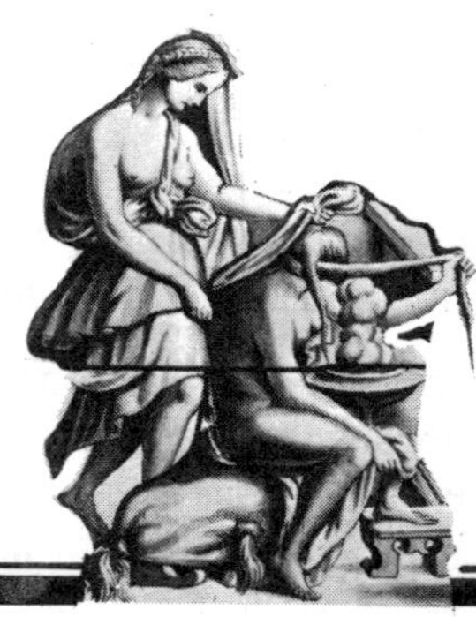

CONSEILS AUX JEUNES DAMES

HISTOIRE D'UNE PUCE SUR UN SEIN...

Vers la fin du XVIe siècle, paraît un délicieux recueil de conseils pour la beauté, intitulé "Instructions aux jeunes dames". Les auteurs en sont deux femmes, Madeleine des Roches et sa fille Catherine, si tendrement attachées l'une à l'autre, que la jeune fille n'a jamais voulu se marier (1). Leur maison de Poitiers est un véritable cénacle littéraire fort prisé des beaux esprits ; il préfigure ce que sera le salon de Madame de Rambouillet au siècle suivant.

L'éminent juriste historien Étienne Pasquier compte parmi les hôtes assidus de cette maison. Étienne Pasquier admire beaucoup la jeune fille, "l'une des plus accomplies, tant de corps que d'esprit, que je vis jamais". Elle chante ses propres poésies en s'accompagnant au luth. Un jour où il lui fait sa cour, il aperçoit sur la poitrine généreusement décolletée de Catherine... devinez quoi ? *"Une puce qui s'étoit parquée au beau milieu de son sein, une puce très hardye, parce que, jaloux de son heur, peu s'en fallut que je ne misse la main sur elle..."*

Cette puce, bien banale dans un temps où ces insectes hantent habits et literie, suscite d'extraordinaires remous littéraires. Étienne Pasquier, le premier, la célèbre :

"Puce qui te vient percher,
Dessus cette tendre chair,
Au milieu des deux mamelles,
De la plus belle des belles,
O que je te porte envie !
Ainsi, petite pucette,
Ainsi, puce pucelette,
Tu volètes à taton,
Sur l'un et l'autre têton,
Puis tout à coup te recèles,
Sous l'abri de ses aisselles...
Plût à Dieu que je pusse,
Seulement devenir puce,
Car d'une douce rapine,
Je sucerais sa poitrine,
Ou lentement, pas à pas,
Je me glisserais plus bas..."

Après Étienne Pasquier, la puce inspire les rimeurs les plus distingués du royaume, tous les beaux esprits s'escriment en français, en latin, en flamand, en italien, en espagnol. Cet événement littéraire fera l'objet d'un recueil intitulé "La Puce des grands jours de Poitiers", et conférera aux dames des Roches l'immortalité que ne leur avait pas donné leurs "Instructions aux jeunes dames".

Cet ouvrage est écrit sous la forme de savoureux dialogues entre la mère et la fille, la première donnant à la seconde des conseils judicieux d'hygiène et de beauté. Ces dames ont lu le livre du docteur Liébault et l'ont pillé sans vergogne. Elles ont lu aussi l'ouvrage d'André Le Fournier, car comme nous l'avons dit, les recettes de beauté se répètent d'un ouvrage à l'autre. L'intérêt de ces dialogues est de nous introduire dans le cabinet de toilette d'une jeune demoiselle, et de découvrir comment la morale y est entendue par une mère soucieuse du bonheur de sa fille.

(1) Elles mourront le même jour, lors d'une épidémie de peste.

LAVER MÊME CE QUI NE SE VOIT PAS...

« **La mère :** *Ne me semble pas bonne, l'opinion de ceux qui disent qu'une femme qui est naturellement belle n'a que faire de se nettoyer et de se laver. Mais suis d'avis que les belles dames utilisent quelquefois quelques eaux pour se nettoyer le visage, et en ai quelques recettes excellentes. Encore ne faut-il pas faire comme quelques-unes que je connais, qui n'ont point soin de se tenir propres, sinon en ce qui paraît à découvert, se tenant ordes et sales de ce qui est en dessous le linge. Je veux qu'une belle demoiselle se lave toute, d'eau où on aura fait bouillir de bonnes senteurs.*

La fille : *Mais importe-t-il de se soucier tant de ce qu'on ne veut pas qui se voit ?*

La mère : *Ce qui fait le mieux fleurir la beauté d'une jeune dame est la propreté et se tenir nettement, quand ce ne serait que pour la satisfaction de soi-même ou d'un mari – outre que faute de ce soin, il s'en trouve quelques-unes qui viennent à sentir mauvais, qui est chose bien laide chez une belle dame.*

La fille : *Ne trouvez-vous pas bon d'user de sublimé, de rouge et de blanc d'Espagne, et de toutes ces sortes de fards dont j'ai quelquefois ouy parler ?*

La mère : *Je vous prie, ma fille, gardez-vous en comme de la peste, car si vous vous y accoutumez une fois, vous serez toute ébahie de vous retrouver vieille et toute ridée à trente ans ; et des moindres incommodités que vous en recevrez, sera que vous aurez continuellement l'haleine puante et les dents (qui sont les principaux ornements de la beauté) vous deviendront bientôt noires, corrompues et gâtées, qu'ayant souvent mal, vous serez contrainte de les faire arracher l'une après l'autre, et perdant celles de côté, vos joues deviendront toutes plates, et la perte de celles de devant vous fera la petite bouche et la tenir close de mauvaise grâce, sans oser rire, sinon en mettant la main au-devant. Et il advint assez souvent que par de telles drogues, on perd la vue, ou elle s'affaiblit beaucoup, et la santé de tout le corps en empire.*

La fille : *Pour moi, je n'ai jamais eu envie d'essayer de tels produits, et me contente d'une Eau que j'ai ouye dire fort bonne. (C'est la lotion inventée par Catherine Sforza à base de pigeons frais et de perles broyées.)"*

FAIRE VOIR CE QUE L'ON A DE BIEN...

Cette excellente mère ne se contente pas de recommandations d'hygiène et de cosmétologie ; elle donne à sa fille certains conseils où la pudeur et la moralité n'ont que peu de part. Car il ne suffit pas d'être belle : encore faut-il ruser pour montrer ce que l'on a de bien. Une jeune dame a-t-elle une belle gorge ?

– "Une fois la laissera voir à qui entrera chez elle à l'improviste un matin... Qui a belle jambe la peut faire voir souvent, en montant à cheval ou en descendant de carrosse. On peut encore aller se baigner en tel lieu que par quelque pertuis, elle soit vue toute nue, sans toutefois faire semblant de le savoir..."

Ici, la fille interrompt la mère :

– "Vous me faites souvenir de quelques jeunes hommes qui, il n'y a pas très longtemps, pour de l'argent qu'ils donnèrent à une maîtresse d'étuves, s'offrirent le passe-temps de contempler tout à leur aise les beautés de deux demoiselles toutes nues par un trou dextrement percé dans le mur..."

Il ne suffit pas non plus de se faire habilement admirer : tout l'art doit être dans l'hypocrisie.

La mère : *Et doit garder de faire connaître qu'elle ait recherché les moyens que je viens de dire, pour faire voir ses beautés. Mais encore faut-il qu'en rougissant – si elle peut – elle témoigne n'être pas contente que telle chose lui soit advenue. Il faut que toutes ses paroles et actions soient pleines de modestie et d'honnêteté..."*

Quant à la fidélité conjugale, la maman est formelle :

"Ma fille, vous feriez tort à votre mari si vous lui faisiez des cornes de manière qu'il s'en aperçût. Mais s'il ne sait rien, il n'y a point de mal..."

La mère : *Et vos mains, ma fille, quel soin en prenez-vous ? Une belle main est de grande importance à une jeune dame. Prenez de la moutarde trempée trois fois dans du vinaigre et ensuite séchée, puis du miel et des amandes amères réduites en poudre, mettez tout ensemble et formez un électuaire (crème) et mettez-le sur vos mains le soir en allant vous coucher, avec des gants de chevrotin, et le matin, lavez vos mains à l'eau de pluie avec un peu d'huile de benjoin, et vous verrez chose qui vous contentera."*

Certaines moutardes douces actuelles qui contiennent du miel, du sucre et de la farine de blé, peuvent remplacer l'ancienne préparation en en mélangeant une petite quantité avec une crème à la pâte d'amandes et rajeunir les mains.

Chapitre XIII

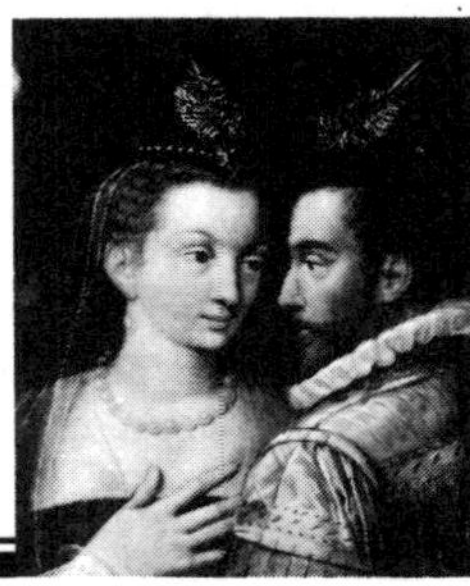

HENRI III ET SES MIGNONS

DES FAUSSES DENTS QUI NE TIENNENT PAS...

En dépit des excellents conseils des dames des Roches, l'hygiène ne s'améliore pas en France, et son absence engendre dartres de la peau, teigne et gale. On dissimule ces désagréments sous d'épaisses couches de fard, appliquées au pinceau sur le visage et le cou. On porte dans sa poche des petites boîtes de vermillon pour se l'appliquer sur les joues quand celui du matin est effacé.

– *"Elles passent leur temps à se couvrir d'emplâtres, à s'enfariner, à s'encrasser,* raille un satiriste. *Elles s'enlèvent la peau à force de se l'enduire de soude, elles cherchent en vain à effacer leurs rides. Elles se mettent sur la figure tant de fards en plâtre qu'elles semblent de vrais masques."*

Ces fards étant évidemment nocifs, on s'emploie à remédier la nuit aux méfaits de la journée, en portant des masques enduits de compositions adoucissantes.

On n'oublie pas les dents... et pour celles et ceux qui n'en ont plus, on s'exerce à fabriquer des dentiers. Certains Mignons de Henri III, dont la denture a été altérée par les fards, portent des râteliers... mais sont obligés de les ôter pour manger...

La célèbre femme de lettres Mademoiselle de Gournay s'est fait confectionner un appareil en dents de loup marin, qu'elle enlève à table, et remet pour parler, car elle est fort bavarde :

– *"Quand les autres parloient, elle ôtoit son râtelier, et se dépêchoit de manger en doublant les morceaux, après quoi elle remettoit son râtelier pour discourir..."*

Les praticiens essayent aussi de consolider les dents branlantes à l'aide de fils d'or, comme au temps des Romains.

C'est qu'il ne peut y avoir de beauté sans un joli sourire, ni de joli sourire sans jolies dents... Or, les dents continuent à se gâter, se déchausser et tomber, souvent de fort bonne heure, sans parler des maux épouvantables engendrés par des caries qu'on ne sait pas soigner – sinon en y introduisant une gousse d'ail chaude.

Au XVIe siècle, nous savons par Érasme qu'on se rince toujours la bouche avec de l'urine, laquelle donne lieu à un véritable commerce : on exporte à grands frais de l'urine d'Espagnols, réputée plus efficace pour le blanchiment des dents que celle des Italiens...

Toutefois, on commence à lui préférer un mélange d'eau et de vin. Ces "eaux dentifrices" n'empêchent pas que l'on souffre cruellement des dents. Les remèdes les plus singuliers sont utilisés. Un jour, on croit s'apercevoir que la pose sur chaque tempe d'un petit emplâtre dissimulé sous une rondelle de taffetas noir, adoucit les rages de dents. Cette trouvaille de charlatan en engendre bientôt une autre, non moins géniale : les femmes s'avisent en effet que ces rondelles relèvent la blancheur du teint et donnent du piquant à la physionomie. Les mouches sont nées... Elles vont faire fureur au siècle suivant, et inspireront La Fontaine :

"La mouche dit fièrement à la fourmi :
Je rehausse d'un teint la blancheur naturelle,
Et la dernière main que met à sa beauté,
Une femme allant en conquête,
C'est un ajustement de mouches empruntées..."

LA COQUETTERIE DU PUBIS

Les soins de beauté ne se limitent au seul visage. Ils intéressent tout le corps, et d'abord les seins. A cette époque en effet, les femmes se décollettent quasi jusqu'au nombril, laissant apparaître des poitrines plus ou moins tentatrices, – toujours trop au gré des malheureux prédicateurs qui, d'un siècle à l'autre, ne cessent de s'effaroucher.

– *"Mes frères,* s'éplore un prêcheur, *quand vous voyez ces tétons rebondis qui se montrent avec tant d'impudence, mes très chers frères, bandez les yeux !"*

On se farde donc les seins, qu'on enduit d'une bonne couche de céruse, et dont on rougit les pointes avec une touche de carmin.

La coquetterie descend ensuite plus bas, jusqu'à la "porte de nature".

"Certaines dames, dit Brantôme, *y ont le poil nullement frisé, mais si long et si pendant que vous diriez que ce sont des moustaches de Sarrazins..."*

Quelques-unes en font une coquetterie, *"en les entortillant avec des rubans de soye cramoisie ou autre couleur".* D'autres s'y mettent des bigoudis, *"et se les frisonnent comme des frisons de perruques".*

Un peu de blanc et de rouge sont bien vus pour raviver les couleurs, *"tant il est vrai,* dit Brantôme, *que cette partie pâle et transie n'est point plaisante à voir".*

Et de citer en exemple *"une belle dame qui a cette bouche-là colorée et vermeille comme corail, le poil d'alentour gentiment frisonné et noir comme ébène, la peau blanche comme albâtre..."*

Les femmes honnêtes, elles, préfèrent l'épilation une fois par mois, *"se plaisant à le porter ras comme la barbe d'un prêtre".*

Gardien des ménages, le bon docteur Liébault, déjà cité, indique un usage inattendu des graisses d'oie, huile de lys ou de lézard, utilisées comme antirides en cosmétologie depuis l'Antiquité : c'est avec ces ingrédients que le mari, *"après s'estre lavé les pieds",* doit oindre son membre viril pour le stimuler, cependant que sa femme se fait frotter l'échine par une servante avec de l'huile de renard, le couple étant étendu sur un lit de plumes parfumé de musc, de civette et de rose...

LA TOILETTE D'HENRI III

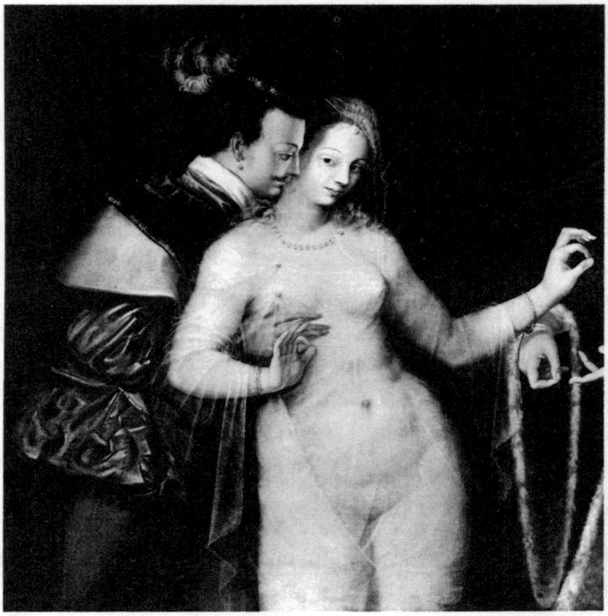

Ce ne sont pas seulement les femmes, qui mettent du blanc et du rouge : beaucoup d'hommes se fardent aussi, à l'exemple du roi Henri III et de ses Mignons, qui pour remédier aux méfaits de la céruse, entretiennent beaucoup leur peau.

Henri III prend le plus grand soin de la sienne. Chaque soir, le barbier royal lui couvre le visage d'une “crème à la rose”, ou bien d'un composé de fleurs de farine de froment mélangées à des blancs d'œufs. Le roi tient cette recette des Vénitiennes célèbres pour la beauté de leur teint, qui préconisent aussi l'application de fines tranches de veau cru détrempées dans du lait. Par-dessus, le barbier pose un masque de toile que le roi garde toute la nuit. Ses belles mains sont enduites de pâte d'amandes et gantées jusqu'au lendemain.

Au matin, le premier gentilhomme de chambre présente au roi une serviette mouillée avec laquelle il s'essuie sommairement le visage et les mains. Puis, adossé à ses oreillers, il prend une légère collation.

On lui présente ensuite sa robe de chambre et on lui fait enfiler des mules ornées de perles, avant de le conduire à sa coiffeuse.

Là, des serviteurs versés dans l'art de la cosmétologie s'activent à sa toilette. On lui baigne la figure d'une eau destinée à éclaircir le teint, et on lui frotte les dents avec une poudre blanche. Le coiffeur lui savonne la barbe et retrousse artistiquement sa moustache au petit fer, après l'avoir, s'il en est besoin, noircit légèrement au pinceau.

Le rituel des fards n'est pas moins important : le blanc et le rouge interviennent pour donner de l'éclat au visage androgyne. La coiffure, enfin, nécessite toute l'attention de l'homme de l'art : il s'agit de dérouler les cordelettes qui entortillent pendant la nuit les boucles royales, de friser les cheveux, et de les poudrer d'une poudre violette que le roi juge du plus heureux effet – l'usage de poudrer les cheveux date de son règne. Pendant ce temps, Henri surveille les opérations dans un grand miroir qu'un gentilhomme tient devant lui.

Le moment est venu d'habiller Sa Majesté. On l'aide à passer des chausses de toile fine, puis des chausses de velours auxquelles sont attachés les bas de soie. Il introduit péniblement ses pieds dans des souliers si ajustés, qu'il lui faut taper du talon pour y enfoncer ses orteils... Vient ensuite la chemise au grand col empesé, et le pourpoint collant largement décolleté pour laisser la poitrine nue.

Le roi cherche ensuite dans un petit coffret les bijoux qui compléteront sa toilette. Il fixe des pendants à ses oreilles, charge ses doigts de bagues, et pose sur sa tête un petit chapeau de velours décoré d'une aigrette de diamants. Un gentilhomme de chambre glisse dans sa poche un miroir qui se replie comme un livre, et un mouchoir parfumé. Il ne reste plus à Henri qu'à enfiler, non sans peine, des gants étroits, et à prendre son éventail. Un dernier coup d'œil au miroir, le roi de France est prêt pour aller retrouver ses favoris.

Les historiens ont beaucoup glosé sur les tendances homosexuelles du roi, et sur ses célèbres Mignons : Maugiron, Saint-Mégrin, Saint-Luc, Grammont, et ce joli Quelus dont la mort le désespérera, au point de couper les doux cheveux blonds de l'éphèbe pour les conserver. Les Mignons, comme leur maître, portent *"des cheveux longuets et frisés remontant par-dessus leur petit bonnet de velours comme font les putains, et des fraises empesées d'un demi-pied, de sorte qu'à voir leur tête par-dessus, on croirait le chef de saint Jean-Baptiste dans un plat !"*

Ces jeunes précieux ne sont pas nécessairement des efféminés ; ils se montrent ardents bretteurs, toujours prêts à ferrailler, à relever un défi ou à venger un affront. Ils témoignent d'une bravoure à toute épreuve, et aussi d'un farouche attachement à leur maître qu'ils mettent leur gloire à servir et à imiter en toutes choses, jusque dans ses outrances.

Outrances qui font fulminer l'austère Agrippa d'Aubigné, témoin impuissant de cet étrange règne :

> *"Son visage de rouge et de blanc empâté,*
> *Son chef tout empoudré,*
> *Nous firent voir l'idée,*
> *A la place d'un roi, d'une guenon fardée..."*

Et pourtant, s'il faut en croire Philippe Erlanger, Henri III fut un monarque qui ne démérita pas de sa fonction : *"Pas une minute,* écrit-il, *en lissant sa moustache ou en fixant ses pendants d'oreilles, il ne cessa d'être roi..."*

LES VERTUS DE LA ROSE

Les propriétés astringentes de la rose étaient bien connues sous la Renaissance, où cette fleur entrait dans de nombreuses préparations, comme la "crème à la rose" qu'utilisait Henri III.

Pour tonifier et purifier le teint : poser des pétales de roses sur un tamis exposé à la vapeur d'un récipient rempli d'eau bouillante, et exposer son visage à cette vapeur.

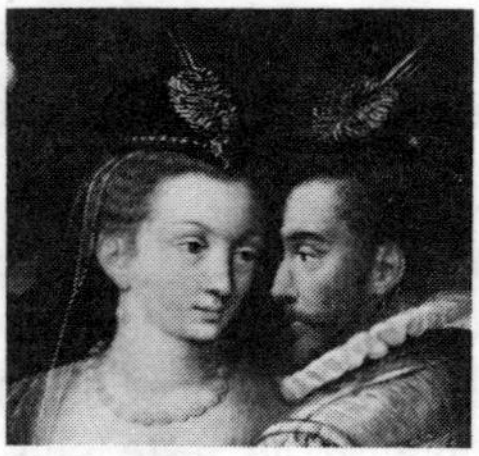

Chapitre XIV

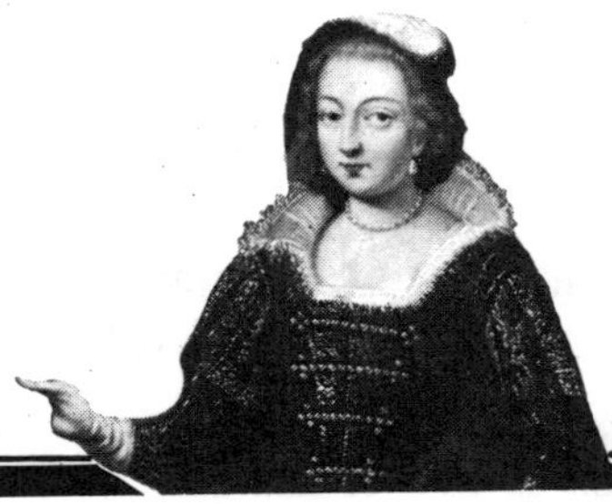

DES RECETTES DE BEAUTÉ TRÈS PARTICULIÈRES

HENRI IV NE SENTAIT PAS BON...

Le roi suivant va mettre un peu d'ordre dans ce désordre, et redonner à la royauté un caractère de virilité qu'elle a perdu.

Henri IV n'est pas homme à minauder devant une glace ; il ignore les masques de beauté et autres mignardises. Il ignore malheureusement aussi les soins d'hygiène les plus élémentaires...

Ce roi brave et spirituel, ce fin politique, cet homme bon et tolérant, sent affreusement l'ail et les pieds mal lavés. "Il pue comme une charogne", affirme sa maîtresse Madame de Verneuil. Les mauvaises odeurs, les siennes et celles des autres, ne l'incommodent point. Au contraire. Il aime chez ses maîtresses un certain fumet, et écrit à l'une d'elle : "Ne vous lavez pas, mon menon, j'arrive..."

Lors de sa nuit de noces avec Marie de Médicis, "il sent si fort le bouc" que la pauvre jeune femme croit se trouver mal...

Marie de Médicis est alors une assez belle fille, "grasse et en bon point, elle a l'œil fort beau et le teint aussi, au reste sans fards, ni poudre, ni autre vilainie..." La jeune reine, en effet, ne se maquille pas. Son secret : elle applique sur son visage des tranches de porc fraîchement écorché. Grâce à ce vieux procédé, sa peau conserve fraîcheur et souplesse. Sa dame d'atour, Eleonora Galigaï se contente de lui graisser les cheveux "d'huile de fleur d'oranger d'Espagne pour y arrêter la poudre".

En revanche, Marie de Médicis se parfume à l'italienne, c'est-à-dire abondamment. Elle a de pleins coffrets remplis de sachets et d'essences qu'inventent pour elle des parfumeurs à gages logés dans l'hôtel de la Galigaï, rue de Tournon. La reine y vient parfois pour assister aux distillations et manier avec curiosité les alambics et les cornues.

Sous le règne d'Henri IV, les soins corporels continuent à être négligés, encore que Sully se baigne de temps en temps chez lui. Quand il arrive au roi de faire trempette, c'est en rivière. Il s'y plonge tout nu en gardant son chapeau, qu'il s'amuse à remplir d'eau pour arroser son fils, le futur Louis XIII. La baignade devient jeu, et le soir, le petit prince ravi raconte à son médecin Héroard les péripéties de cette belle journée, précisant *"qu'il n'avoit point voulu pisser dans l'eau, mais que le roi son père y avoit pissé..."*

Comme dira plus tard Vauvenargue : "Les grands hommes le sont jusque dans les petites choses..."

Ces détails intimes n'empêchent pas Henri IV d'être un grand roi. Avec patience et habileté, il rallie son royaume meurtri par les guerres de religions, restaure l'autorité royale, réorganise la France encore malade et enténébrée des sombres pratiques des règnes précédents. Sorciers et sorcières foisonnent : des tentatives d'assassinat par envoûtement sont perpétrées contre le roi. Les incubes et les succubes se multiplient ; dans les couvents, les religieuses se roulent par terre, des prêtres avouent leurs accointances avec Satan, il semble qu'un vent démoniaque continue de souffler sur le siècle.

Mais rien de ce qui se passe en France n'égale en horreur le procès qui se déroule cette année 1608 en Hongrie, pays des vampires et des magiciennes : le procès de la comtesse Elzebeth Bathory, qui pour conserver sa beauté, faisait égorger des jeunes filles...

DES BAINS DE SANG POUR RESTER BELLE

La comtesse Elzebeth, issue d'une des plus illustres familles hongroises, n'aime qu'un seul être au monde : elle-même. Elle a fait construire un miroir muni d'accoudoirs pour pouvoir se contempler sans fatigue pendant des heures. Elle change de robes, de parures et de coiffures cinq à six fois par jour.

Le plus clair de son temps s'écoule dans son cabinet de toilette. Elle blondit ses cheveux noirs à l'eau de cendre et de camomille sauvage. Elle prend des bains d'eau de veau, et se fait ensuite masser avec un onguent de pieds de mouton. Dans un réduit attenant à sa chambre, ses femmes font mijoter des onguents verdâtres à base de belladone et de jusquiame, dont on fait des cataplasmes pour lui blanchir la peau. En Hongrie, les fards sont généralement prohibés ; aussi, est-elle pâle, d'une pâleur de vampire, avec d'immenses yeux noirs qui absorbent la lumière sans la rendre.

Tous ses soins n'empêchent pas les premières rides d'apparaître.

Elzebeth, qui a maintenant quarante ans, comprend avec horreur qu'elle s'achemine inexorablement vers la vieillesse. C'est alors que la sorcière Dévulia, qui habite la forêt voisine, lui révèle les vertus régénératrices du sang humain, mais pas n'importe quel sang : seul est efficace celui des jeunes filles vierges, belles et saines.

Commence alors l'abomination : des jeunes servantes sont entraînées dans les caves du château, torturées et égorgées ; on recueille leur sang dans un grand pot de terre mis à tiédir près du feu. Ce sang porteur de sève, deux servantes, âmes damnées de la comtesse, le lui versent sur les épaules et le laissent cailler sur son corps pour le régénérer. Plus de six cents jeunes filles disparaissent les unes après les autres.

Elzebeth a beau interroger avidement son miroir, elle se voit vieillir, et un jour, sa colère éclate contre la sorcière :

– *"Tu m'as menti ! Non seulement les bains de sang de ces filles ne me rendent pas ma beauté, mais ils n'ont pas ralenti la décrépitude !"*

La sorcière, alors, qui craint pour sa vie, lui dit que la faute en est à la basse extraction de ces créatures. Pour la noble dame, il faut du sang noble... Et c'est alors la chasse aux filles de bonne maison, qu'on attire au château sous prétexte de servir de demoiselles de compagnie à la comtesse. Vingt-cinq disparaissent à leur tour.

Ces scènes se passent dans le château de Csejthe isolé sur un éperon rocheux, ou bien dans les caves des palais que possède la comtesse à Vienne et à Presbourg. Enfin, une jeune fille qui a réussi à s'échapper dénonce cette folle sanguinaire au Grand Palatin. Le roi Mathias de Hongrie fait aussitôt saisir le Parlement de cette affaire. La comtesse, trop noble pour être décapitée, sera condamnée à être emmurée à perpétuité dans une chambre de son lugubre château de Csejthe.

LA "PÂTE CARDINAL" DE MAZARIN

Revenons en France, où règnent maintenant Louis XIII et Anne d'Autriche.

Le fils de Henri IV, tout en n'abusant pas des soins de propreté, n'a pas l'aversion de l'eau. Quand il était enfant, son médecin Héroard l'a habitué à prendre des bains qu'il agrémentait en y faisant flotter des petits bateaux ou des pétales de roses. Louis XIII, se souvenant peut-être de ces bons moments, a fait construire au Louvre un cabinet de bain tout d'azur et d'or.

Son épouse Anne d'Autriche, fière de son beau corps, lui accorde des soins attentifs, ainsi qu'à ses cheveux, qu'elle se plaît à coiffer elle-même.

– "*Elle était adroite,* dit Madame de Motteville, *et ses belles mains, en cet emploi, faisaient admirer toute leur perfection.*"

Les mains de la reine sont en effet réputées pour leur beauté : Anne d'Autriche les soigne avec une pâte dont l'histoire vaut la peine d'être contée.

Le cardinal Mazarin avait de gros doigts boudinés qui affligeaient fort cet homme soucieux de sa personne et désireux par-dessus tout de plaire à la reine. Un moine de l'abbaye de citeaux, chimiste à ses heures, lui avait composé une pâte qui après deux mois d'emploi, avait si bien affiné les doigts du cardinal, que celui-ci, enchanté, voulut combler d'honneurs et d'argent l'habile religieux. Le moine accepta l'argent pour son couvent, mais refusa les honneurs, préférant continuer à vivre dans sa cellule avec ses cornues.

Olympe Mancini, nièce de Mazarin, ne peut alors se retenir de trahir le secret de son oncle en confiant au duc de Beaufort la copie de la recette, bientôt connue de toute la cour. Anne d'Autriche n'en veut plus d'autre, ainsi que son aumônier le Père Potier. Paul de Gondi, qui devait devenir l'âme de la Fronde, en fait une grande consommation. Toutes les dames en veulent un pot sur leurs toilettes. La Pâte Cardinal est lancée, elle fera une longue carrière.

Après la mort de Louis XIII, Anne d'Autriche cesse de mettre du rouge en signe de deuil, *"ce qui augmenta la blancheur et la netteté de son teint,* dit Madame de Motteville. *Au lieu de rien diminuer de son éclat, on l'en estima davantage, et l'approbation publique obligea les dames à suivre son exemple".*

Pendant quelque temps, les dames appelées à paraître à la cour renoncent donc aux ronds de rouge qu'on applique sur un fond de teint aussi blanc que possible. Elles ne renoncent pas pour autant à la céruse, dont on se plâtre avec un pinceau le visage, le cou et les bras. Il est de bon ton d'être pâle ; c'est une façon de porter le deuil...

Encore ne convient-il pas d'avoir trop mauvaise mine... Vers la fin de sa vie, Mazarin, quand il reçoit les ambassadeurs, se farde, pour donner aux étrangers l'image d'une France en bonne santé...

DES AMANDES DOUCES POUR LES MAINS.

Bien que la recette exacte de la Pâte Cardinal ne nous soit pas parvenue, tout laisse à penser qu'il s'agissait d'une crème d'amandes douces destinée à embellir les mains, comme on en fabriquait à l'époque. En voici une recette simple : prendre 50 grammes d'amandes qu'on décortique après les avoir laissées tremper dans de l'eau tiède pendant quelques minutes. Les mettre dans un litre d'eau froide, et les piler avec cette eau dans un mortier pour obtenir une pâte. Délayer cette pâte avec le restant d'eau, ou avec une eau de toilette parfumée. S'en servir comme d'un savon, après avoir laissé la mixure imprégner les mains.

Chapitre XV

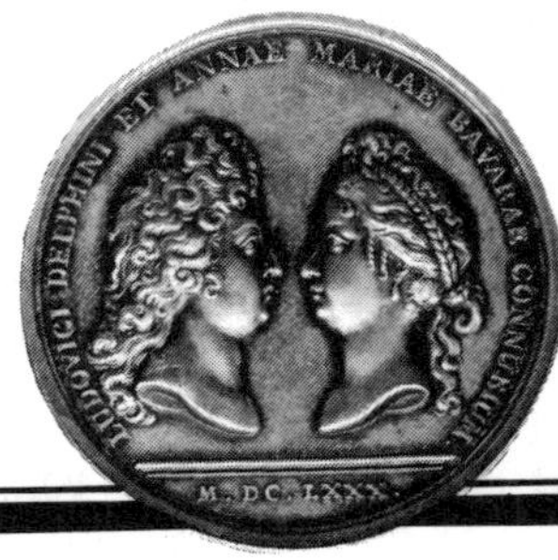

BEAUTÉ N'EST PAS PROPRETÉ

LOUIS XIV SE BAIGNE SUR PRESCRIPTION MÉDICALE

Théophraste Renaudot avait écrit au siècle précédent :

– *"Le bain, hors l'usage de la médecine ou une pressante nécessité, est non seulement superflu, mais très dommageable aux hommes ".*

Au Grand Siècle, on est bien de cet avis. Colbert a beau donner des ordres pour qu'on achève l'appartement des bains à Versailles, le roi ne se baigne qu'en rechignant et pour des raisons médicales. Le matin, il se contente de se décrasser le visage avec un coton imprégné d'esprit-de-vin. Presque tous ses sujets imitent son exemple. Se laver ? Personne n'y pense. D'autant qu'un préjugé défavorable s'attache à l'eau. Certains lui préfèrent la salive dont on se frotte la face avec un linge.

De toute manière, on ne lave que ce qui se voit, c'est-à-dire, au mieux, le cou et les mains. Pour le reste... hé, mon Dieu, quelle nécessité de se laver le reste ?

Il existe pourtant dans beaucoup de résidences princières ou royales de belles salles de bains en marbre. Ce sont des signes de richesses et de distinction, on ne les utilise qu'exceptionnellement, encore que les dames s'offrent volontiers entre elles des "équipages de bain", sortes de housses richement ornées de dentelles destinées à préserver du froid du marbre.

On compte encore quelques établissements de bains, tenus par des perruquiers-barbiers-étuvistes, qui baignent, saignent, ventousent, épilent, récurent le client. Cette corporation fabrique également et vend toutes sortes de cosmétiques : poudres, opiats, pâtes, essences, lotions, parfums ; aussi les dames de la petite et moyenne bourgeoisie s'y rendent-elles avec plaisir, comme on va aujourd'hui dans un salon de beauté. Ce sont alors les épouses des barbiers qui s'occupent d'elles. On trouve ces boutiques rue de Richelieu, rue d'Orléans, rue Saint-André, rue des Marmouzets.

Malheureusement pour les honnêtes gens qui n'ont d'autre intention que celle de se décrasser, ces établissements, comme les étuves des siècles précédents, n'ont pas toujours bonne réputation. Ce sont souvent des maisons de rendez-vous, pourvues de chambres garnies. "Aller coucher chez le baigneur" ne signifie pas seulement aller prendre un bain...

A partir de Louis XIV, la mode des perruques fait disparaître celle des teintures. Les cheveux naturels, maintenant dissimulés, n'ont plus d'autres ennemis que les poux qui prolifèrent sous ces nouvelles coiffes.

Mais si le Grand Siècle est le siècle de la vermine, c'est aussi celui où s'édifie Versailles, et où, protégés par un mécénat intelligent, Corneille, Racine, Molière, La Bruyère, La Fontaine, Poussin, Le Brun, Mansart, et beaucoup d'autres, lèguent des chefs-d'œuvre à la postérité.

Ne leur cherchons donc pas les poux dans la tête...

LA GRANDE COLÈRE DE LA BRUYÈRE

Si l'hygiène est négligée, les soins de beauté ne le sont pas, et les femmes travaillent énergiquement à s'embellir.

Au XVIIe siècle, les produits de base sont toujours la céruse et le sublimé, et pour réparer les dégâts qu'ils provoquent, on emploie la mie de pain trempée dans du lait, l'eau des fleurs, les pâtes d'amandes, et même... la fiente de bœuf !

Voulez-vous assister à la toilette de Madame la duchesse de Bourbon ? Écoutez Madame de Sévigné :

– *"Elle se frise et se poudre elle-même : elle mange en même temps ; les mêmes doigts tiennent alternativement la houppe et le pain au pot ; elle mange sa poudre et graisse ses cheveux ; le tout ensemble fait un fort bon déjeuner et une charmante coiffure..."*

Arrive un âge où les fards ne sont plus de saison :

– *"Hé quoi, dit Philinthe, vous iriez dire à la belle Émilie*

qu'à son âge, il sied mal de faire la jolie.

Et que le blanc qu'elle a scandalise chacun ?..."

Et La Rochefoucauld de renchérir après Molière :

– *"Le plus dangereux ridicule des vieilles personnes qui ont été aimables, c'est d'oublier qu'elles ne le sont plus..."*

Jeunes ou vieilles, les dames du Grand Siècle se fardent avec fureur. Un voyageur de passage en France en 1659 raconte :

– *"Les femmes se rendent les joues de couleur écarlate, d'une façon si grossière, qu'on dirait qu'elles ont plus travaillé à se déguiser qu'à s'embellir."*

Cette mascarade rend furieux La Bruyère :

– *"Si c'est aux hommes que les femmes veulent plaire, si c'est pour eux qu'elles se fardent et s'enluminent, j'ai recueilli leurs voix, et je prononce de la part de tous les hommes que le rouge les rend affreuses et dégoûtantes, les vieillit et les déguise, qu'ils haïssent autant à les voir avec de la céruse sur le visage, qu'avec de fausses dents en la bouche, qu'ils protestent sévèrement contre tout l'artifice dont elles usent pour se rendre laides... Si les femmes étaient telles naturellement qu'elles le deviennent par artifice, elles seraient inconsolables !"*

De son côté, le "Miroir des Alchimistes" s'efforce de mettre les coquettes en garde contre les dangers des fards :

– *"De vos vermillons, céruses et autres espèces vénéneuses, qu'espérez-vous ? Que mal. Les dents noires, les yeux mi-perdus. La plupart sont hideusement laides, atteintes de maladies et d'incommodités.*

Là où échouent lamentablement la philosophie et la médecine, la religion va-t-elle réussir ? Que nenni. Et pourtant, les prédicateurs ne mâchent pas leurs mots :

– *"Vous falsifiez le visage que Dieu vous a donné, vous revoûtez vos sourcils, vous encroûtez vos faces ! Pauvres aveugles, ne savez-vous pas que saint Augustin tient le fard presque au même rang que la paillardise ? voire qu'il estime l'adultère presque plus tolérable que l'usage du plâtre et de la céruse ?"*

Bien que les dames soient les cibles préférées des sermonneurs, elles ne peuvent se dispenser, lorsque ceux-ci s'appellent Bossuet ou Bourdaloue, d'assister à leurs prêches, même s'ils sont un peu longs, ce qui est le cas pour le Père Bourdaloue, lequel est loin de se douter que son nom est donné à des petits vases de nécessité en forme de saucières, que les dévotes glissent sous leurs jupes en cas de besoin pressant !

Sous le règne de Louis XIV, on utilise beaucoup les lotions ou pommades antirides à base de graisses animales. Molière, dans ses "Précieuses ridicules", fait dire à Gorgibus s'adressant à Cathos et Madelon :

– *"Ces pendardes-là, avec leurs pommades, ont, je pense, envie de me ruiner. Je ne vois partout que blanc d'œuf, lait virginal et mille autres brimborions que je ne connais point. Elles ont usé, depuis que nous sommes ici, le lard d'une dizaine de cochons pour le moins, et quatre valets vivraient tous les jours des pieds de mouton qu'elles emploient."*

Les imprécations de Molière reflètent exactement les habitudes cosmétologiques des coquettes de son temps ; et aussi de certains... coquets, comme ce curieux Abbé de Choisy.

L'ABBÉ DE CHOISY SE FAIT "BELLE"...

François-Thimoléon de Choisy, qui plus tard entrera à l'Académie française, a été accoutumé par sa mère à s'habiller en fille :

– *"J'avais les oreilles percées, des diamants, des mouches, et toutes les autres petites afféteries,* écrit-il dans ses Mémoires."

Il n'a point de barbe, car dès l'âge de cinq ans, on a pris soin de lui frotter tous les jours la figure "avec une certaine eau". L'abbé porte des mouches : *"Je trouve qu'il n'y a rien qui sied si bien."* Il se mire à tout moment pour rajuster une boucle ou un pendant d'oreille, et n'est jamais si heureux que quand il entend chuchoter autour de lui : *"Voilà une bien belle personne."*

L'Abbé de Choisy se livre à des soins minutieux de toilette pour entretenir la blancheur et la douceur de son décolleté, et préfère à tout autre cosmétique les graisses animales.

– *"Je me lavais tous les soirs le col et le haut de la gorge avec de l'eau de veau et de la pommade de pieds de mouton, ce qui faisait que ma peau était douce et blanche."*

Au Grand Siècle, les femmes, pour rester belles, doivent impérativement se soumettre une fois l'an à la "saignée de nécessité". Presque toutes acceptent bravement cette obligation ; certaines y répugnent. C'est que les accidents mortels ne sont pas rares, et que les écrins des chirurgiens-barbiers recèlent souvent des lancettes rouillées...

Les boutiques bien achalandées des parfumeurs les consolent de ces mauvais moments. Comme à toutes les époques, ils leur promettent merveille, et leur vendent, fort cher, de la poudre de Chypre qui ne vient pas de Chypre parce qu'elle est faite de mousse de chêne desséchée, et de la poudre de violette où il n'y a pas de violette, mais de la racine d'iris !

Ces falsifications sont dénoncées un jour par un certain Monsieur Barbe, qui publie un livre intitulé "Le Parfumeur François". Le sieur Barbe est un homme pieux, qui trempe sa plume dans l'eau bénite pour expliquer *"qu'il aurait pu céler ses secrets ainsi que le font messieurs les Parfumeurs, mais qu'il a pensé contribuer à la gloire de Dieu par les parfums que les personnes religieuses composeront pour leurs églises"*.

Pour élargir néanmoins sa clientèle, l'auteur s'adresse aussi "aux gens de qualité qui pourront se divertir à composer des parfums à leur usage", et également "au beau sexe qui trouvera ici de quoi contenter son inclination".

Ce manuel pratique enseigne donc à composer soi-même diverses recettes, entres autre celle d'une pommade fabriquée avec de la panne de porc qu'on met à tremper quatre jours en changeant l'eau toutes les trois heures, et qu'on fait fondre ensuite sur le feu dans un pot de terre vernissé en remuant doucement jusqu'à évaporation de l'eau. On parfume ensuite cette pommade en la jonchant de pétales de jasmin ou de roses.

Au Grand Siècle, deux lotions sont en faveur : le "*Lait Virginal*" et l'"*Eau d'Ange*". Toutes les dames en ont sur leur toilette pour embellir leur teint.

Le sieur Barbe nous apprend en passant que Montpellier, où se trouve la célèbre École de Médecine, est aussi un centre réputé d'industrie de produits de beauté. C'est là en effet que nous découvrons un ambitieux parfumeur-distillateur, le sieur Matte La Faveur, qui, après avoir exercé les fonctions de démonstrateur de chimie à la Faculté de Montpellier, décide un jour de "monter" à Paris et d'y ouvrir boutique, en plein cœur de la capitale, rue de la Vieille-Monnaye, aujourd'hui rue de Rivoli.

La fortune sourit aux audacieux. Notre parfumeur détient une recette découverte dans un vieux petit livre, qui n'est autre que le bréviaire de la Sérénissime Donna Isabelle, une ancienne reine de Hongrie.

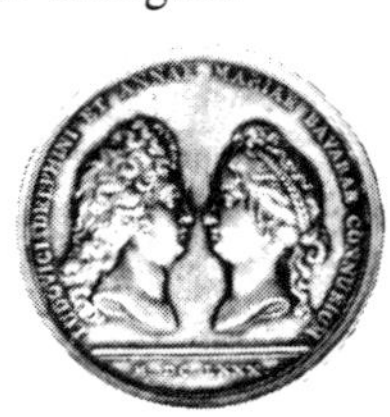

"L'EAU DE LA REINE DE HONGRIE"

Voici ce qu'écrivait dans son missel la pieuse souveraine :

– *"Moi, donna Isabelle, reine de Hongrie, étant âgée de soixante-douze ans, fort infirme, ai été guérie par la recette suivante, laquelle me fut envoyée par un ermite que je n'ai jamais vu, ni pu voir. Depuis, elle me fit tant de bien et d'effet, que je recouvris mes forces. Le roi de Pologne me voulut épouser, ce que je refusais pour l'amour de Dieu et de l'Ange duquel je crois que j'obtins ladite recette."*

Difficile de savoir si ce furent des raisons sentimentales ou... politiques, qui poussèrent ce roi de Pologne à tomber amoureux d'une reine de soixante-douze ans. Quoi qu'il en soit, cette Eau, lancée en 1652, va faire la fortune du sieur La Faveur.

Certes, il vend d'autres spécialités, car l'épicerie fait bon ménage avec la parfumerie, et, à côté des ratafias, des "syrops de Fleurs de Pieds de Chat" et des crèmes de "Moka" ou de "Noyaux", on trouve des huiles de beauté aux noms évocateurs : *"Au plaisir des Dames"*, ou *"Parfait Amour"*, ainsi que des *"Eaux des Sultanes"* ou des *"Eaux des Carmes"*. Car, quand ces lotions ne sont pas censées arriver tout droit d'Orient, elles sont fabriquées dans certains monastères par les moines qui, de tout temps, ont fait de la cosmétologie une de leurs activités.

La grande spécialité de la Maison La Faveur reste néanmoins l'"Eau de la reine de Hongrie", laquelle présente cette particularité d'être un des premiers alcoolats. Nous avons vu que les eaux de beauté provenaient jusqu'alors de la distillation des fleurs odorantes, et ne se conservaient que peu de temps. C'est dans un couvent d'Italie que naît l'idée de préparer des eaux de toilette alcoolisées. Une religieuse parfumeuse en donne la recette à un jeune distillateur du nom de Jean-Marie Farina... Les Farina viennent s'établir en France, et installent à Cologne une distillerie pour fabriquer cette eau nouvelle, à laquelle ils donnent le nom de leur ville d'adoption. L'Eau de Cologne est née et atteindra à une renommée mondiale, mais, à l'époque qui nous occupe, une seule eau connaît la faveur du public : l'"Eau de la reine de Hongrie", dont son fabricant, le sieur La Faveur, vante les vertus dans un ouvrage publié en 1671 : "Pratique de la Chymie".

– *"Je ne m'arrêterai pas à décrire icy les vertus de l'"Eau de la reine de Hongrie" ; elles sont expliquées au long dans les feuilles que j'en ai fait imprimer et que j'envoie dans toutes les parties du royaume à ceux qui, sachant avec quelle exactitude je fais cette Eau, me font l'honneur de s'adresser à moi pour en avoir."*

Sébastien La Faveur est un chimiste habile qui, dans son livre, décrit longuement les opérations nécessaires pour mener à bien "l'action intime et réciproque de tous les corps de la nature les uns sur les autres". Il donne de nombreuses recettes destinées à guérir les maladies, et aussi à embellir les femmes, tel ce "Magistère d'étain de glace" : une once d'étain de glace, trois onces d'esprit-de-nitre : *"Les dames en mettent sur un linge et le passent sur le visage pour le rajeunir..."*

Mais l'Eau de la reine de Hongrie reste la panacée qui fait fureur en cette fin du XVIIe siècle. La recette en est simple et peut encore être réalisée de nos jours à peu de frais :

– *"Prenez des fleurs de romarin autant que vous voudrez, mettez-les dans une cucubite de verre, et versez par-dessus une quantité suffisante d'esprit-de-vin pour les imbiber. Bouchez bien et laissez macérer les fleurs pendant six jours."*

Cette lotion n'est pas seulement bonne "pour la paralysie, le cathare, la goutte, les brûlures", etc... Elle embellit aussi le teint des dames.

C'est la gloire pour ces messieurs La Faveur, quand en 1675, l'Eau de la reine de Hongrie, adoptée par d'Aquin, médecin du Roy, soulage sa Majesté d'une douleur qu'Elle ressentait au bras...

C'est que Louis XIV est un roi qui a toujours "quelque chose"...

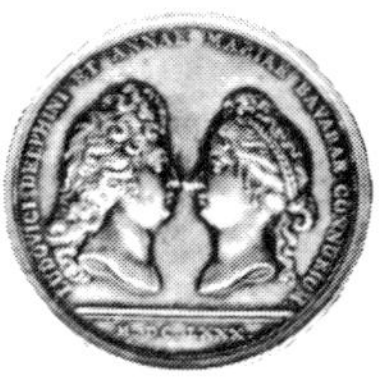

LA FORMULE DE CETTE EAU CÉLÈBRE

On peut simplifier ainsi la formule de cette eau célèbre : faire une décoction de fleurs ou sommités fleuries de romarin, 50 grammes pour un demi-litre d'eau ou de vin blanc. Laisser bouillir deux minutes et infuser 15 minutes. En lotion pour la figure, matin et soir, elle combat les rides. En compresses sous les yeux, elle atténue les poches.

Chapitre XVI

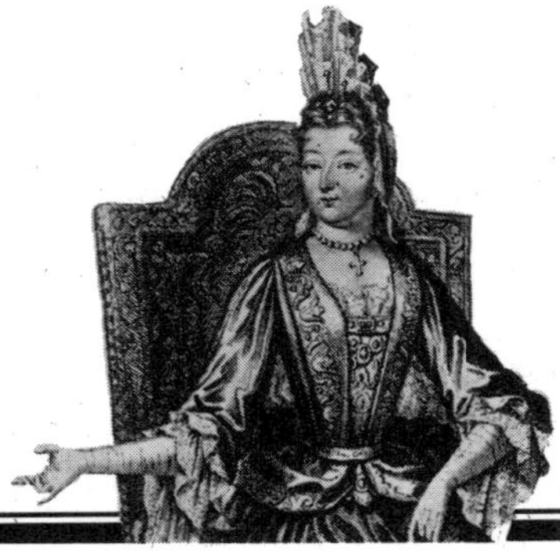

LES FAVORITES DE LOUIS XIV

LAVEMENTS ET PARFUMS POUR LOUIS XIV

Voltaire, en parlant de "la beauté majestueuse des traits de Louis XIV", oublie de signaler que cette beauté était souvent défigurée par des gales et des érésipèles, sans parler de la petite vérole qui lui avait gâté le teint. En fait, ce grand roi a perpétuellement des "incommodités" pour lesquelles ses archiatres lui préparent des remèdes souvent fort étonnants. Cinq médecins se succéderont dans la longue vie de Louis XIV, qui, saigné à blanc, purgé à mort, survécut soixante-dix-sept ans à leurs traitements !

Quand son ventre n'est pas relâché, il est le plus souvent resserré, d'où la nécessité de nombreux clystères. Les ingrédients qui servent à préparer les lavements du roi sont les mêmes que ceux utilisés dans la composition des produits cosmétologiques, car ce qui est bon pour la beauté l'est aussi pour la santé. A en lire la liste dans le "Journal de Santé du Roi Louis XIV", on se croirait dans l'officine d'un parfumeur : huile d'amandes douces, huile de jasmin, huile de jaunes d'œufs, eau de rose, miel, raclures de cornes de cerfs, perles, essence de fourmis, baume du Pérou, etc. Une pommade préparée par d'Aquin pour une douleur au bras du roi est identique aux "antirides" de l'époque : *"os de pieds de veau lavés de plusieurs eaux pour en ôter la mauvaise odeur, mêlés ensuite avec un peu de pommade de fleurs d'oranger"*.

Le roi, dans sa jeunesse, aime les parfums, et se plaît à les voir préparer devant lui par le maître gantier-parfumeur Martial, qui en invente "à l'usage de sa sacrée personne". Plus tard, ses lourdeurs de tête et ses vertiges lui feront redouter les senteurs trop fortes.

Ces ennuis de santé ne l'empêchent pas d'avoir des maîtresses, et d'élever les plus aimées, ou les plus intrigantes, au rang envié de favorite. La plus célèbre et la plus néfaste est Madame de Montespan.

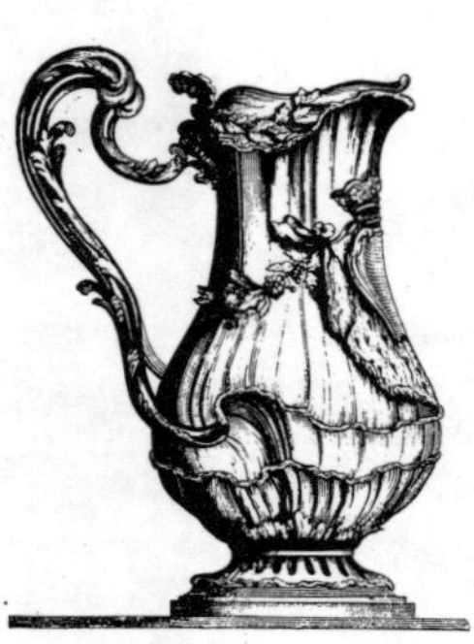

MADAME DE MONTESPAN IMPOSE LE ROUGE VIF

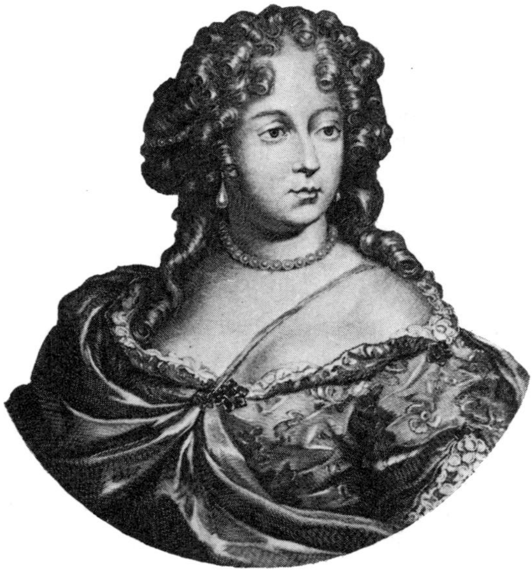

Elle entre en 1667 dans la vie du Roi. Athénaïs de Mortemart, marquise de Montespan, est alors une éblouissante jeune femme aux cheveux blonds et aux yeux bleus, dont les lèvres charnues découvrent les plus belles dents du monde. Son élégance naturelle va de pair avec une ambition effrénée. C'est une âme pleine de hauteur et de mépris.

Madame de Montespan passe toutes ses matinées à sa toilette. Étendue toute nue sur son lit, elle se fait masser avec des pommades et frictionner avec des parfums. Naturellement brune, elle se teint en blond doré pour plaire au roi qui préfère les blondes.

C'est sous son règne que le fard rouge vif s'impose définitivement. La favorite l'utilise pour rehausser son teint pâli par les veilles et aussi les inquiétudes, car ce n'est pas une petite affaire que de détourner l'attention du roi des rivales qui voudraient bien prendre sa place. Ne l'accusera-t-on pas d'avoir empoisonné la trop jolie Fontanges ?

Madame de Montespan s'est mise à fréquenter la Voisin, horrible sorcière dans le jardin de laquelle on retrouvera quelque deux mille squelettes d'enfants assassinés. La Voisin, dans son four, fait dessécher des ossements et des crapauds, qui, macérés dans de l'urine de jument ou du sang de chauve-souris, servent à la préparation des "poudres d'amour". Ces mixtures infectes sont destinées à être versées dans les potages du roi, dont les vertiges et les malaises redoublent à cette époque.

Un peu plus tard, la favorite, pressentant sa disgrâce, fait célébrer des messes noires sur son ventre nu, pour conserver "l'amitié du roi". Mais rien ne peut empêcher que, le temps passant, ses dents ne se gâtent et ses huit maternités n'épaississent son corps, malgré la mode des robes flottantes qu'elle lance pour dissimuler "une grosse vilaine taille".

– *"Son embonpoint est devenu tel,* raconte l'ambassadeur Primo Visconti, *qu'un jour, pendant qu'elle descendait de carrosse, je pus voir une de ses jambes presque aussi grosse que moi !"*

Il semble aussi qu'à la longue, elle néglige son hygiène sexuelle, ce qui indispose son amant. Le caractère d'Athénaïs s'aigrit en conséquence, jusqu'au jour où le roi, lassé de ses exigences et de ses colères, lui reproche durement son esprit de domination et son orgueil. A quoi la favorite répond que, si elle a les imperfections dont il l'accuse, du moins ne sent-elle pas mauvais comme lui... Réponse de la bergère au berger, qui mortifie beaucoup Louis XIV...

Après "l'Affaire des Poisons" et sa demi-disgrâce, Madame de Montespan vieillit très vite. La duchesse d'Orléans qui la rencontre à cette époque, écrit :

– *"Elle a la peau comme quand les enfants s'amusent à jouer avec du papier, à le plier et le replier, tant son visage est recouvert de petites rides, si rapprochées les unes des autres, que ç'en est étonnant !"*

On reconnaît dans ce tableau les ravages de la terrible céruse, qui fait payer cher aux coquettes leur imprudence, ou leur ignorance.

MADAME DE MAINTENON NE SE FARDE PAS

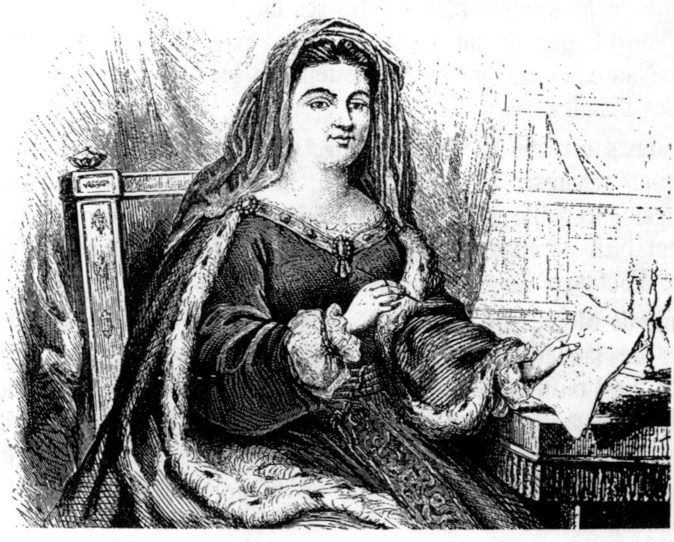

Le roi, lorsqu'il rendait visite aux enfants que lui avait donnés Madame de Montespan, n'avait pas été sans remarquer leur gouvernante, une veuve respectable, autrefois mariée au poète burlesque Scarron. Elle avait un visage frais, presque sans rides, et contrairement à Madame de Montespan, ne se fardait pas, usant seulement de lotions adoucissantes comme le Lait Virginal.

– *"A quarante-sept ans, elle était plus belle qu'on ne l'avait jamais vue, sa figure étonnait par son éclat... Elle n'avait jamais mis de rouge, et le teint d'aucune jeune personne n'effaçait la pureté du sien."*

Vêtue avec modestie de robes couleur feuille morte, Madame Scarron occupe ses moments de loisir à filer la quenouille...

Pour le roi, c'est le havre après la tempête, et l'on connaît la lente ascension de la veuve : le mariage secret, la tendresse du roi, le don de la terre de Maintenon, toutes ces marques d'estime et de confiance, dont la moindre n'est pas de faire porter sa chaise percée dans l'appartement de la dame, pour pouvoir converser plus commodément...

Seule fausse note dans ce duo : Madame de Maintenon accomplit de mauvaise grâce son devoir conjugal... *"car avec les maris,* confie-t-elle un jour, *il faut se prêter à des choses presque impossibles !"* Elle va jusqu'à en parler à son confesseur, qui avec une prudence toute ecclésiastique, l'exhorte à ne pas se refuser au roi :

– *Quelle grâce, Madame, de faire par pure vertu ce que d'autres femmes font sans mérite et par passion !*

Tapie dans son fauteuil-guérite de soie rose, les genoux serrés, les lèvres rétrécies, Madame de Maintenon commence un règne que Madame de Sévigné commente malicieusement :

– *"Tout est comme soumis à son empire... l'une lui tient le pot à pâte à genoux devant elle, l'autre lui apporte ses gants... Elle ne salue personne, et je crois que dans son cœur, elle rit bien de cette servitude..."*

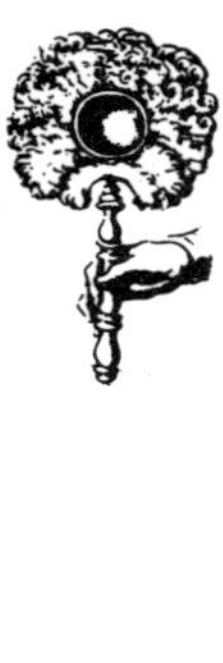

LE LAIT VIRGINAL

Il fut en très grande faveur aux XVIIe et XVIIIe siècles, bien qu'il n'ait jamais contenu de lait, mais de la teinture de benjoin qui lui donnait son aspect laiteux. Ses variantes ont été nombreuses. Voici une recette simple : on verse quelques gouttes de teinture de benjoin dans un verre d'eau. *"Si on s'en lave le visage,* dit un ancien Traité, *ce lait virginal lui donnera une couleur douce et vermeille. On le recommande aussi contre les taches du visage, les effets du hâle, les dartres, les éruptions érésipélateuses."*

Chapitre XVII

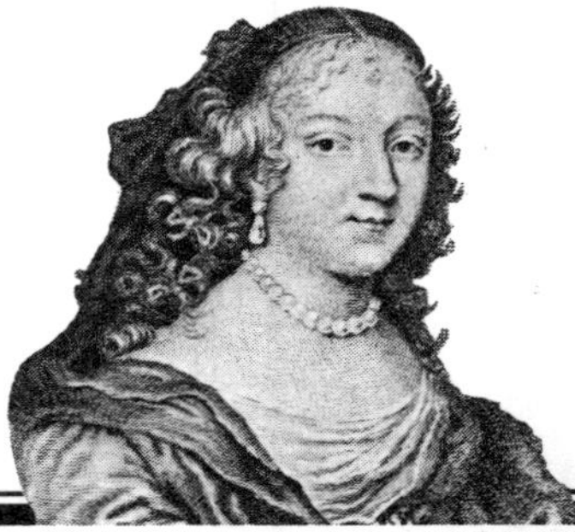

“ÊTRE UN HONNÊTE HOMME, JAMAIS UNE HONNÊTE FEMME”

MADAME DE SÉVIGNÉ : UNE RECETTE POUR LES CHEVEUX

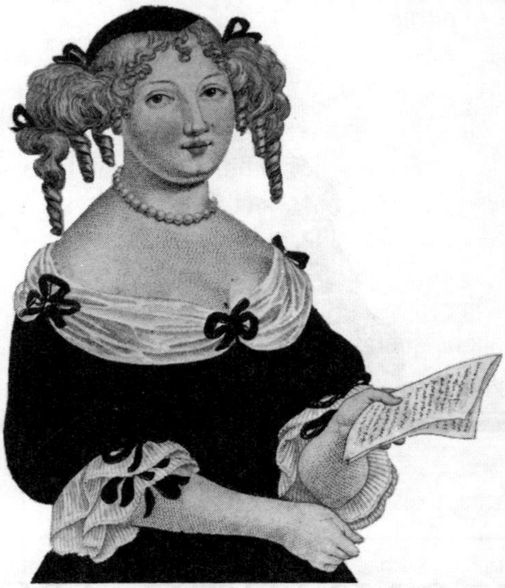

Madame de Sévigné, qui dans ses "Lettres" parle de tout et de rien, n'est guère bavarde sur les secrets de toilette de ses contemporaines. Les seules recettes qui l'intéressent relèvent de la médecine, pour laquelle elle se sent une véritable vocation. Ainsi, elle nous apprend qu'elle absorbe chaque matin pour ses vapeurs "huit gouttes d'essence d'urine". Un verre à jeun d'"Eau de Mille fleurs" est également très efficace (c'est de l'urine fraîche de vache...).

Elle conseille aussi, à sa fille Madame de Grignan, du bouillon de vipère :

– *"On coupe la tête et la queue ; on l'ouvre, on l'écorche, et toujours elle remue : une heure, deux heures, on la voit toujours remuer... Il faut prendre des vipères vivantes, et non de la poudre desséchée..."*

Les contemporains de Madame de Sévigné louent beaucoup la fraîcheur de son teint, ce qui permet de croire qu'elle n'abusait pas de la céruse. Sans doute se mettait-elle du rouge quand elle allait à la cour, car elle exprime son étonnement après un bal :

– *"La princesse d'Harcourt était pâle comme le Commandeur de la Comédie..."*

Une autre fois, elle signale que la princesse de Monaco, tombée dans la dévotion, ne se met plus de rouge.

Elle était blonde, *"avec une blancheur qui répondait admirablement à la beauté de ses cheveux"*.

Pour donner du lustre à cette chevelure, Madame de Sévigné nous donne une recette : il s'agit d'utiliser de la cendre d'abeilles dans de l'huile rosat. On capture des abeilles (de 60 à 90 grammes), on les calcine pour les réduire en cendre, et on les incorpore dans de l'huile rosat. On se lotionne deux à trois fois la semaine (1).

Ce n'est certes pas elle, qui couperait ses beaux cheveux pour adopter la nouvelle coiffure à la mode, dite "à l'Hurluberlu".

– *"Madame la duchesse de Nevers y vint coiffée à faire rire... Elle avait tous ses cheveux coupés sur la tête, et frisés naturellement par cent papillottes qui lui font souffrir mort et passion toute la nuit. Cela fait une petite tête de chou ronde... Ma fille, c'est la plus ridicule chose que l'on puisse imaginer..."*

La hardiesse de cette nouvelle coiffure est qu'il faut se couper les cheveux. Toutes les femmes ne l'osent pas. Une des premières à se payer d'audace est la demoiselle Ninon de Lenclos. On peut s'attendre à tout de cette femme galante, – quoique bien née – qui passe son temps à voler les maris des autres... Madame de Sévigné en sait quelque chose : Ninon lui a pris autrefois le sien, et l'illustre épistolière quoique devenue veuve, en souffre encore.

Sa rancune fera long feu, car Ninon lui prendra encore son fils et son petit-fils !...

Voyons de plus près qui était cette Ninon, laquelle allait faire la fortune des parfumeurs qui se réclameraient de son nom pour vendre des lotions et des pommades renfermant les prétendus secrets de cette jeune vieille dame.

---

(1) Cette recette vient de Salerne. Les cendres d'abeilles recèlent un fort pourcentage de potassium, élément revitalisant.

"LES FARDS SONT DES TROMPE-BENÊTS".

"Être un honnête homme, jamais une honnête femme", telle fut la devise de Ninon de Lenclos.

Tallement de Reaux dit qu'elle ne fut jamais belle, mais des contemporains louent l'ovale de son visage, le feu de ses yeux noirs, et surtout la fraîcheur et la blancheur de son teint. Elle danse à ravir, joue du luth et du clavecin, et brille par son esprit hors du commun. A quinze ans, elle commence une carrière amoureuse qui ne se terminera (dit-on) qu'à quatre-vingts ans...

Elle range ses fidèles en trois catégories : les martyrs (auxquels elle n'accorde rien), les caprices et les payeurs. Car bien que pourvue de rentes confortables, Ninon, pratique, accepte en toute simplicité les subsides d'adorateurs généreux...

Ce qu'elle recherche, ce sont les hommes d'esprit, "ceux qui lui donnent dans la vue", qui deviennent ses "caprices", et qu'elle renvoie au bout de trois mois...

– *"Trois mois,* dit-elle, *c'est l'infini pour moi..."*

Parmi ses amis nombreux et fidèles, il y a Scarron et Molière qui vient lire ses pièces chez elle. Du côté des femmes, on trouve deux figures bien différentes : Madame de Maintenon et Marion de Lorme. La première, devenue reine de

France de la main gauche, restera fidèle à cette amitié de jeunesse. Avec la seconde, Ninon entretient des liens de rieuse complicité, car si la demoiselle de Lenclos compte le grand Condé et Coligny parmi ses amants, Marion peut s'enorgueillir d'avoir eu Richelieu et Cinq-Mars. Marion est plus belle que Ninon, mais affligée d'un petit désagrément : elle a le nez qui rougit... Pour pallier à cet inconvénient, elle reste des heures entières les pieds dans l'eau...

En 1650, Ninon éprouve un "caprice" pour un jeune et fringant seigneur : le marquis de Sévigné, époux de Madame de Sévigné qui n'a, à l'époque, que vingt-trois ans. Ninon en a trente. La liaison n'excède pas les trois mois fatidiques, juste le temps de faire souffrir la jeune marquise qui n'oubliera pas de sitôt Ninon.

Vingt ans plus tard, le fils Sévigné, âgé de vingt ans, tombe amoureux de Ninon, qui en a cinquante-six... Madame de Sévigné est indignée. Elle n'écrit guère de lettres, à cette époque, où il ne soit question de cette "pervertisseuse de jeunes gens..."

La liaison avec le fils, comme celle autrefois avec le père, n'excède pas trois mois.

Une vingtaine d'années se passent..., et cette fois, c'est le petit-fils de la marquise de Sévigné, le jeune marquis de Grignan, qui recherche la compagnie de Ninon, laquelle aura ainsi ensorcellé trois générations de la même famille...

UN AMOUR INCESTUEUX ?

Voltaire raconte une anecdote qu'il faut accueillir avec réserve. Ninon avait eu autrefois un fils, élevé loin d'elle par le père présumé, le comte d'Estrée. Quand le jeune homme fut en âge d'entrer dans le monde, on le présenta à Ninon sans lui révéler qu'elle était sa mère. Il en tomba éperdument amoureux.

– "*Le jeune homme,* dit Voltaire, *lui fit une déclaration si vive et si pressante, que Mademoiselle de Lenclos fut obligée de lui avouer qu'elle était sa mère. Aussitôt, le jeune homme alla prendre un de ses pistolets, et se tua tout roide...*"

Dans les ruelles, on s'interroge sur les secrets de cette étonnante femme dont la jeunesse se prolonge bien au-delà de l'âge où abdiquent les autres femmes. On va jusqu'à parler de sortilèges, de mystérieuses recettes inspirées par le diable, ce qui la fait bien rire.

Ses secrets sont simples : elle se baigne régulièrement, à une époque où ses contemporains se soucient peu de propreté. Elle mange sobrement, en évitant, sur le conseil de son ami Saint-Évremond, le poivre noir, la muscade, la cannelle ou le gingembre, toutes les épices qui échauffent fâcheusement le teint. Elle boit peu, et évite les veilles prolongées.

– *"Mon teint,* dit-elle volontiers, *vient de ce que je n'aime ni le jeu, ni le vin."*

Quant aux fards qui gâtent la peau, elle les utilise avec une extrême modération.

– *Céruse et vermillon sont des trompe-benêts,* affirme-t-elle.

Ninon se place ainsi à contre-courant de la mode qui veut que les femmes se fardent outrageusement, ce qui lui vaut parfois des remarques acides. Un jour, un certain sieur Goujon lui dit insolemment :

– *"Il est plaisant de voir des femmes de la meilleure société avoir recours aux fards, alors que des personnes telles que vous s'en abstiennent. C'est le monde renversé !"*

– *"Oui,* réplique vivement Ninon, *c'est le monde renversé que des personnes telles que moi supportent un malappris tel que vous !"*

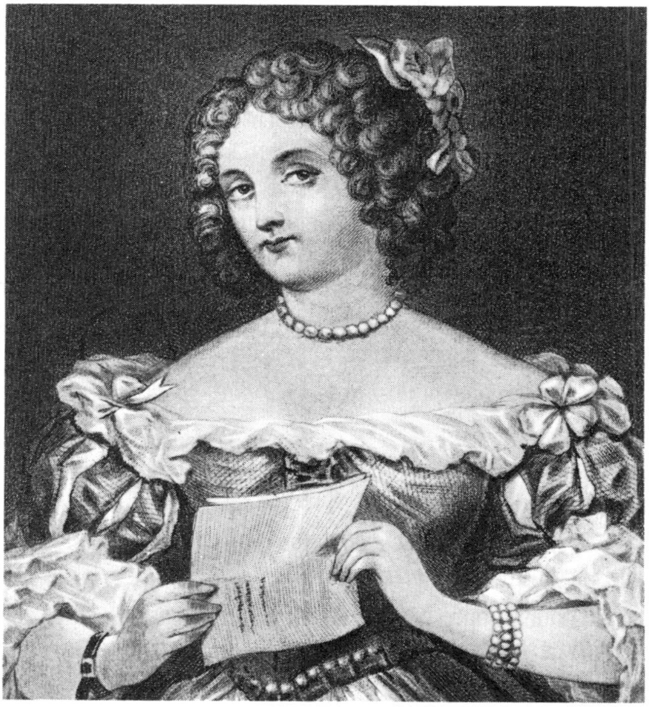

LES RIDES DE NINON

Vient un temps où les rides se décident enfin à apparaître.

– *"Les rides,* soupire Ninon, *seraient mieux placées au talon que sur le visage..."*

Elle éprouve la justesse de cette réflexion que vient d'écrire Monsieur de la Rochefoucauld : "La vieillesse est l'enfer des femmes."

Son ami Saint-Évremond la rassure :

– *"Prononcez le mot d'amour hardiment, et que celui de vieille ne sorte jamais de votre bouche."*

Et Boileau de renchérir :

– *"Sur la grâce et la beauté qu'on voyait encore en elle dans un âge si avancé..."*

Les éloges pleuvent de toutes parts sur cette sexagénaire :

– *"A soixante-sept ans, Ninon est toujours cette beauté à qui chaque année apporte une nouvelle perfection en glissant sur ses charmes d'un pas si léger, que ses traits n'offrent pas la moindre trace du temps..."*

– *"L'amour s'est réfugié jusque dans les rides de son front"*, s'exclame l'abbé de Chaulieu.

Ninon a beau porter lunettes, son charme n'en continue pas moins à agir. Si l'anecdote est authentique, elle aurait eu une dernière liaison avec le jeune abbé Nicolas de Gedoyn, âgé de trente ans. Après l'avoir laissé longtemps soupirer, Ninon lui cède enfin, et le prie de lui pardonner de l'avoir fait attendre :

– *"Hélas, mon cher Abbé, c'est l'effet d'un petit grain de vanité que j'avais encore dans la tête... J'ai voulu, pour la rareté du fait, que j'eusse quatre-vingts ans accomplis, et je ne les ai eu qu'hier au soir..."*

Quand la reine Christine de Suède vient en visite en France, elle désire rencontrer cette célèbre Ninon. Lui demanda-t-elle son âge avec son effronterie coutumière ? L'histoire ne le dit pas, et c'est bien dommage, car la reine se serait certainement attiré la réponse que lui fit une spirituelle marquise à qui elle demandait sa date de naissance :

– *"Votre Majesté me permettra de lui dire qu'en France, on a l'âge qu'on paraît avoir..."*

Ninon, si soigneuse de ses belles mains ("la Pâte Cardinal !"), remarqua certainement celles de Christine de Suède :

"Tellement crasseuses, qu'il était impossible d'y distinguer quelque beauté..." dit Madame de Motteville.

Ninon avait pour notaire Maître Arouet, qui gérait ses biens. Un jour, on lui présente le fils de Maître Arouet, un enfant de dix ans dont l'intelligence et la précoce vivacité d'esprit lui plaisent au point qu'elle décide de lui léguer une somme de mille livres tournois, pour qu'il puisse s'acheter des livres.

L'enfance est sans pitié... Voltaire, car c'était lui, dira plus tard :

– *"C'était une ridée décrépite !"*

Cinquante ans après la mort de Ninon, on parlait encore d'elle ; on publiait des lettres apocryphes, on dédiait des poèmes "à celle qui avait porté les fleurs de l'été bien au-delà de l'automne", on évoquait son souvenir jusqu'à la cour de Catherine II.

En 1775 (soixante-dix ans après sa mort), un parfumeur astucieux lance la "Pommade à la Ninon". Elle est vendue en pots d'étain "pour la tenir fraîche". Cette pommade restera en vogue jusqu'à la Révolution.

LA "POMMADE DE NINON DE LENCLOS"

Huile d'amandes douces .... 125 g.
Axonge (panne de porc) .... 90 g.
Suc de joubarbe .... 90 g.

Mélanger en quantités égales la graisse de porc pure et le suc extrait des feuilles fraîches de la joubarbe : faire cuire à feu doux avec l'huile d'amandes douces. Cet onguent destiné aux peaux sèches, est adoucissant, il combat les dartres grâce au suc de joubarbe dont les propriétés cicatrisantes sont connues.

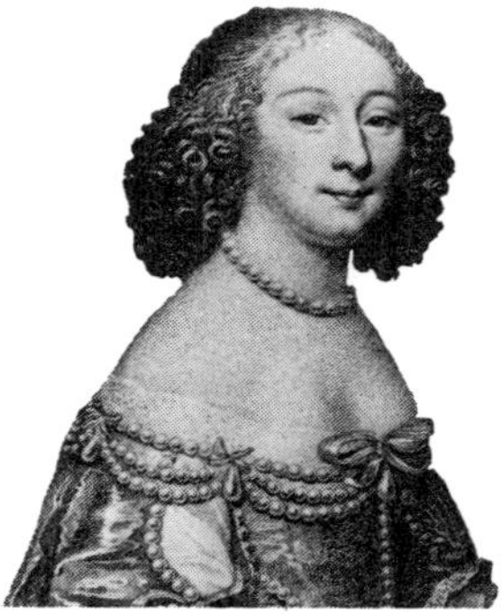

Chapitre XVIII

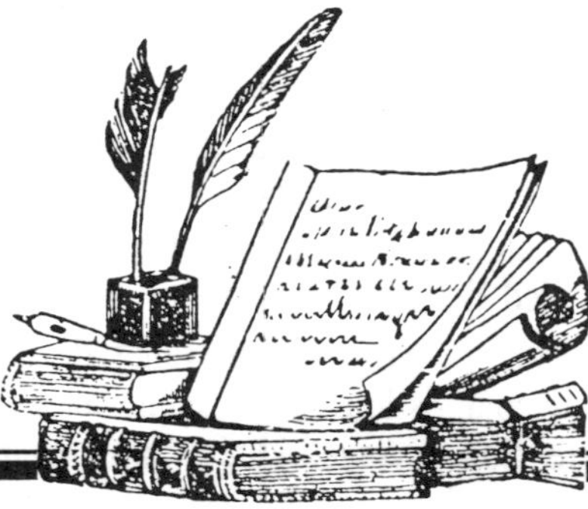

AU PAYS DES CHARLATANS

PRENEZ QUATRE ONCES DE VITRIOL...

Le XVIIe siècle voit éclore un certain nombre de "Traités de Civilité". La première règle de bienséance est de se tenir propre.

En 1640, un "Traité sur les lois de la galanterie" conseille de se laver tous les jours les mains, "et même le visage".

En 1670, un autre Traité va plus loin en recommandant de tenir nets, non seulement la tête, les yeux et les dents, mais aussi les pieds, "pour ne point incommoder les interlocuteurs". En outre, "il n'est plus permis de cracher par terre et de mettre le pied dessus..."

Dans une autre tonalité, l'ouvrage du chevalier de Digby prétend, lui, traiter toutes sortes de maux, y compris le cancer. Le chevalier de Digby se dit chancelier de la reine d'Angleterre. Son ouvrage, édité à Paris, peut s'acheter "au quatrième pilier de la grande Salle du Palais de Justice", là où déambulent sous les voûtes de la galerie marchande tout ce que la capitale compte d'oisifs et de dames masquées.

Un curieux homme, ce chevalier Digby, tout à tour amiral, théologien et alchimiste. Il a "lancé" une poudre étonnante, la "poudre de sympathie", dont le siècle s'amourache : on l'applique, non sur les plaies des blessés, mais sur leurs vêtements ensanglantés... C'est "un remède divin", affirme la marquise de Sévigné qui ne l'a probablement pas essayé.

Le chevalier croit, avec beaucoup de ses contemporains anglais, que la chair de vipère embellit le teint des femmes, soit qu'elles en mangent, soit qu'elles absorbent un breuvage où on a noyé ces serpents. Hélas pour Madame Digby : son mari, pour lui conserver sa fraîcheur, lui en a tant fait avaler que la pauvre en est morte...

Cette expérience malheureuse n'empêche pas le chevalier de consacrer tout un chapitre de son livre à la cosmétologie de son temps, chapitre intitulé "Secrets pour la conservation de la Beauté des Dames." On peut y lire entre autres cette recette meurtrière :

– *"Prenez quatre onces de vitriol, et trois onces de sel nitre, et une once d'écaille d'acier, et distillez le tout ensemble en y ajoutant une demi once de camphre, et vous lavez le visage tous les jours."*

Pour épiler :

"Prenez de la fiente de chat séchée et mise en poudre subtile, que vous mêlerez avec du vinaigre bien fort, et en oindrez les places que vous voudrez avoir rases."

Pour les dents :

"Prenez des citrons, faites-en une eau distillée, et en lavez les dents, car elle est très parfaite. Ou bien, prenez le jus, car il est bon, mais l'eau est meilleure."

Le chevalier ignorait évidemment les méfaits de l'acidité sur l'émail des dents.

Autre recette, désormais classique, et celle-là inoffensive :

"Eau très bonne pour faire paraître le visage de vingt à vingt-cinq ans : deux pieds de veau à cuire dans l'eau de rivière avec du riz et de la mie de pain blanc."

Ces dernières recettes n'apportent rien de bien nouveau : elles sont des répétitions ou des variantes de celles de l'École de Salerne, dont une nouvelle traduction paraît au XVIIe siècle sous la plume alerte du sieur Antoine-Auguste de la Martinière, lequel adjoint à son travail un "Traité sur la conservation de la Beauté des Dames et de plusieurs autres Secrets utiles et agréables." Il y explique, en prose et en vers, qu'il a voulu apprendre "l'art d'être belles à celles qui ne le sont pas, et donner les moyens à celles qui le sont de le rester toujours", ce qui part d'un bon naturel.

L'auteur n'est pas sans déplorer l'abus que les dames font des fards :

– *"Bien souvent, toute cette étude ne sert qu'à les enlaidir plus vite, et qu'à donner du dégoût à ceux qui s'aperçoivent des emprunts qu'elles font pour tromper les yeux.*

Dès que l'on s'aperçoit qu'un visage est fardé,
Fut-il cent fois plus blanc que ne l'est de l'albâtre,
Alors, il n'est plus regardé
Que comme on le ferait d'un visage de plâtre,
Et l'on sent le mépris succéder à la flamme..."

Et l'auteur de conclure :

"Que les personnes qui se fardent ne sont pas celles qui portent les coups les plus dangereux..."

FÉNELON MÉCONTENT...

C'est aussi l'avis de Fénelon, qui proteste contre les outrances féminines, et tente de ramener les dames "à plus de décence et de modération". Dans son célèbre ouvrage "L'Éducation des Filles", il déclare que la beauté *"ne peut être que nuisible"*. A moins, ajoute, pratique, l'archevêque de Cambrai, *"qu'elle ne serve à marier avantageusement une fille"*...

– *"Les filles naissent avec un violent désir de plaire ; de là vient qu'elles sont si passionnées pour les ajustements ; une coiffe, un bout de ruban, une boucle de cheveux plus haut ou plus bas, sont pour elles autant d'affaires importantes.* (...) *Les personnes qui tirent toute leur gloire de leur beauté deviennent bientôt ridicules : elles arrivent sans s'en apercevoir à un certain âge où leur beauté se flétrit, et elles sont encore charmées d'elles-mêmes, quoique le monde en soit dégoûté... Cet aveugle désir de plaire convient-il à une âme chrétienne ? »*

Hélas pour Fénelon, les dames continuent à préférer les charlatans aux sermoneurs...

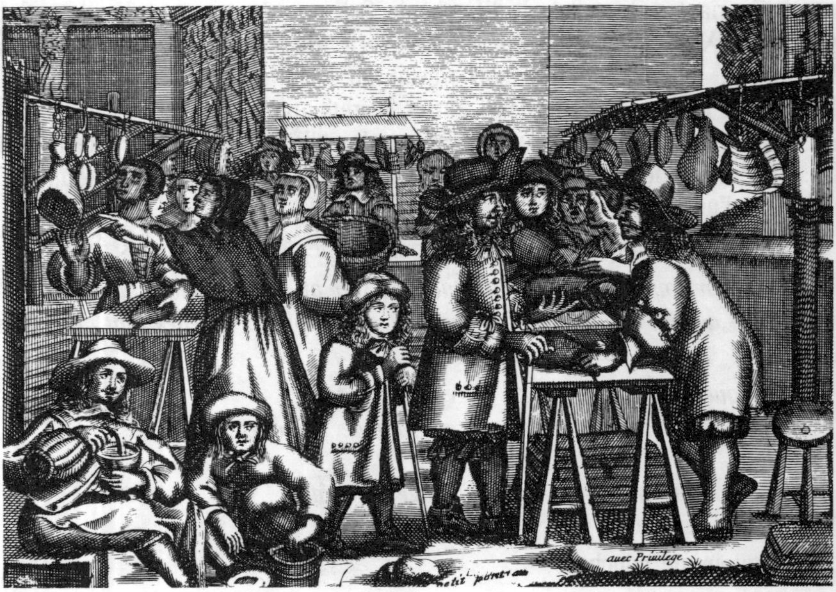

Les charlatans fascinent en effet les femmes. Sur le Pont-Neuf, théâtre de tous les faiseurs de tours et arracheurs de dents de la capitale, elles se rassemblent autour des bonimenteurs qui leur vantent des baumes miraculeux pour effacer les rides et, pour lustrer les cheveux, des pommades composées avec les graisses d'animaux particulièrement velus comme l'ours ou le lion. Le grand Tabarin, célèbre pitre et charlatan du début du siècle, auteur de "Farces et Subtilités Tabariniques", a des successeurs...

Ces bouffons ne sont pas les plus dangereux. Les faux médecins le sont davantage, et aussi les spagyristes, alchimistes, inventeurs d'élixirs, faiseuses d'ange qui offrent au besoin leurs services d'empoisonneuses. Ils détiennent tous des herbes mystérieuses, des "secrets" incomparables pour rajeunir.

Dans les années 1660, le sieur Barbereau vend à prix d'or de... l'eau de Seine en bouteille. Cette eau est devenue médicinale, *"pour y avoir mis à tremper fort peu de temps une petite pierre de la composition du sieur Barbereau"*. Elle ôte les rougeurs du visage et éclaircit le teint, du moins a-t-elle le mérite de ne point le gâcher comme les autres lotions à base de plomb, et peut-être le succès du sieur Barbereau tient-il à l'innocuité de ses fioles...

Quelques années plus tard, un autre bateleur se présente hardiment : le marquis de Caretto. Il a le verbe haut, l'accent italien et l'art de convaincre. Il vend, deux louis la goutte, une eau cosmétique merveilleuse : *"Elle efface les défauts du visage, le conserve en un état agréable, et empêche toutes sortes de rides. Pour conserver l'éclat et la beauté du teint, on s'en frotte le visage matin et soir, et toutes les fois qu'on est obligé de s'exposer au grand air et au soleil."*

Voulez-vous connaître sa composition ?

– *"C'est une petite fumée tirée du seul agent phtisique, extrait d'un véritable et unique mercure ressuscité du royaume de Saturne, exalté jusqu'à la première roue philosophique"*, etc...

Le marquis de Caretto nous informe plaintivement que pour mener à bien de telles recherches, *"il s'est quasi réduit à la mendicité"*. Aussi, se fait-il payer d'avance, ce qui n'empêche pas les clientes enchantées d'accourir, tant plus le discours est ténébreux, plus il est convaincant...

D'une autre envergure, apparaît un certain Nicolas de Blégny, auteur, – entre autres nombreuses publications – de deux volumes parus en 1688 : "Secrets concernant la Beauté."

Il a fait sa médecine, ce qui lui vaut d'être très soutenu par Antoine d'Aquin, 1er médecin de Louis XIV, et par Monsieur, frère du roi.

Nicolas de Blégny a la bosse de l'invention et le génie de la publicité : il passe son temps à combiner de nouveaux baumes qu'il lance à grand renfort d'affiches placardées sur les murs de Paris, et qui vantent ses élixirs et ses cassolettes. Comme il se mêle aussi de soigner les malades – et parfois même de les guérir – la Faculté lui cherche noise. Il est vrai qu'il préconise de singuliers remèdes, comme celui-ci pour prévenir la chute de l'intestin :

– *"Le sieur Blégny voulait qu'on maintient le boyau dans sa place avec le jabot d'un coq auquel on soufflait pour le faire enfler, après qu'on l'avait introduit dans l'anus..."*

Cet homme universel qui se vante de guérir toutes les maladies, d'où sa réputation de charlatan, ne sait où donner de la tête. Il a fondé à Popincourt une "maison de santé" entourée d'un jardin d'herbes médicinales, sans négliger de donner des consultations à son cabinet de la rue Guénégaud. Il publie un "Livre commode" où figure une multitude d'adresses parisiennes, véritable ancêtre de nos annuaires, et providence des historiens. Entre-temps, il est embastillé pour s'être approprié les "secrets" d'un confrère. A peine sorti de prison, il entreprend de rédiger un traité de sept cents pages en deux volumes : "Secrets de beauté et de santé recueillis et publiés par ordre de Monsieur d'Aquin, Premier Médecin de Sa Majesté."

METTEZ UNE POULE GRISE DANS UNE CAGE...

Tout est "secret" dans le livre de Nicolas de Blégny, qui n'a fait pourtant que puiser dans les ouvrages de ses prédécesseurs Jean de Milan, Jean-Baptiste Porta, Liébault et Fournier : "Eaux secrètes servant à l'embellissement du visage" ; "Teintures secrètes pour les cheveux et les sourcils" ; "Remèdes secrets pour engraisser les personnes trop maigres" ; "Toiles cirées secrètes merveilleuses pour le visage", "masques de nuit" (dont la composition comprend du... sperme de baleine...)."

La préparation de certains cosmétiques ne laisse pas d'être pittoresques : en voici une :

– "Mettez une poule grise ou blanche dans une grande cage suspendue en l'air : laissez-la dans cette cage pendant vingt-quatre heures sans lui donner à manger et à boire. Alors, prenez une once de Taccalciné, autant de baume blanc de Judée, une demi-once d'argent dissous à l'eau forte, et la mie d'un pain tout chaud venant du four. Et ayant mêlé ces choses ensemble, faites-les manger à la poule sans lui bailler à boire, et aussitôt qu'elle aura avalé le tout, étranglez-la avec une ficelle, plumez-la et coupez-lui les pattes, puis mettez-la dans un alambic de verre pour en faire la distillation dans une cucurbite de verre au bain-marie. Il en sortira un baume merveilleux pour le teint."

Toutes les formules de Nicolas de Blégny ne sont pas aussi cocasses. On en trouve de valables dans son ouvrage.

Notre personnage "était bien fait, toujours proprement vêtu, il parlait et écrivait très aisément ; il était studieux, inventif et laborieux".

Ni plus ni moins charlatan que bien d'autres...

UN "SECRET" DE NICOLAS DE BLÉGNY

Pour raffermir la peau :

"Prenez deux pintes de lait de vache (environ un litre et demi), mettez dedans huit citrons et quatre oranges coupés par tranches, ajoutez-y une once – très peu – de sucre candi, chauffez au bain-marie et lavez-vous-en le lendemain le visage". Ce mélange est assez astringent. Bien se rincer après usage à l'eau tiède.

Chapitre XIX

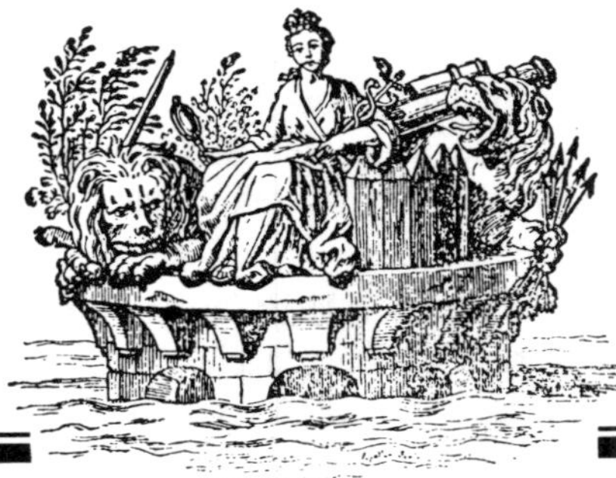

UNE RÉGENCE LIBERTINE

LA “MÈRE JÉZABEL”

Louis XIV mort, le trône revient à son arrière-petit-fils Louis XV, fils du duc de Bourgogne. Ce prince n’a que cinq ans. C’est donc le neveu du défunt monarque, Philippe, duc d’Orléans, qui prend la Régence. Une Régence libertine dont se régaleront des générations d’historiens.

Quoique intelligent et brave, le duc d’Orléans aime immodérément les plaisirs. Son premier ministre, le cardinal Dubois, ne lui cède en rien sur ce point. Tous deux vont pendant huit années alimenter la chronique scandaleuse. De 1715 à 1723, les “petits soupers” du Régent feront jaser davantage encore que la banqueroute de Law.

Sous la Régence, on se parfume à la limite de l’asphyxie et on se farde avec frénésie. La couche de céruse devient de plus en plus épaisse, le rouge qu’on plaque sur cet enduit, de plus en plus vif, les mouches de plus en plus nombreuses. Il existe des rouges pour l’été et pour l’hiver, pour le jour et pour le soir, pour les jeunes personnes et pour les personnes âgées. Car les vieilles dames qui se sentent toujours jeunes, ne se privent pas de se colorier. Molière n’est plus là pour en rire.

– *“Il n’y a qu’à Paris,* écrit Sébastien Mercier, *où les femmes de soixante ans se parent encore comme à vingt, et offrent un visage fardé et moucheté.”*

La maîtresse du Régent, la duchesse de Phalari, – c’est dans ses bras qu’il expirera – donne l’exemple en se peignant à outrance. Toute sa vie, elle gardera l’habitude des fards excessifs de sa jeunesse, et on trouve dans les “Souvenirs du duc de Lévis” le croquis pris sur le vif de ce qu’on appellerait aujourd’hui un “vieux tableau”.

– *“Quand je la vis, elle était hideuse. Sa peau livide et ridée était recouverte d’une épaisse couche de blanc rehaussée de deux placards d’un gros rouge ; une perruque blonde couvrait mal ses tempes chauves, et faisait un contraste marquant avec ses sourcils peints en noir. On l’appelait la “mère Jézabel”, et ce nom lui allait à merveille.”*

LE BAIN DE MADAME DU CHÂTELET

Sous la Régence, les exemples d’impudence et d’impudeur sont nombreux ; laissons à Guy Breton le soin de les décrire. En voici toutefois un, qui touche à la toilette de l’amie de Voltaire, Madame du Châtelet. Point question pour cette dame, à l’heure des ablutions, de se plonger dans un “bain de modestie”, eau devenue opaque par l’ajout de lait par exemple. C’est dans

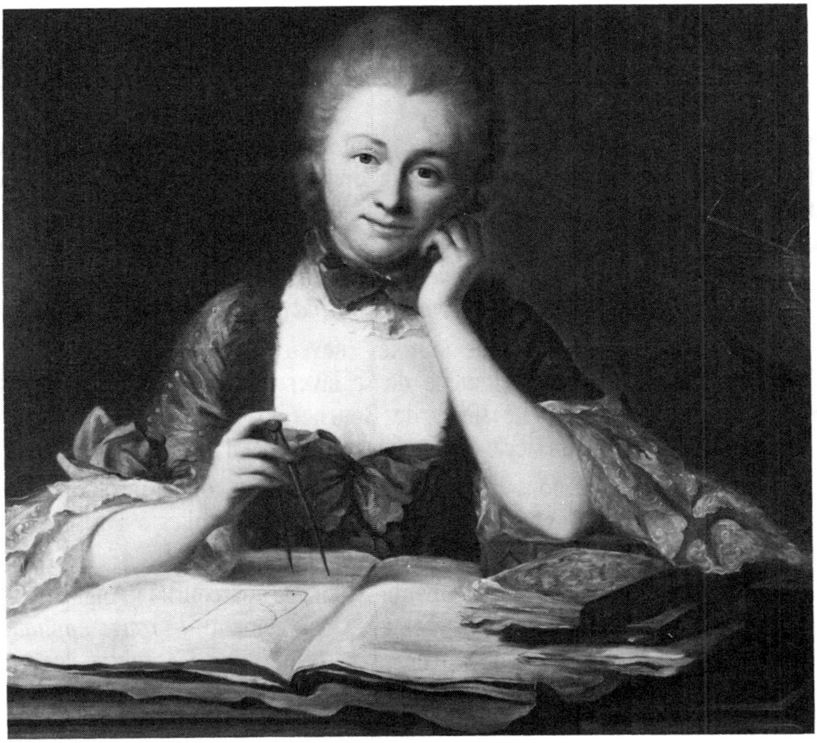

une eau parfaitement limpide qu'elle se baigne en présence de son valet de chambre qui raconte :

– *"Madame du Châtelet me dit de prendre une bouilloire qui était devant le feu, et de lui verser de l'eau dans son bain, parce qu'il se refroidissait. En m'approchant, je vis qu'elle était nue, et qu'on n'avait point mis d'essences dans son bain, car l'eau en était parfaitement claire. Madame écartait les jambes, afin que je versasse plus commodément et sans lui faire mal l'eau bouillante que j'apportais. En commençant cette besogne, ma vue tomba sur ce que je ne cherchais pas à voir. Honteux et détournant la tête autant qu'il m'était possible, ma main vacillait et versait l'eau au hasard. – "Prenez donc garde, dit-elle brusquement d'une voix forte, vous me brûlez !" Force me fut d'avoir l'œil à mon ouvrage et de l'y tenir malgré moi, plus longtemps que je voulais.*

Cette aventure me parut encore plus singulière que le changement de chemise. Je n'étais pas encore familiarisé avec une telle aisance de la part des maîtresses que je servais. J'ai été à même de constater que les grandes dames ne regardaient leurs laquais que comme des automates. Je suis convaincu que Madame du Châtelet dans son bain, en m'ordonnant de la servir, ne voyait pas en cela une ombre d'indécence, et que mon individu n'était à ses yeux ni plus ni moins que la bouilloire que je tenais à la main !"

Du moins Madame du Châtelet avait-elle le mérite de se laver, ce qui n'était pas le cas pour tout le monde.

LA SALIVE MEILLEURE QUE L'EAU

Le règne de Louis XV ne changera rien aux habitudes des siècles précédents. On se lave peu. Le "Manuel de la Bienséance et de la Civilité chrétienne" du docteur en théologie Jean-Baptiste de la Salle prohibe l'eau pour la toilette. On doit se frotter le matin le visage avec un linge blanc "pour le décrasser", au besoin avec la salive (1). *"Il est moins bien de le laver avec de l'eau, car cela rend le visage plus susceptible du froid en hiver et du hâle en été."*

Il faut aussi se peigner chaque jour les cheveux, *"cela empêche la vermine de s'y mettre"*. Il est également louable de se laver tous les matins les mains. Les pieds, on n'en parle pas. Le siècle de Boucher, de Fragonard, de Greuze, de Voltaire, de Diderot est un siècle où l'on pense rarement à se laver les pieds...

En revanche, comme nous l'avons dit précédemment, on se farde énormément. On farde même les cadavres ! Pour transporter de Versailles à Paris le corps de Madame Henriette, fille de Louis XV, on lui met du rouge.

Vers cette époque, un voyageur qui vient de parcourir l'Angleterre et la Hollande arrive à Paris pour constater avec étonnement *"le rouge appliqué avec tant de prodigalité sur les joues des dames... Je puis assurer qu'il y en a tant de profusion, qu'on a de la peine à distinguer les traits... Il n'en est aucune à laquelle on ne puisse appliquer ces vers :*

Par les soins que Lise prend
Et du plâtre et des pommades,
Les visites qu'elle rend
Sont autant de mascarades..."

La comtesse d'Aulnoy raconte qu'une dame de la cour espagnole, après avoir trempé son pinceau dans le Petit Pot, se barbouille entièrement le visage, y compris l'intérieur des narines et des oreilles !...

Pourtant, périodiquement, des avertissements s'élèvent pour mettre les coquettes en garde contre les dangers des fards :

– *"Tous produisent généralement un mauvais effet,* écrit le Journal de Paris, *ils dessèchent la peau, la rident ; ils en bouchent les pores. Toutes ces préparations métalliques causent la perte des dents et la mauvaise odeur de la bouche..."*

Ces admonestations n'empêchent pas les boutiques de parfumeurs de faire leurs affaires. Rue du Bac, chez Gaspard Jacquelin, on vend un *"Fard merveilleux" : "le cosmétique le plus parfait, il est composé de deux liqueurs, dont la première blanchit extrêmement la peau, la nourrit, efface toutes les taches de rousseur, détruit les rides. La seconde donne l'incarnat le plus beau sur le blanc le plus ravissant.*

(1) Se laver avec sa salive fut longtemps courant. Depuis l'Antiquité, la salive était considérée comme un remède, entre autres pour les affections ophtalmiques : Jésus guérissant un aveugle avec sa salive se conformait à un antique usage. L'homme blessé se léchait comme les animaux. Les vertus de cette sécrétion lui ont longtemps valu d'être utilisée pour nettoyer le visage.

L'effet de l'une et l'autre liqueurs est sensible dès la seconde fois que l'on s'en sert. Pour s'en servir, on se nettoye le matin le visage avec de l'eau tiède, ou bien avec sa salive..."

Il y a aussi la « Pâte Royale » du sieur Arnault, qui se vend en pots de terre grise avec une spatule en ivoire pour l'appliquer.

Chez le sieur Peronet, en 1742, la marchande vient appliquer à domicile une cire épilatoire pour les sourcils trop épais et les cheveux qui descendent trop bas sur le front, – survivance de l'usage pratiqué du temps d'Agnès Sorel.

MADAME DE CHOISEUL DEVANT SA COIFFEUSE

En vérité, rien ne manque sur la coiffeuse d'une dame de qualité à l'heure de sa toilette, qui se déroule dans une atmosphère très mondaine, puisque l'usage autorise que l'on reçoive des visites.

C'est en effet le bon moment pour venir faire sa cour aux gens en place, et quémander une faveur. La duchesse de Choiseul, épouse du Ministre des Affaires Étrangères de Louis XV, écrit de Versailles en 1762 à Madame du Deffand :

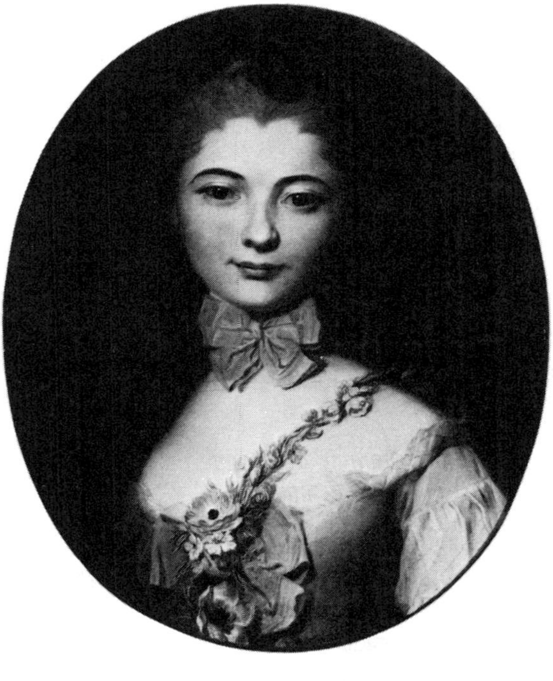

"Quatre pesantes mains accablent ma pauvre tête, le fer est trop chaud.

– Quel ajustement Madame mettra-t-elle aujourd'hui ?

Un militaire pérore sur l'expulsion des Jésuites ; deux médecins parlent de guerre ou se la font peut-être. Une femme de mes amies entre chez moi, mon très petit cabinet est rempli de la vastitude de ses paniers... Enfin, elle part, reprenons ma lettre, mais on vient me dire que le courrier de Paris va partir, il demande si Madame n'a rien à lui donner :

– Si fait, qu'il attende.

Une jeune Irlandaise vient me solliciter pour une grâce que je ne lui ferai pas obtenir, un fabricant de Tours vient me remercier pour un bien que je ne lui ai pas fait, celui-ci vient me présenter son frère que je ne verrai plus. J'entends le tambour, les chaises de mon antichambre sont bousculées, le maître d'hôtel vient me demander si je veux qu'on serve, il m'avertit que le salon est plein de monde, que Monsieur est entré, qu'il veut dîner. Allons donc, il faut finir"...

Plus la dame est bien en cour, plus nombreux sont les gens de qualité qui se pressent dans son cabinet.

L'ÉLIXIR DE JOUVENCE DU COMTE DE SAINT-GERMAIN

C'est ainsi qu'on voit de temps en temps apparaître à la toilette de Madame de Pompadour un élégant seigneur aux habits brodés de pierreries, qui s'incline avec l'aisance d'un homme rompu aux usages des cours : Monsieur le comte de Saint-Germain.

Étrange personnage, que le roi et la favorite prisent fort, au point de le loger à Chambord et de lui permettre le libre accès des appartements royaux. Sa conversation est étincelante, et ses talents des plus divers : il joue du clavecin comme Rameau, peint aussi bien que La Tour, prétend fabriquer de l'or, et affirme être âgé de deux mille ans, grâce à son élixir de longue vie. Ses récits enchantent la Cour. Songez qu'il a fréquenté la reine de Saba, et très bien connu Jésus-Christ !...

– *"C'était le meilleur homme du monde, mais romanesque et inconsidéré. Je lui ai toujours prédit qu'il finirait mal"...*

Assez beau, énigmatique, galant, le mystérieux comte de Saint-Germain affole toutes ces dames, d'autant qu'il excelle dans la fabrication de poudres, de fards et de crèmes de beauté, qu'il offre généreusement à ses belles amies. Certaines l'importunent de leurs minauderies, dans l'espoir d'obtenir de lui la recette de l'éternelle jeunesse. L'une d'entre elles, que désolent les outrages du temps, se montre particulièrement opiniâtre, au point qu'un jour, pour avoir la paix, le comte lui remet une petite fiole contenant un élixir de rajeunissement. Elle devra, recommande-t-il, en user avec prudence, pour obtenir un effet graduel. Mais écoutons le "reportage" réalisé en 1760 par un respectable journal anglais, le "London Chronicle" :

– *"La dame range précieusement la drogue dans un tiroir de sa coiffeuse. Sa servante, d'âge canonique, supposant que la fiole contient un purgatif, en avale le contenu. Le lendemain, quand la dame sonne pour qu'on lui apporte son petit déjeuner, elle voit apparaître une fillette inconnue. C'était la duègne miraculeusement rajeunie. Quelques gouttes de plus, et la servante n'aurait répondu à sa maîtresse que par des vagissements..."*

Quelle était la véritable identité du comte de Saint-Germain : espion d'une puissance étrangère, – adepte rosicrucien hautement initié, ou habile imposteur ? Peut-être les trois...

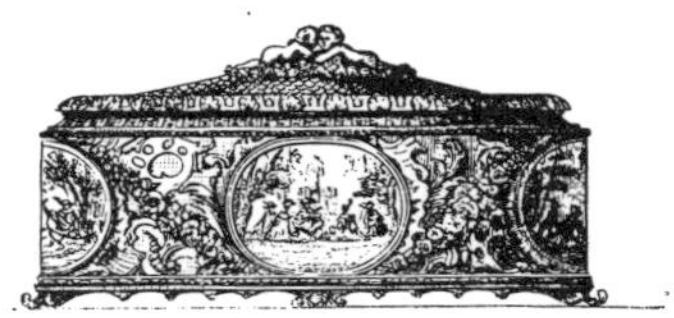

L'EAU DE CERFEUIL

L'eau de cerfeuil fut longtemps jugée "souveraine" pour retarder les rides et entretenir la fraîcheur du teint. L'infusion tiède ou froide convient aux peaux normales. La décoction est meilleure pour les peaux grasses ; laisser macérer une demi-heure après l'ébullition. Il faut quarante à soixante grammes de feuilles pour un litre d'eau. Se lotionner matin et soir.

Chapitre XX

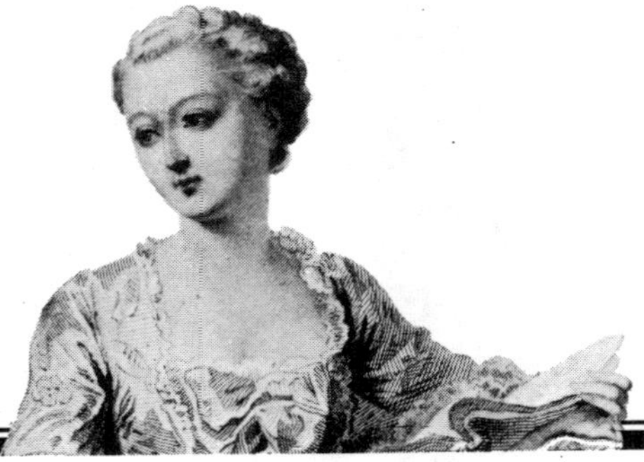

L'IRRÉSISTIBLE ASCENSION DE MADAME DE POMPADOUR

L'EXTÉNUANT MÉTIER DE FAVORITE

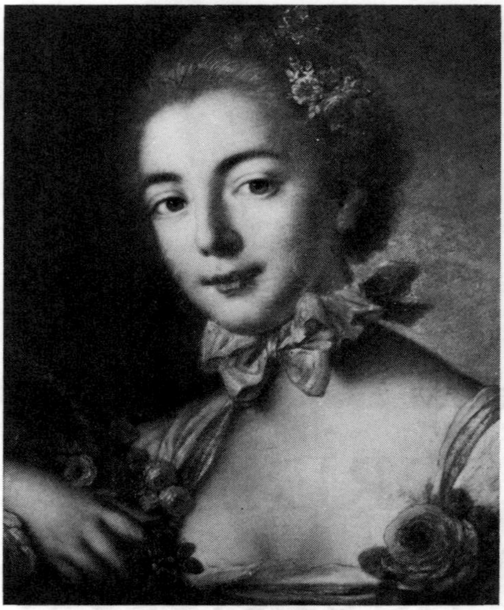

Elle était née Mademoiselle Poisson. Elle finit ses jours marquise de Pompadour.

A l'âge de neuf ans, une devineresse lui avait annoncé qu'elle deviendrait maîtresse d'un roi. Élevée par l'amant de sa mère, le fermier-général Charles Le Normant d'Étioles, on la marie au neveu de ce financier : elle devient Madame Le Normant d'Étioles, ce qui sonne déjà mieux que Poisson. Cette jeune et belle bourgeoise, reçue dans les salons de l'époque, y brille par son esprit et par sa fraîche figure, – elle se moque alors des femmes "qui s'enluminent la mine". Un jour, à la chasse, elle s'arrange pour se trouver sur le passage du roi. C'est le début de sa fortune.

Que de stupidités et de vilainies ne dit-on pas à l'époque sur la Pompadour... Elle ruine le Trésor, elle fait enlever des jeunes filles pour meubler le sérail du roi, et va jusqu'à faire égorger des enfants pour donner des bains de sang à Sa Majesté qui serait atteinte de la lèpre !

Ce qu'on oublie de signaler, c'est son sens de la grandeur : la construction de la Manufacture de Sèvres et de l'École militaire, les embellissements raffinés apportés à ses châteaux, mais aussi la protection apportée à ses amis Diderot, d'Alembert, Helvétius, Marmontel, dont elle encourage le grand projet de publier une Encyclopédie de toutes les connaissances acquises jusqu'à ce jour.

On ignore aussi qu'elle aime sincèrement le roi, cet homme "doux et d'honneur", ce timide, ce mélancolique qui a égoïstement besoin d'elle. Pour le distraire et le charmer, Pompadour chante, danse, se métamorphose en jardinière, en sœur grise, en princesse, s'embarque sur les routes par n'importe quel temps, tout entière au service du royal ennuyé qu'il faut sans cesse divertir.

– *"Toujours marcher pour le roi, courir, boire, manger et le reste, il faut qu'il y ait en elle de la sorcellerie"*, dit d'Argenson.

LES MISÈRES INTIMES DE MADAME DE POMPADOUR

Derrière cette façade brillante, il y a l'envers du décor : le cabinet privé où Madame de Pompadour s'enferme chaque jour pour réparer les dégâts dus au surmenage, et aussi soigner ses misères intimes.

Madame de Pompadour n'a pas une bonne santé. Sa fidèle femme de chambre Madame du Hausset en parle dans ses "Mémoires" :

– *"Madame crachait le sang et l'avait toujours craché dans sa jeunesse. Une vie toujours en l'air et sur les grands chemins, mille et mille occupations, le grand tourbillon du monde et le perpétuel souci d'amuser le roi, avaient affecté sa santé chaque jour davantage. Ses ennemis disaient qu'elle avait la mine sucée et malsaine. Elle était sujette à de gros rhumes qu'elle gagnait particulièrement dans les salons de Marly, diaboliques pour les rhumes, disait-elle, où il faisait un chaud énorme, et froid en sortant, et où on entendait en mai tousser plus qu'à Noël. Elle avait des suffocations, soupirait souvent. Elle avait des battements de cœur terribles, il lui semblait que son cœur sautait."*

Les années passant, son amaigrissement frappe la cour : elle a mauvaise haleine, ses dents sont tachées.

L'abus de certaines nourritures réputées aphrodisiaques, comme le chocolat, les truffes, le céleri, qu'elle prend pour se donner du tempérament, lui échauffent les intestins : la marquise est constipée. Elle passe des moments pénibles sur sa belle chaise percée, un meuble précieux dont les sculptures lui ont coûté mille écus...

Surtout, elle souffre d'abondantes pertes blanches, qui ont éloigné le roi de sa couche. C'est l'époque où un quatrain féroce court les ruelles :

"Iris, on aime vos appas,
Vos grâces sont vives et franches,
Et les fleurs naissent sous vos pas,
Mais hélas, ce sont des fleurs blanches..."

... Ces fleurs blanches "qui viennent des veines lymphatiques de la matrice", comme nous l'apprend le bon docteur Goulin...

Pour entretenir son hygiène intime, la marquise possède dans chaque cabinet de toilette de ses diverses résidences des bidets à dossier et à seringue, tous luxueux, en bois de rose garni d'ornements de bronze.

Après les soins intimes, viennent les soins de beauté. La marquise en peignoir s'assied devant sa table de toilette parée de dentelles comme un autel, sur laquelle sont posés fards, pâtes et lotions de rajeunissement. On y voit des laits contre les rides et les rousseurs, des "bandeaux de Vénus", enduits de cire pour lisser le front, des vinaigres pour blanchir la peau et "éclaircir les teints jaunes et bilieux".

On voit aussi sur sa table un grattoir à langue à lame d'or, un nécessaire pour les dents, un cure-oreille d'or et de jaspe, une "baignoire occulaire".

COMMENT MADAME DE POMPADOUR SE "FAIT" LE VISAGE

Madame de Pompadour a dans sa bibliothèque un précieux petit livre à ses armes, que l'on retrouvera plus tard dans l'inventaire de ses biens. Il s'intitule "Nouveaux Mémoires pour servir à l'histoire de l'esprit et du cœur". Les auteurs en sont le marquis d'Argens et une certaine Mademoiselle Cauchois. Cette dernière s'est réservé le chapitre des Pensées diverses sur l'art d'embellir le visage". Elle donne de judicieuses recettes pour éclairer le teint, comme ce mélange de céruse, de miel, de gomme et de limaçons pilés. Elle indique aussi la meilleure manière d'appliquer le blanc et le rouge (1).

Mademoiselle Cauchois proscrit le blanc, *"dont il ne faut user que très modérément. Une jolie femme qui met du blanc sans absolue nécessité, est inexcusable. Une jolie femme qui se farde est punie par son crime ; elle devient bientôt assez laide pour être obligée de se farder par nécessité. Au contraire, l'usage modéré du rouge fournit aux femmes un des plus sûrs moyens pour donner de l'éclat à leur beauté"*.

Madame de Pompadour est bien de cet avis. Elle use peu de blanc, – sa pâleur naturelle inquiète suffisamment le roi – mais consomme du rouge avec quelque excès, pour dissimuler son teint maladif. Certes, le soir, il faut se décrasser avec un mélange de sucre et de blanc d'œuf battu, qui finit, à l'usage, par laisser sur la peau un glacis luisant. Il faut aussi réparer les dégâts, en appliquant sur les joues des escalopes de veau, ou bien encore un cérat composé de cire d'abeilles, de blanc de baleine et de jus de concombre. Mais le lendemain, le visage régénéré autorise les fards qui rendent pour quelques heures l'illusion de la jeunesse.

Quand sa figure est "faite", Madame de Pompadour, à l'aide d'un fin pinceau, peint de bleu le réseau des veines de sa gorge, pour faire ressortir la blancheur et la délicatesse de sa peau.

Enfin, suprême touche d'élégance, elle pose des mouches sur sa figure. La boîte à mouches de Madame de Pompadour est un véritable bijou : elle représente un cygne émaillé et a coûté 575 livres. Les mouches font à ce point partie de la vie de la Pompadour, qu'elle en colle un jour sur le plan de bataille qu'elle envoie au maréchal d'Estrée, pour lui indiquer les points stratégiques à attaquer ou à défendre... L'anecdote fera le tour de l'Europe, et indignera le roi de Prusse, qui ne peut souffrir cette "Cotillon".

Il est vrai que la Pompadour s'intéresse à la politique, "tranche, décide, regarde les ministres du roi comme les siens". En parlant au nom du roi, elle dit "Nous"... Cette puissance qu'elle s'octroie – et qu'on a sans doute exagéré – lui vaut maints pamphlets injurieux : elle en trouve jusque sous son oreiller, ou sa serviette à table...

Les années passent. Elle se fait peindre par La Tour, si changée, si peu la Pompadour, avec son double menton de femme mûre...

Le jour de sa mort, elle prie qu'on l'installe sur un fauteuil, et demande à ses femmes de la farder. La céruse, le rouge, le bleu, le noir, tous ces artifices familiers, rendent un peu d'éclat factice au visage exténué. Un dernier regard au miroir : la Pompadour, parfumée à l'ambre, est prête pour son ultime rendez-vous.

Elle s'éteint doucement, à sept heures trente du soir. Et le Dauphin qui ne l'aimait pas ne pourra s'empêcher de dire :

– *"Elle est morte avec un rare courage."*

(1) Cette Mademoiselle Cauchois n'était pas une vieille fille en mal de donner des conseils, mais une jeune demoiselle de dix-neuf ans, « de beaucoup d'esprit et de génie », qui lisait Newton et Leibnitz, et disait avoir puisé dans Descartes « son peu de justesse de pensée ». Elle avait lu aussi probablement le Recueil de Salerne, dont s'inspirent visiblement ses recettes.

CE QUE L'ENCYCLOPÉDIE PENSE DES COSMÉTIQUES

Un an après la mort de Madame de Pompadour, parut le dernier volume de la Grande Encyclopédie. Cette œuvre monumentale dont elle avait encouragé la création et qui lui devait tant, ne pouvait ignorer la grave question des fards et de leur composition. Aussi, lui a-t-on consacré tout un chapitre. C'est un certain chevalier de Jaucourt qui est l'auteur de l'article où sont dénoncés avec force les dangers du blanc et du rouge.

"Je ne pense point qu'on puisse réparer par la force de l'art les injures du temps, ni rétablir sur les rides du visage la beauté qui s'est évanouie."

Car comme le dit La Fontaine :

"Les fards ne peuvent faire
Que l'on échappe au temps, cet insigne larron ;

Les ruines d'une maison
Se peuvent réparer ; que n'est cet avantage
Pour les ruines du visage ?"

Est-ce pour réparer les injures du temps, rétablir sur le visage une beauté chancelante, et se flatter de redescendre jusqu'à la jeunesse, que nos dames mettent du rouge flamboyant ? Est-ce dans l'espoir de mieux séduire qu'elles emploient cet artifice que la nature désavoue ? Mais qu'il est difficile de s'affranchir de la tyrannie de la mode ! Si l'on renonce à ce rouge éclatant, il faudra donc se résoudre à être pâle ! C'est une cruelle alternative...

Une alternative que Madame de Pompadour avait résolu en préférant le "rouge éclatant" à la pâleur maladive.

UNE "LOTION" DE LA POMPADOUR

La favorite se servait pour ses douches internes d'une lotion astringente dont un ancien traité donne la recette :

Boules de cyprès	30 g
Feuilles de noyer	25 g
Racines de fraisier	10 g

Les noix de cyprès ont un rôle astringent et vaso-constricteur ; on les employait en décoction pour cet usage, souvent associées aux feuilles fraîches de noyer également en décoction, qui ont une action désinfectante et combattent l'inflammation des muqueuses, ainsi que les racines de fraisiers connues elles aussi pour leurs propriétés astringentes et utilisées dans les leucorrhées. Ces trois végétaux ont toujours été utilisés contre les affections des organes génitaux.

Chapitre XXI

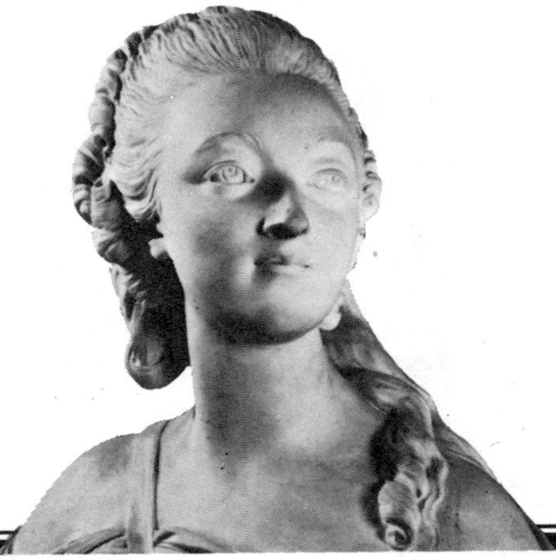

A LA MODE DE LA DU BARRY

LA DU BARRY N'AIME PAS LE ROUGE

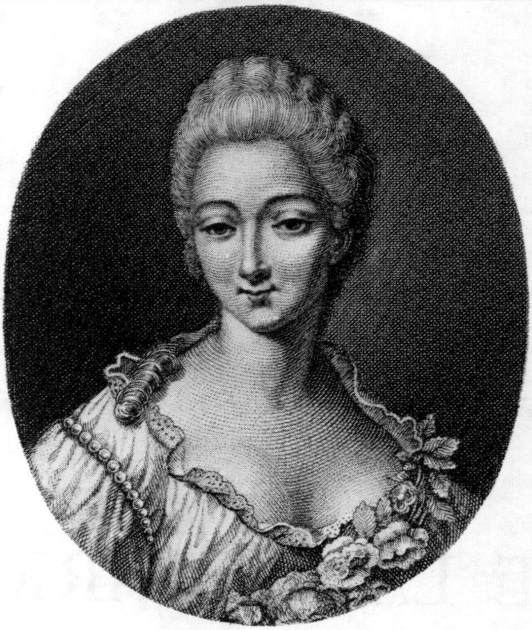

Les favorites se suivent... et ne se ressemblent pas.

Madame Du Barry, née Jeanne Bécu, fille d'une couturière et d'un moine, ancienne vendeuse de nouveautés, ancienne modiste de la rue Saint-Honoré, ne se mêle pas de politique, lit assez peu, favorise les artistes plutôt que les écrivains, et montre en toutes circonstances un parfait bon goût et une charmante affabilité. Rien de vulgaire en elle, malgré ce que veulent faire croire des pamphlets orduriers. Le roi l'aime comme un fou, au point de songer, dit-on, à l'épouser. C'est que Jeanne lui apporte, outre sa beauté, une fraîcheur revigorante de sentiments, et aussi d'épiderme, car elle se farde modérément, au grand plaisir du roi qui aime les femmes naturelles.

Quand le caprice vient à Madame Du Barry de ne pas recevoir le roi, elle se met du rouge, sachant que Louis XV, boudeur, ne viendra pas frapper à sa porte...

Elle passe beaucoup de temps à sa toilette, dans son délicieux boudoir dont les mémoires de ses fournisseurs nous ont laissé la description indiscrète :

– *"Tout, jusqu'aux lieux les plus secrets de ce petit appartement, portait le goût du luxe de la comtesse. Dans la garde-robe, un meuble de toilette secrète – bidet – à dossier, en marqueterie, garni de velours bleu brodé d'or, avec la boîte à éponge en argent et la cuvette également en argent. Et une chaise de garde-robe – chaise percée – en marqueterie pareille aux autres meubles".*

Ainsi savons-nous que la comtesse prend des soins intimes comme la précédente favorite.

A neuf heures, la femme de garde écarte les contrevents, la lumière entre dans la chambre où dort la favorite. Madame Du Barry ouvre ses beaux yeux et sourit à ses femmes qui s'approchent pour la revêtir d'un peignoir et la conduire à son cabinet de bain. Dans l'eau blanchie par des pâtes d'amandes parfumées, elle se fait lire son courrier ; il y a les inévitables placets, les lettres d'affaires, les billets d'amitié, et aussi, les nombreuses notes de marchands, que la favorite écoute d'une oreille distraite : le Trésor paiera.

Après le bain, elle revêt un déshabillé de dentelles, et, les cheveux attachés bas sur la nuque, revient dans sa chambre où son petit nègre Zamor lui sert son café dans une tasse d'argent. Zamor est un enfant indien originaire du Bengale qu'un capitaine de navire lui a offert. La comtesse le traite avec bonté, l'habille en hussard et le coiffe de bonnets à plumes ; il fait partie de ses "animaux favoris", avec l'épagneul Dorine et la levrette Mirza qui porte un collier de diamants offert par le roi de Suède.

Après le café, Madame Du Barry s'installe devant sa glace à monture d'or. Déjà, son antichambre est remplie de fournisseurs, d'artistes qui viennent soumettre des projets. Les joailliers savent qu'ils seront les bienvenus, car elle adore essayer bagues et colliers tout en faisant des mines. Les couturiers apparaissent ensuite, chargés de robes à paniers et d'habits de velours, en espérant que la favorite leur commandera une robe féerique en tissu d'or, comme elle les aime.

Les coiffeurs entrent à leur tour pour s'emparer de la tête de la comtesse ; il s'agit d'étager avec art les beaux cheveux poudrés à blanc qui font contraste avec le visage d'enfant. La favorite efface ensuite les particules de poudre tombées sur son visage, qu'elle oint d'une couche de crème assez épaisse, presque aussitôt enlevée.

Elle plonge maintenant ses doigts dans un pot de porcelaine peinte de bleuets et d'amours, et avive ses joues d'une touche légère de pommade rose. Des étuis d'or fermés d'un diamant contiennent le bleu des veines et le noir des sourcils. Elle n'use que modérément de tous ces fards, juste ce qu'il faut pour présenter un visage frais et naturel à son royal amant qui, justement, vient d'arriver.

C'est alors le moment où courtisans et fournisseurs s'éclipsent discrètement pour laisser la place au roi qui s'assied familièrement.

Il apprécie ces entretiens matinaux, dans une ambiance parfumée, avec la femme qu'il aime et qui ne lui parlera pas de politique comme la précédente... mais de choses badines, de potins de ville et de cour.

Un peu plus tard, elle ira, s'il fait beau, se promener dans le parc avec Zamor qui tient sa traîne. Le soir, elle organise de charmants petits soupers à la lueur des candélabres : la bonne humeur, la galanterie et l'esprit sont au menu.

Cependant, l'arrivée à la cour de la fiancée du Dauphin, une petite Autrichienne de quinze ans nommée Marie-Antoinette, va jeter un voile sur cette félicité. La prude adolescente témoigne d'emblée de son aversion pour cette favorite qui étale un luxe qu'elle juge insolent. Cette hostilité attriste fort la gentille comtesse. A la mort de Louis XV, une lettre de cachet l'enverra à l'Abbaye aux Bois, avant que la clémence du nouveau roi Louis XVI ne l'autorise à vivre retirée dans son cher château de Louveciennes, où elle mènera une vie paisible et dorée, jusqu'à la Révolution.

UNE PRÉSENTATION A LA COUR DE LOUIS XV

L'exemple de Madame Du Barry qui se farde modérément n'atteint pas les dames de la cour qui continuent à se vermillonner. Concédons-leur que le rouge est devenu une nécessité impérieuse à la cour, et particulièrement les grands jours de présentation. La jeune comtesse de Genlis en sait quelque chose (1).

Ce matin-là, à Versailles, Mesdames d'Étrée et de Puisieux, chargées de l'introduire dans la salle du trône, s'emparent de sa personne avec autorité.

– "*Ces dames me persécutèrent véritablement le jour de ma présentation,* raconte-t-elle. *Elles me firent coiffer trois fois, et me forcèrent de mettre beaucoup de rouge et beaucoup de poudre, deux choses que je détestais. Elles voulurent que j'eusse mon grand "corps" pour dîner, afin, disaient-elles, de m'y accoutumer. Ce grand "corps" me gênait horriblement, d'ailleurs, pour montrer ma taille, elles me firent serrer à outrance. On fit grâce du grand panier pour le dîner, quoiqu'il fut question un moment de me le faire prendre pour m'y accoutumer aussi... Je ne mangeais rien du tout, parce que j'étais si serrée, que je pouvais à peine respirer...*".

Lorsque le maréchal d'Étrée l'aperçoit, il s'écrie :

"Mais elle a beaucoup trop de poudre et de rouge, elle était cent fois plus jolie avant !"

Aussi la jeune femme profite-t-elle de ce que ces dames ont le dos tourné pour ôter subrepticement un peu de rouge, ce dont la terrible Madame de Puisieux s'aperçoit :

– *"Votre rouge est tombé, dit-elle, je vais vous en remettre...*

Et elle tire de sa poche une boîte à mouches et me remet du rouge beaucoup plus foncé que celui que j'avais auparavant..."

– *"Ma présentation se passa fort bien, conclut l'épistolière. Le roi Louis XV, quoiqu'il ne fût plus jeune, me parut bien beau... Il avait des yeux bleu de roi..."*

Madame de Genlis, installée plus tard au Palais-Royal, devra bon gré mal gré se plier aux usages en se peignant la figure, les soirs de réception où se pressent toutes sortes de gens.

---

(1) Femme de Lettres auteur de nombreux ouvrages pédagogiques, historiques et littéraires, et d'intéressants Mémoires. Elle devint la maîtresse du duc de Chartres (futur Philippe-Égalité) qui la nomma "Gouverneur" de ses enfants et l'installa au Palais-Royal. Elle vécut très âgée et mourut sous le règne de Louis-Philippe.

Parmi eux, figure un curieux personnage que protège ouvertement le duc de Chartres, un certain Monsieur Cagliostro pour qui l'alchimie, l'astrologie, la kabale n'ont pas de secrets. Il évoque les morts, prophétise comme Nostradamus, et fabrique de l'or comme Nicolas Flamel. Le cardinal de Rohan le protège, et les dames de la cour le cajolent dans l'espoir qu'il leur révélera quelque secret de beauté, et aussi de jeunesse, car la ravissante Madame de Cagliostro qui l'accompagne partout, laisse parfois entendre qu'elle est beaucoup plus vieille qu'elle n'en a l'air...

Cagliostro se dit en effet guérisseur de maladies et abolisseur de rides. Dans le couvent de religieux où il a été élevé, il a acquis des notions de botanique et de chimie qui lui servent pour fabriquer divers produits, au fond de sa maison du Marais qui abrite son laboratoire. Il vend ses élixirs dans d'élégants flacons que s'arrachent les gens de qualité.

Une recette très appréciée est celle de son "Huile de sucre", bonne pour le teint des dames :

"On coupe en deux des œufs durs, on enlève le jaune, qu'on remplace par un égal volume de sucre candi ; on referme les deux moitiés de l'œuf en les maintenant par un fil. Les œufs sont alors placés dans un vase de verre ou de porcelaine bien couvert, et placé dans un endroit frais jusqu'à ce que le sucre se dissolve. On obtient alors "l'Huile de Sucre".

UN DOCTEUR PARLE...

Contre les charlatans qui préconisent un peu n'importe quoi pour s'attirer la clientèle des coquettes, se dresse un médecin parmi les plus autorisés, le docteur Deshais-Gendron de l'Université de Montpellier, médecin du Roy près de son grand Conseil : il est l'auteur d'un opuscule d'une vingtaine de pages, retrouvé dans l'inventaire de la bibliothèque de Madame Du Barry (1). Peut-être cette lecture protégea-t-elle la favorite de la folie des fards...

Cet opuscule s'intitule "Des maladies des yeux causées par le rouge et le blanc." Pour commencer, l'évolution fatale qui conduit une jeune et fraîche personne à toutes sortes de maux, nous est dépeinte.

– *"Une jeune demoiselle prête à entrer dans le monde se présente avec un teint frais et uni. La pudeur et la modestie éclatent encore sur son visage. On la marie ; son époux la promène avec éclat dans les cercles les plus brillants. Bientôt, cette jeune beauté suit les usages que la mode et le désir de plaire ont introduits. D'abord, d'une main discrète, elle étend sur ses joues une légère nuance de rouge ;*

(1) Madame Du Barry avait eu la fantaisie d'avoir une bibliothèque comme Madame de Pompadour. Un vieux libraire érudit fut chargé de la composer et de faire relier aux armes de la comtesse les livres achetés ici et là.

on la loue ; en effet, elle est plus vive et plus belle. Flattée de ses premiers essais, son pinceau devient plus hardi ; elle s'écarte peu à peu de la nature qu'elle avait si bien imitée. A des couches et à des nuances légères, succèdent des masses d'un rouge dur et foncé : son visage en est presque tout couvert. Quel déguisement ! Ses traits de pudeur et de modestie sont déjà effacés. Sa physionomie devient rude et hardie. Bientôt, ce changement cause ses regrets. Le matin, elle se lève, pâle et défigurée. Son miroir, malheureusement trop fidèle, ne lui offre qu'un teint fané, sec et plombé. Ses yeux sont entourés d'un cercle livide. Elle se croit malade ; elle le devient bientôt par les effets du Rouge. Elle commence à se plaindre de boutons, de fluxions au visage, de douleurs aux dents et à la tête ; ses yeux, ainsi que ses paupières, sont devenus rouges, gonflés, douloureux, avec écoulement de larmes. Sa bouche est remplie d'une salive abondante et fétide. L'émail de ses dents est détruit ; elles tombent ; et à peine soupçonne-t-on que le Rouge soit la cause de tant de ravages."

Après ce tableau funeste, le docteur Deshais-Gendron parle de plusieurs maladies oculaires qu'il a eu l'occasion de soigner aux côtés de son oncle le docteur Claude Deshais-Gendron, médecin de feu Monsieur, frère du roi Louis XIV. A toutes ces femmes qui viennent consulter pour des yeux larmoyants, les archiatres conseillent de "quitter le Rouge", et aussi le blanc plus pernicieux encore. *"Beaucoup de Dames ne veulent point souscrire à une prescription aussi cruelle et continuent à souffrir de maladies oculaires, au risque de perdre la vue. Celles qui consentent à ne plus se maquiller, se retrouvent miraculeusement guéries".*

Le docteur entre dans le détail de ces compositions où n'apparaissent que poisons, corrosifs, dessiccatifs, fatals pour la peau des femmes tendre et délicate".

– "De l'application du Rouge et du Blanc, il s'ensuit que les petits trous imperceptibles d'où sort la transpiration insensible étant bouchés, cette matière exhalante s'arrêtera dans les tuyaux excratoires de la peau, ou sera reprise par la voie de la circulation.

– Ne serait-il pas plus avantageux aux femmes qu'elles s'en privassent entièrement ? Mais comme on ne peut espérer qu'elles en perdent l'usage, cet usage étant une espèce de maladie endémique, nous nous bornerons à indiquer les moyens de les préserver de suites fâcheuses".

– Les femmes ne laisseront leurs fards que le moins de temps qu'elles pourront, et se laveront ensuite avec de l'eau de riz, d'orge perlé, de lentilles, de veau, de lys, de lait, d'amandes douces ou amères, etc. Pour ce qui est des onctueux ou des huileux, elles feront faire des pommades avec du veau, du baume de La Mecque, de l'huile d'amandes douces récente, du beurre de cacao, du blanc de baleine, des quatre semences froides, etc.

– Tous ces cosmétiques ne doivent pas être employés indifféremment. Il est des dames dont la peau ne peut souffrir les onctueux ; d'autres, au contraire, s'en accommodent. Ceci dépend de leurs tempéraments et des fibres de leurs peaux. »

Et le médecin de conclure en mettant ses lectrices en garde contre les charlatans :

– *"Si mes réflexions parviennent jusques sur les toilettes des dames, pourront-elles, après cela, donner leur confiance à cette multitude d'empiriques qui, par l'appât du gain, ne se font aucun scrupule de sacrifier à leur cupidité les charmes et la santé d'un sexe si chéri du nôtre ?"*

"UNE EAU ADMIRABLE"

Le docteur Deshais-Gendron, en conseillant à ses clientes les eaux d'orge mondé, de lys, de riz, de lentille, démontre que le XVIIIe siècle n'avait rien oublié des leçons de Salerne.

Eau d'orge mondé. "Recette dite : "Eau admirable et très facile à faire en saison pour embellir le visage. Il faut cueillir l'orge quand elle est encore en lait, et que la graine n'est pas formée ni épaissie. Broyez-la dans un mortier, mettez-y ensuite du lait, faites chauffer le tout au bain-marie, et lavez-vous-en le visage. C'est un secret éprouvé et fort innocent."

On peut obtenir l'eau de l'orge mondé sous la forme plus simple d'une décoction. Il convient alors de faire bouillir 180 g d'orge perlé — débarrassé de son enveloppe — dans un litre d'eau jusqu'à ce que les grains soient mous. On peut aussi mettre l'orge dans du lait pour se rapprocher de l'ancienne recette. Passez le liquide et ajoutez 60 g de teinture de benjoin. Utiliser matin et soir. Cette lotion qui nous vient de l'Antiquité, (Ovide parle déjà de l'orge mondé), fut la panacée des coquettes d'autrefois.

Chapitre XXII

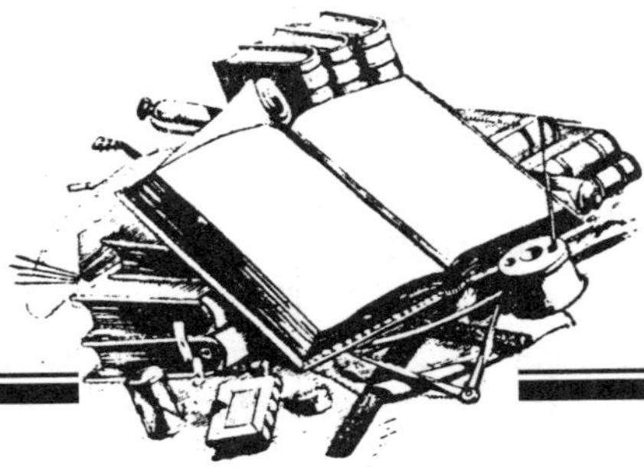

LE BEST-SELLER DU SIÈCLE DES LUMIÈRES

UN ROMAN D'AMOUR

Le Siècle des Lumières eut son best-seller, qui fut lu autant que les plus célèbres œuvres des Encyclopédistes, et dont le succès se prolongea bien au-delà des limites de sa parution en 1754. Il s'agit d'un traité de beauté déguisé en roman d'amour...

L'auteur, le docteur Le Camus, pour donner une forme plaisante à son livre, le présente comme traduit d'un manuscrit arabe, et pour compléter l'illusion, le date de l'An de l'Egire 1168. Dans sa préface, il nous annonce lui-même les couleurs :

– *"L'auteur pouvait n'être qu'amusant, il a voulu être utile, et l'on doit regarder son livre comme un Traité complet sur la beauté. En effet, tout ce qui peut la détruire ou la conserver se trouvera développé dans tout son jour.*

La forme singulière que l'auteur a donné à son ouvrage piquera sans doute la curiosité des lecteurs. Abdeker est un médecin, mais un médecin amoureux qui initie sa maîtresse, la plus belle femme de l'univers, à tous les mystères de la Beauté.

Enfin, ce petit Traité manquait à la Bibliothèque des Dames, et après le don que la Nature leur a fait de la Beauté, le présent le plus flatteur qu'on puisse leur faire, c'est l'art de le conserver."

Commence alors un roman d'amour joliment troussé, entre un médecin de sérail et une odalisque.

Abdeker, né à Moka, capitale de l'Arabie heureuse, voyage pour enrichir ses connaissances. Il arrive en Turquie, où son grand savoir est bientôt connu de tout Constantinople. Il y guérit le sultan Mahomet II qui était mourant. Le sultan reconnaissant le traite désormais comme son ami, et le nomme premier médecin de Sa Hautesse. Il devient également, par une faveur exceptionnelle, médecin des femmes de son sérail, sans être pour cela châtré, comme le voudrait l'usage.

Abdeker se rend donc au sérail, et dans l'appartement des odalisques, découvre un jour la favorite Fatmé, dont il tombe amoureux.

Fatmé a été achetée en Géorgie, "où naissent les plus belles femmes du monde". Il est "impossible de la voir sans l'aimer". L'auteur nous en brosse un portrait enchanteur : *"ses yeux sont bleus, ses lèvres vermeilles, bordées de deux rangées de perles, sa gorge est d'albâtre, ses bras et ses mains sont faits pour enchaîner l'univers"*.

Fatmé possède autant d'esprit que de beauté, au point que quand elle parle, *"à peine remarque-t-on qu'elle est belle... La douceur de son caractère et les qualités de son cœur lui font encore plus d'amis que sa beauté"*.

Abdeker est éperdu : à peine est-il sorti du Sérail, qu'il ne rêve que d'y revenir. "Jamais il n'avait éprouvé de désirs si violents." De son côté, la jeune odalisque trouve qu'Abdeker a une physionomie tendre et touchante, les yeux pleins de feux, la taille haute, et surtout, un son de voix enchanteur". Elle ressent aussi "une impression qu'elle n'avait jamais éprouvée...".

COMMENT ABDEKER FAIT SA COUR

L'habile médecin va alors persuader Fatmé qu'il peut lui enseigner l'art de conserver longtemps sa beauté. Fatmé ne demande qu'à s'instruire.

–*"Vous me donnez envie d'apprendre de votre bouche quelques-uns de ces secrets. Revenez demain matin, je prétends savoir tous les secrets de la médecine pour la conservation de la beauté."*

Abdeker ne dort pas de la nuit, partagé entre son amour et la crainte d'un châtiment terrible si le sultan "vient à découvrir ses feux."

Heureusement, le sultan part opportunément faire la guerre en Albanie. Fatmé en profite pour feindre de légères indispositions destinées à écarter les soupçons des gardiens du sérail, ce qui permet au médecin de la visiter chaque matin. Fidèle à sa promesse, Abdeker fait à Fatmé de véritables cours sur tous les maux qui risquent de ternir sa beauté. Il lui décrit avec force détails les ulcères, les cors au pied, les digestions difficiles, "les mauvaises odeurs qui s'exhalent des matières retenues et pourries dans les cavités des dents cariées".

– *"Que je plains,* dit-il, *les personnes qui par une blâmable inattention, ne peuvent ouvrir la bouche sans laisser apercevoir des gencives mollasses gonflées par un sang noir, parsemées d'ulcères fétides et malins..."*

Aussi recommande-t-il à Fatmé de ne point manger de sucreries et de se rincer tous les matins la bouche à l'eau tiède.

Pour le cas où elle viendrait à perdre ses dents, Abdeker lui fait un cours complet sur les appareils destinés à faire illusion :

– *"Nous dirons en deux mots comment on peut remplacer une ou plusieurs dents perdues, quelquefois même tout le ratelier.*

Pour faire ces dents artificielles, on se sert ordinairement des dents humaines, des dents d'hippopotames ou de cheval-marin, des dents de bœuf, de dents de cheval ou de mulet, des défenses de la vache-marine et de l'ivoire le plus beau.

On proportionne ces dents à l'espace qu'il faut remplir, à la hauteur des autres dents et à leur couleur ; alors, on les assujettit aux dents voisines, soit avec un fil commun, soit avec un fil d'or. Quelques artistes célèbres ont composé des dentiers complets à ressort."

LE BAIN DE FATMÉ

Un matin, toujours sous le prétexte de la santé chancelante de l'odalisque, Abdeker pénètre dans les bains du sérail, luxueux établissement orné de marbres. Là, dans sa baignoire en forme de coquille, dressée sur un trône de corail, destiné à cacher les tuyaux d'eau chaude et froide, Fatmé prend son bain, au grand émoi d'Abdeker.

– *"Les grâces nues de Fatmé voilées seulement d'une nappe d'eau transparente fixèrent tous ses regards ; son cœur nageait dans la volupté ; ses yeux étaient animés par le plaisir, mais sa bouche restait fermée par la présence des femmes qui servaient leur maîtresse. De son côté, Fatmé brûlait au milieu des eaux, son air satisfait paraissait répondre aux désirs d'Abdeker. Tantôt affectant de changer de situation, elle découvrait au médecin des trésors dont la possession devait être regardée comme le bien suprême. Tantôt s'élevant un peu plus à la surface de l'eau, elle montrait une gorge qui semblait appeler les baisers."*

Le médecin "peut à peine respirer..." Cependant, il trouve le courage de dominer son émotion, pour faire à Fatmé un cours sur la peau, "qui peut être altérée par le dérangement de l'estomac, les obstructions du foie, la suppression du tribut lunaire."

– *"Il faut que toutes les sécrétions et les excréments qui se font dans le corps se fassent d'une manière exacte. On ne peut sans cette condition obtenir un teint parfait. Pour peu qu'on y fasse attention, il n'y a pas d'homme qui ne porte sur son visage les marques d'un ventre trop libre ou trop resserré."*

Aussi, Abdeker préconise-t-il quelques lavements, sans toutefois en faire une habitude.

Le médecin, enfin, à bout de force, met un terme à l'entretien.

– *"Il y a déjà longtemps que vous êtes dans le bain, et je crains même de vous avoir fait passer les bornes du temps prescrit par la médecine..."*

Abdeker se retire dans le vestibule, et se jette sur un sofa, enivré des charmes de Fatmé. Hélas, la suivante de l'odalisque, Chrysalite, a deviné leur amour ; elle aussi est amoureuse d'Abdeker, et menace de le dénoncer au sultan s'il ne répond pas à sa flamme. Abdeker, vaincu, se livre à ses transports, et rempli de remords, reste deux jours sans aller voir Fatmé. Quand enfin il se présente devant elle, l'odalisque lui fait de tendres reproches :

– *"En vérité, c'est fort négliger ma santé, et faire peu de cas de mes charmes, que de les laisser à la merci des mille infirmités que votre présence seule ferait disparaître..."*

Abdeker confus bredouille un mensonge : il a dû visiter dans Péra des malades atteints d'affections de la peau, et pour prouver sa bonne foi, lui brosse un tableau clinique des boutons, des pustules, des dartres, des verrues, des lentilles, des ulcères variqueux... Fatmé, rassurée, l'écoute avec ravissement.

Enfin, l'odalisque cède aux ardeurs d'Abdeker ; ils deviennent amants, "et passent plusieurs jours à s'enivrer de la plus douce volupté".

Malheureusement, les pâleurs et les rougeurs que les émotions amoureuses font se succéder sur le visage de Fatmé, risquent de donner l'éveil aux eunuques. Aussi, Abdeker entreprend-il de farder sa maîtresse, afin que les couleurs artificielles puissent servir d'écran aux couleurs naturelles.

– *"Il faut,* dit-il, *cacher des sentiments qui causeraient notre perte."*

Et aussitôt, il ouvre une petite boîte qui contenait son vermillon ; il y trempe lui-même le pinceau, et peint avec adresse le contour des joues de la sultane.

– *"Ciel,* dit Fatmé en consultant son miroir, *je ne me reconnais plus ! Quel prodige ! Mes joues sont aussi éclatantes que la pourpre de Tyr !"*

Heureuse exclamation qui permet à Abdeker de disserter savamment sur les fards, et sur les dangers que présentent certains vermillons faits avec du souffre et du mercure.

– *"Les dames, par le fréquent usage qu'elles en font, peuvent perdre leurs dents, acquérir une mauvaise haleine, ou avoir un flux de salive trop abondant..."*

Le médecin offre enfin à sa bien-aimée un petit manuscrit "où il a recueilli avec soin les meilleures formules de compositions qu'on a inventées pour l'embellissement du teint et de la peau". La plupart de ces recettes viennent de Salerne.

Certaines sont curieuses, comme par exemple celle destinée à combattre les taches de rousseur : *"prenez le sang d'un lièvre mâle, délayez-le dans les égales parties de l'urine de la personne pour laquelle on compose ce remède : filtrez le tout à travers un linge, et réservez dans un vase".*

Enfin, las de cacher leur violent amour, les amants décident de s'enfuir. Abdeker enlève Fatmé ; ils prennent tous deux le chemin de l'Italie *"où ils s'unirent solennellement et jouirent de tous les agréments que peuvent fournir la beauté, la vertu et les talents réunis".*

Ce livre du docteur Le Camus devait au XIXe siècle inspirer à Balzac l'argument de son livre "Grandeur et décadence de César Birotteau". C'est en effet en le lisant, que le héros de ce roman découvre le secret de sa "Pâte des Sultanes" et de son "Eau Carminative", destiné à faire sa fortune.

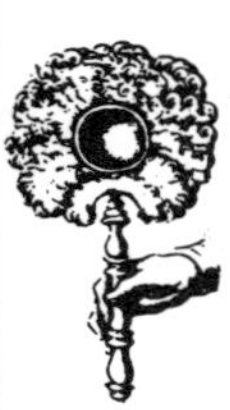

DEUX "SECRETS" D'ABDEKER

"Le lait d'ânesse, de même que le lait de chèvre, ôte les rides de la peau et lui donne un poli qui flatte extrêmement la vue et le toucher."

A défaut de lait d,ânesse, le lait de chèvre fraîchement trait, qu'on peut encore trouver à la campagne, est bon pour les peaux normales. Éloigné du moment de la traite, ou en petit lait, il est acide.

"L'eau de mouron est si souveraine pour le teint, qu'elle devrait se trouver sur la toilette de toutes les dames."

Préparer une dose de mouron en infusion, et utiliser tiède.

Chapitre XXIII

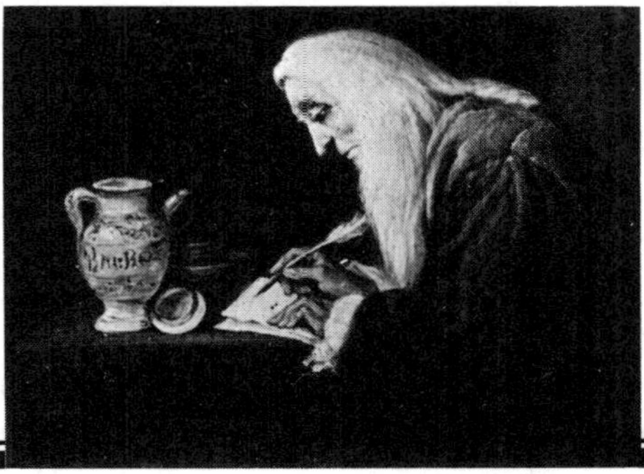

LE MÉDECIN DES DAMES

L'ART DE CONSERVER SA BEAUTÉ

Vers la fin du règne de Louis XV, paraît en 1771 un autre ouvrage qui, sans avoir le même retentissement qu'"Abdeker", connut une honorable carrière. Il s'intitulait "Le Médecin des dames ; ou l'art de conserver sa beauté."

L'auteur en était le grave docteur Gaulin, qui, primitivement, n'avait dessein que d'entretenir ses clientes de leur santé.

Mais celles-ci ne l'entendaient pas de cette oreille : elles réclamaient des conseils et des recettes pour soigner leur apparence et conserver leur jeunesse. Le docteur Gaulin dut céder à leurs instances, non sans maintes hésitations, comme il l'explique lui-même dans sa préface.

– "Plusieurs dames auxquelles je fis part de mon dessein de les conserver en santé, me firent reproche de n'avoir pas parlé des soins qu'exige la beauté. J'eus beau leur représenter que "La Chymie des Dames", Bligny, Mademoiselle Dauvergne, Le Médecin charitable, Abdeker, Le Traité des Odeurs, etc. s'en étaient occupés, et que tous ces ouvrages contenaient tout ce qu'elles pouvaient désirer là-dessus, rien ne put les faire désister de leur prétention.

– Que nous citez-vous là ? me dirent-elles. Et pourquoi nous obliger à recourir à tant d'ouvrages divers, tandis que vous pouvez extraire de ces différents auteurs ce que vous jugerez nous convenir le mieux et sans danger, et l'insérer dans le vôtre ? Du moins n'aurons-nous qu'un seul et même volume pour le tout, et qui nous instruira sans crainte d'accidents.

– Ces petits larcins, leur répondis-je, ne sont point honnêtes.

– Vous êtes bien scrupuleux, me répondit une de ces dames, l'auteur du Traité des odeurs n'a-t-il pas pris plusieurs recettes de la Chymie des dames et de plusieurs autres ? Croyez-nous : ne vous brouillez pas avec notre sexe, et soyez-lui utile, puisque vous le pouvez.

– Enfin, j'eus beau m'en défendre, il fallut me rendre... Malgré le désagrément que j'ai éprouvé à composer ce dernier article – La Toilette des Dames – j'ose assurer y avoir apporté toute mon attention, et n'avoir exposé ou conseillé que ce qui peut être réellement utile et nullement dangereux."

Le docteur Gaulin, après ce préambule, en arrive au doux souci de toutes les femmes : leur beauté.

– "Le désir de conserver la beauté, de l'augmenter, d'en approcher ou de la réparer, a donné lieu à la toilette, qui est devenue un art très raffiné. Cette blancheur désirable qu'une peau basanée ne pourroit acquérir sans quelque secours, cette peau égale qu'une maladie ennemie jurée de la beauté – la variole – se plaît à creuser et à sillonner, et que l'art sait réparer ; enfin, le vermillon bien posé et une mouche artistement placée au coin de l'œil : tous ces agréments sont dus à la toilette."

COMMENT PLACER LES MOUCHES

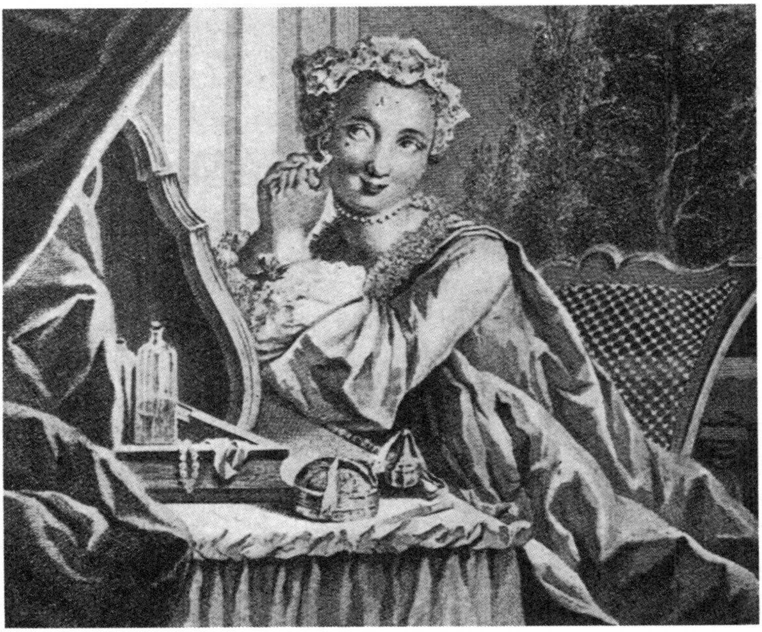

Encore faut-il savoir placer astucieusement ces fameuses mouches. Le docteur Gaulin leur consacre tout un chapitre.

– "Les mouches ne contribuent pas peu à relever l'éclat de la beauté, mais pour cela, il faut qu'elles soient bien faites et variées dans leur forme. En général, les mouches sont faites avec du beau et bon taffetas noir gommé et découpé. On en fait de tout à fait rondes, d'autres en losanges, en croissant, en pleine lune, en étoiles, etc. Eu égard aux places que les mouches doivent occuper, elles ont reçu des noms différents. On nomme assassine celle du coin de l'œil ; majestueuse celle que l'on met au front ; enjouées celles qui se trouvent renfermées dans les plis que forment les ris ; galante, celle qui est placée au milieu de la joue ; coquette, celle qui est auprès des lèvres. On nomme encore cette dernière précieuse ou friponne. "

Après avoir ainsi sacrifié à la frivolité, notre médecin en vient à des considérations plus sérieuses touchant l'hygiène, et donne la recette des "bains de modestie" destinés à laver le corps tout en préservant la pudeur.

– *"Prenez quatre onces d'amandes douces épluchées, une livre d'aenulla-campana, une livre de pignon doux, dix poignées de semences de lin, une once de racine de guimauve, une once d'oignons de lys. Broyez et réduisez ces choses en pâte, et faites-en trois sachets, un fort et deux plus faibles. Quand l'eau sera suffisamment chaude, jetez-les dans la baignoire. La personne qui prendra le bain s'asseyera sur le plus fort sachet, et elle se servira des deux autres pour se frotter le corps. L'eau deviendra laiteuse ; de cette façon, la personne peut être vue dans son bain sans qu'on puisse rien découvrir qui blesse la pudeur."*

Le docteur Gaulin se préoccupe également de la santé des dents, et prodigue des conseils judicieux :

– *"La petite sauge bouillie dans du vin blanc, ou les roses de Provins, servent à raffermir les dents ébranlées.*

POUR LES DAMES QUI ONT DES DENTIERS

Il n'oublie pas les dents artificielles, car au XVIIIe siècle, comme nous l'a déjà appris Abdeker, on fabrique des prothèses qui tiennent tant bien que mal, plutôt mal que bien... Il faut toujours les ôter pour manger...

Le docteur Gaulin fait à ces sortes de personnes une sage recommandation :

– *"Le soin que l'on doit avoir des dents artificielles consiste à ne pas les laisser trop longtemps séjourner dans la bouche, si l'on ne veut pas qu'elle y acquiert de l'odeur. Il faut donc les ôter tous les deux ou trois jours."*

Enfin, désireux de contenter ses lectrices, le docteur Gaulin leur indique quelques recettes de beauté.

Ces recettes qui avaient le grand mérite de ne pas détériorer la peau, furent utilisées jusqu'au XIXe siècle par nos aïeules qui prenaient plaisir à fabriquer elles-mêmes sur leurs fourneaux leurs produits de beauté.

EAU POUR FAIRE PALIR QUAND ON EST TROP ROUGE

"Plantain et fleurs de muguet, de chaque deux poignées. Versez dessus une chopine (un demi-litre) de vin blanc, et faites digérer (macérer) pendant 24 heures au bain-marie. Il faut se laver tous les soirs avec cette eau."

Le plantain, dont les graines sont appréciées par les oiseaux de volière, est astringent et antiseptique. "C'est une herbe qu'on ne doit pas mépriser", disent les anciens Traités. En lotion : 50 à 60 g pour un litre d'eau, faire tremper à froid dix minutes, chauffer jusqu'à ébullition, laisser bouillir deux à trois minutes, et infuser dix minutes. Son mélange avec les fleurs de muguet, réputées sédatives, peut exercer une double action. Le muguet se prépare de la même façon que le plantain, ces deux plantes peuvent donc être accommodées ensemble.

Chapitre XXIV

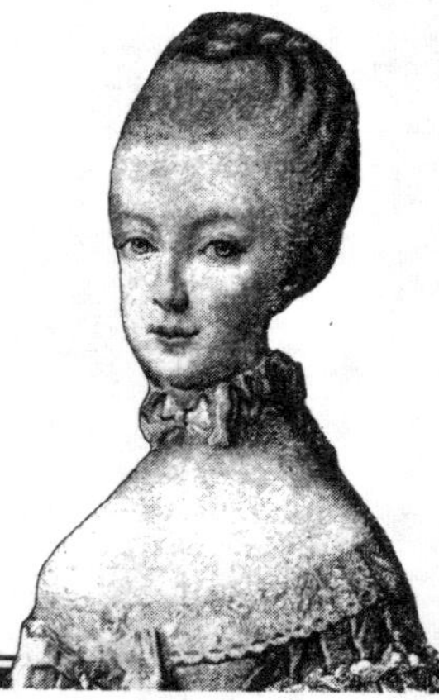

DE VERSAILLES A SAINT-PETERSBOURG

PUDIQUE MARIE-ANTOINETTE

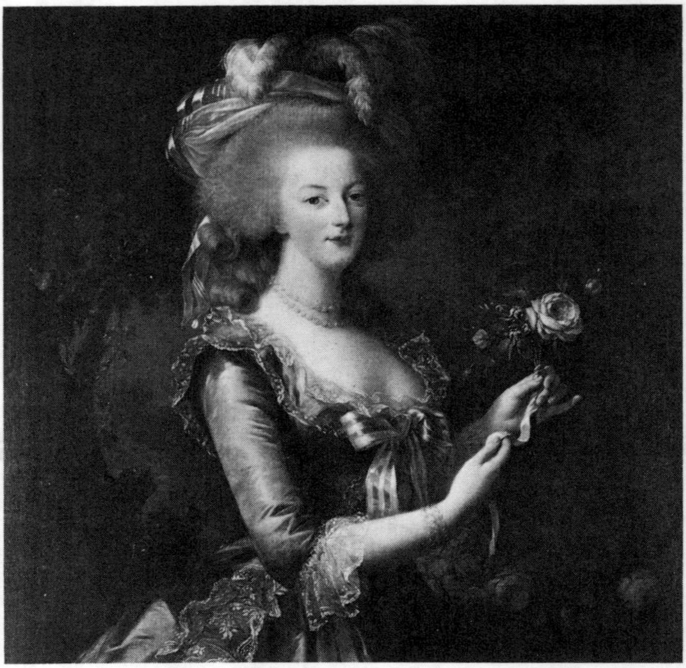

Louis XV mort en 1775 et Madame Du Barry reléguée dans son château de Louveciennes, Louis XVI et Marie-Antoinette montent sur le trône.

Leur règne ne verra pas améliorer l'hygiène en France, malgré le bon exemple que donne à ses sujets Marie-Antoinette. La reine, en effet, a apporté de Vienne des habitudes d'exacte propreté. C'est certainement une des rares femmes du royaume qui se lave chaque jour entièrement et se baigne régulièrement.

Marie-Antoinette se lève à huit heures. Elle porte comme toutes les dames une coiffe de taffetas blanc qui lui sert de bonnet de nuit pour n'être point obligée de repoudrer chaque matin l'échafaudage compliqué de sa coiffure. Quand elle ne se baigne pas, sa femme de service, agenouillée devant elle, lui lave les pieds et les jambes.

Les jours de bain, on roule dans sa chambre un “sabot”, et la reine y entre, non pas nue, mais vêtue d'une pudique chemise de nuit boutonnée jusqu'au col. Elle aime déjeuner dans son bain, aussi dépose-t-on sur le couvercle du “sabot” un plateau garni de café ou de chocolat.

Quand elle sort de l'eau, aidée par ses femmes, elle commande qu'on tienne un drap étendu devant elle, pour pouvoir ôter sa chemise ruisselante, s'essuyer et revêtir une chemise de dentelle et un négligé de taffetas blanc. Après quoi, elle remonte dans son lit avec une tapisserie ou un livre, pour se remettre de la fatigue du bain.

La toilette vient un peu plus tard. Certains jours, le grand perruquier Léonard vient "ouvrir la tête" de la reine, pour défaire et refaire sa coiffure. Marie-Antoinette tient devant son visage un cornet de carton pour n'être pas aveuglée par la poudre que distribue généreusement l'artiste capillaire armé d'une énorme houppe. Lui-même est tout blanc de farine, comme un poisson qu'on va mettre à frire, d'où le surnom de merlan donné aux gens de cette profession.

C'est Léonard qui a lancé la mode des "poufs aux sentiments", où figurent des représentations d'objets chers à la personne. Le plus célèbre est celui du navire "La Belle Poule", avec ses mâts, ses vergues et ses canons... La reine préfère, quant à elle, les plumes et les panaches, bien que les sœurs du roi tiennent ces ornements "bons pour les chevaux".

Marie-Antoinette a dû également céder à la mode en se mettant du rouge. Sa boîte à rouge et à mouches, en or émaillé bleu transparent, qui a coûté 1 200 livres, trône au milieu de sa coiffeuse. Elle en use et en abuse, au grand déplaisir de son frère l'empereur Joseph II, qui, en visite en France, est venu assister à sa toilette. Ironiquement, il lui conseille d'en ajouter encore un peu sous les yeux :
– " *Tenez,* dit-il en désignant une dame outrageusement fardée, *comme Madame, en Furie...*" (1).

Marie-Antoinette reviendra un jour de ces outrances. Ce sera l'époque charmante de Trianon, des robes de laitières et des cheveux dénoués, l'époque où le docteur Tronchin incitera les dames à bannir les perruques, à raccourcir leurs jupes et à "tronchiner" – marcher au grand air.

Mais en attendant cet heureux temps, le "Petit Pot" continue à faire fureur...

(1) On appelle "Furies" les dames vermillonnées.

LES "PETITS POTS" DE MADEMOISELLE MARTIN

La principale pourvoyeuse se nomme Mademoiselle Martin, laquelle ne consent à servir que des têtes couronnées. Elle a pour concurrente une certaine Madame Josse, réputée pour vendre un rouge végétal "aussi beau et aussi agréable que les couleurs naturelles". Mais c'est tout de même Mademoiselle Martin qui garde la suprématie, dans ce quartier du Temple où les dames de qualité la viennent visiter.

– "*Mademoiselle Martin,* écrit la baronne d'Oberkirch dans ses "Mémoires", *tenait le haut du pavé pour le rouge ; brevetée de la reine et de toutes les royautés féminines de l'Europe, c'était une vraie puissance. Son rouge a, du reste, une supériorité incontestable sur tous les autres : on le paye en conséquence... Le moindre pot coûte un louis, et pour en avoir un qui sorte de l'ordinaire, il faut y mettre soixante à quatre vingt livres (1). Elle a la permission d'en faire faire à Sèvres exprès pour elle. Ceux-là, elle les envoie aux reines ; à peine une duchesse en obtient-elle un par hasard. Nous nous amusâmes fort de son importance.*"

S'il faut en croire la chronique scandaleuse, Mademoiselle Martin, qui était assez bien faite de sa personne, avait envoyé un pot de rouge à la patronne d'une maison close, la Brissault, *"qui y vit un moyen dont se servait la marchande de rouge pour faire sa connaissance à effet de lui procurer quelques galanteries, d'autant qu'elle avait entendu dire qu'elle était jeune et passable. La Brissault doit aller la voir pour savoir à quoi s'en tenir..."*

On ne se met pas du rouge n'importe quand ni n'importe comment : le rouge de la femme de qualité diffère de celui de la bourgeoise, qui se doit d'être plus modeste. A Versailles, le rouge se porte très vif, d'autant plus éclatant quand on doit paraître à la cour. Ainsi le veut l'étiquette. Lady Montagu, visitant la France à la fin du XVIIIe siècle écrit : *"Avec leur visage couleur de feu, elles n'ont pas même figure humaine, on les prendrait pour des moutons écorchés..."*

Le peintre Greuze, quant à lui, nourrit une telle aversion pour ces faces vermillonnées, qu'il refuse de faire le portrait de la Dauphine exagérément fardée.

---

(1) Approximativement, la livre équivaut à mille francs actuels. Le Petit Pot de Mademoiselle Martin approchait donc de cette somme.

CATHERINE II SE DÉBARBOUILLE AVEC UN GLAÇON

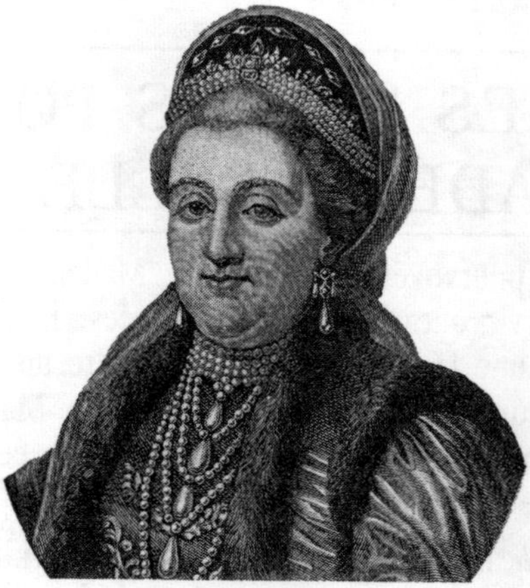

Cette folie des fards sévissait aussi en Russie, "où l'usage en est universel chez toutes les femmes, même celles des bourgeois et des paysans", raconte le comte de Ségur, qui ajoute l'anecdote suivante : la coutume étant d'embrasser l'Impératrice, celle-ci, après les audiences, devait procéder à une seconde toilette pour nettoyer son visage "couvert de rouge et de blanc"...

Catherine II, elle, ignore les fards et les mouches.

– *“La blancheur et l’éclat de son teint,* dit encore le comte de Ségur, *furent les attraits qu’elle conserva le plus longtemps”.*

Grasse et majestueuse, avec ce moiré des belles peaux qui restent longtemps fraîches, ses yeux bleus “parlants” sous des sourcils noirs, elle n’a pas besoin d’artifices pour se choisir des amants, *“car mon grand malheur,* avoue-t-elle, *est que je ne peux pas vivre sans amour...”* La soixantaine et les bajoues n’y changeront rien...

Poniatowski, Orlov, Lanskoi, Zoubov, Potemkine, Mamonoff occupent tour à tour le cœur et le lit de cette femme étonnante, affable et gaie, naturellement bienveillante et d’esprit libéral, dont le règne fut peut-être le plus intelligent de la civilisation contemporaine.

Cette travailleuse acharnée n’oublie pas cependant de consacrer à sa toilette quelques instants indispensables. Son “secret” de beauté est simple : le matin, après s’être rincé la bouche à l’eau tiède, elle passe sur son visage un petit glaçon. Après quoi, elle revêt une ample robe à larges manches qui rappelle l’ancien costume moscovite, et qui a l’avantage de dissimuler son embonpoint. Le soir, avant de se coucher, elle utilise une lotion préparée par ses femmes. Ce régime simpliste lui réussit, puisque jusqu’à un âge avancé, on vante “sa blancheur éblouissante” qui ne doit rien à la céruse.

Un détail lui ôte malheureusement à nos yeux beaucoup de son charme : elle prise du tabac...

LA LOTION DE CATHERINE II DE RUSSIE

“Cinq blancs d’œufs battus en neige, un verre de lait d’amandes douces — 100 g d’amandes mondées pour un verre d’eau distillée —. Un verre d’eau de rose, un verre d’alcool à 45 degrés, le jus de cinq citrons. Mélanger le tout, en ajoutant le jus d’un citron en dernier. Il faut agiter le flacon chaque fois que l’on s’en sert.”

Les blancs d’œufs, l’eau de rose, l’alcool et le citron font une préparation très astringente. Selon l’état de la peau, on peut supprimer l’alcool, desséchant, et diminuer le nombre des citrons.

Quant au glaçon que l’impératrice passait sur sa figure, il nécessite des réserves. La glace peut provoquer des rougeurs.

Chapitre XXV

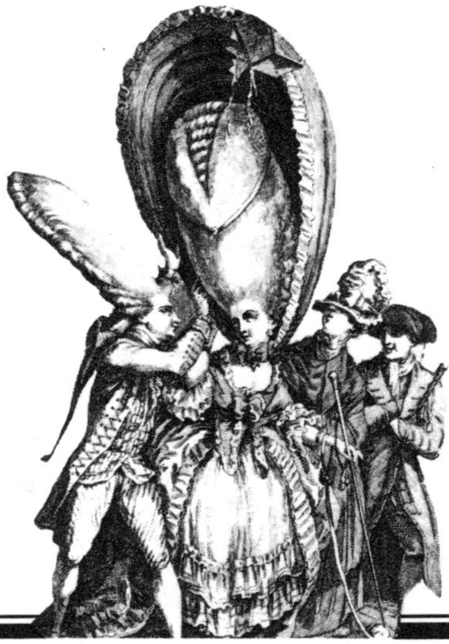

LE RÈGNE DES PARFUMEURS

LES PARFUMEURS PARISIENS

Le XVIIIe siècle voit augmenter à Paris le nombre des boutiques de parfumerie.

En 1774, la « Reine des Fleurs », rue Saint-Martin, vend des produits fabriqués par Piver.

En 1775, Jean-François Houbigant ouvre son magasin « A la Corbeille de Fleurs » rue du Faubourg-Saint-Honoré (1). Houbigant vend, entre autres produits, de la "crème de rose au limaçon" (!) et une "pommade à la graisse d'ours"... Ses factures annoncent :

– *"Houbigant, marchand parfumeur, tient fabrique et magasin de gants, poudres, pommades et parfums, ainsi que le véritable rouge végétal qu'il a porté à son plus haut point de perfection. Il fait et fournit des corbeilles de mariage et de baptême avec assortiment complet."*

Lubin, lui, siège à l'ombre du Palais-Royal, et se déclare "possesseur des traditions et secrets de beauté de la Cour royale de France". Il débite sachets parfumés, dominos pour le bal, une eau de Cologne, "faite selon les principes du célèbre Lavoisier", et aussi, comme son concurrent Houbigant, des "crèmes de limaçons", des "graisses d'ours véritables", des "pâtes d'amandes royales incorruptibles", et sa fameuse "Eau de Lubin" qu'on utilise pour purifier l'air en la faisant brûler sur une pelle chaude. Il vend même des "savons militaires !"

Tous les parfumeurs n'ont pas pignon sur rue et travaillent en chambre. Certaines adresses ne laissent pas d'être pittoresques : ainsi, celle de Madame Lestrade, qui *"demeure à Paris, rue de la Comédie-Française, chez un grainetier, au premier étage. Il y a une affiche au-dessus de la porte"*. On distribue l'eau de Beauté du sieur Lestrade à la Civette, chez Monsieur Hallu, marchand de tabac, place Dauphine.

Les Frères Rossi ont leur dépôt rue Saint-Denis, chez le sieur Chérin, limonadier.

On trouve l'eau de Cologne de Salivet, parfumeur et ancien professeur de chimie, rue de la Verrerie, au premier étage de la maison du marchand de papier.

Un autre encore a son dépôt chez un marchand de vin...

(1) Il est aujourd'hui place Vendôme.

LES "SECRETS" DE FAMILLE

Qu'ils aient pignon sur rue ou qu'ils pratiquent leur négoce en chambre, les marchands-parfumeurs présentent tous leurs produits comme des "secrets de famille" dont eux seuls connaissent la formule. Ce caractère de rareté et de mystère donne tout leur prix aux étiquettes fallacieuses apposées sur les pots ou les fioles. Les femmes qui achètent un produit de beauté n'en connaissent jamais la composition, puisqu'il s'agit de "secrets". Il faudra bien du temps pour s'apercevoir que ces fards, baumes, crèmes, lotions sont à base de sels de plomb, mercure, zinc, arsenic, générateurs de maladies de peau et de maladies nerveuses.

Le "Journal de Paris", à peine créé – c'est le premier quotidien, paru en 1777 – dénonce les dangers des cosmétiques : "Tous produisent en général de mauvais effets, ils dessèchent la peau, la rident, en bouchent les pores : toutes les préparations métalliques causent la perte des dents, la mauvaise odeur de la bouche..."

Les femmes font la sourde oreille. Elles ne résistent pas à l'attrait toujours renouvelé de ces « secrets » qui, transmis de père en fils, semblent garantir la bonne foi des parfumeurs. Vendus dans de jolis pots qui proviennent souvent des grandes manufactures, ils sont très attrayants. Aussi, les marchands, bien conscients de la fascination exercée par le mot « secret », l'introduisent-ils dans toute leur publicité : le sieur Mauriceau présente son "Eau singulière pour empêcher les rides" "comme un secret toujours resté dans la famille dudit sieur Mauriceau". Les frères Rossy annoncent dans le Mercure de France qu'ils sont les seuls possesseurs du "vrai secret de l'eau admirable".

L'EAU DE LA PUCELLE

Toutes ces eaux ne sont pas réservées uniquement au visage ; certaines sont destinées à de plus intimes usages, comme cette "eau de la Pucelle" dont on dit si grand bien, que les pensionnaires de la célèbre proxénète Madame Gourdan l'utilisent dans l'espoir de retrouver l'étroitesse des vestales... L'auteur n'est pas un parfumeur, mais un curieux médecin, Gilbert de Préval, homme à la mode très prisé des dames dont il soigne les maladies secrètes. Spécialisé dans la syphilis, il est également l'inventeur de "caleçons anti-vénériens", et aussi d'une huile miraculeuse dont il suffit de s'enduire les parties pour être préservé du fléau... Malheureusement, le docteur Préval a poussé trop loin le zèle, en se livrant à une expérience publique avec une prostituée choisie parmi les plus avariées. Cet excès de conscience professionnelle lui a valu sa radiation de la Faculté de Médecine !

LA BELLE MADAME DE VESTRIS

C'est l'époque où les coiffures des femmes atteignent des hauteurs extravagantes : "Il n'y a plus de portes assez élevées pour leur donner passage", et les caricaturistes les montrent mettant en voiture la tête à la portière.

La coiffure à la mode est la bonne hauteur, quand le visage donne l'impression d'être placé au milieu de la silhouette.

Sous ces échafaudages abondamment poudrés qu'elles gardent la nuit et ne renouvellent qu'une ou deux fois par mois, la vermine pullule. Pour calmer les démangeaisons, on utilise un grattoir à long manche que l'on glisse sous la perruque, le plus discrètement possible, car un nouveau "Traité de Civilité pour les honnêtes gens" recommande instamment *"Ne tuez ni puce ni vermine en présence de quelqu'un..."*.

Au théâtre, ces coiffures monumentales provoquent des altercations parfois violentes. Ceux qui ont le malheur de se trouver derrière un "pouf aux sentiments" ne peuvent plus admirer les jolis petits pieds de Madame Vestris qui, sur scène, déclame avec conviction sa tirade. C'est que cette célèbre comédienne "fait autant de conquêtes avec ses pieds qu'avec sa figure !" Elle les chausse de bottines de satin blanc cousues chaque matin pour s'adapter parfaitement à leur forme, et qu'on déchire le soir pour les ôter !

La belle Madame Vestris ne néglige pas pour autant son visage, fragilisé par la couche épaisse de céruse dont, en scène, elle se plâtre comme tous les acteurs. Elle ne se couche jamais sans enduire sa figure d'une pâte de son invention, qu'elle garde toute la nuit.

Marie-Rose Gourgaud, dame Vestris, appartient à une famille vouée au théâtre. Elle est la sœur du grand comédien Dugazon, et la belle-sœur de l'illustre danseur Gaëtan Vestris. Elève en outre de Lekain, et protégée par les ducs de Choiseul et de Duras, Marie-Rose est entrée à la Comédie-Française où elle joue des rôles importants, malgré sa petite taille et son air de froideur. C'est l'époque où l'Église fait encore peser sa malédiction sur les gens de théâtre, auxquels elle refuse la sépulture religieuse. Les acteurs n'ont pas le droit de prêter serment ni de tester, à moins de renoncer à leur profession. Cet ostracisme ne les complexe guère, témoin Gaëtan Vestris qui affirme sérieusement :

–"Il n'y a que trois grands hommes en Europe, le roi de Prusse, Monsieur de Voltaire et moi..."

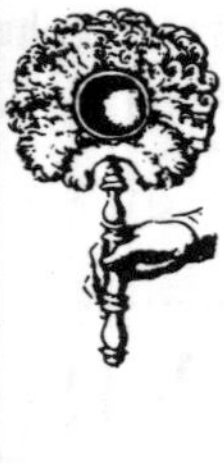

LE MASQUE DE MADAME VESTRIS

"Blancs de quatre œufs brouillés dans l'eau de rose, 15 grammes d'alun, 15 grammes d'huile d'amandes douces, battez le tout ensemble jusqu'à consistance d'une pâte. Étalez la mixture sur un masque de soie ou de mousseline, et gardez le plus longtemps possible, et même toute la nuit."

La présence des blancs d'œufs, de l'eau de rose et de l'alun rend ce masque extrêmement astringent. Mieux vaut retirer l'alun.

Chapitre XXVI

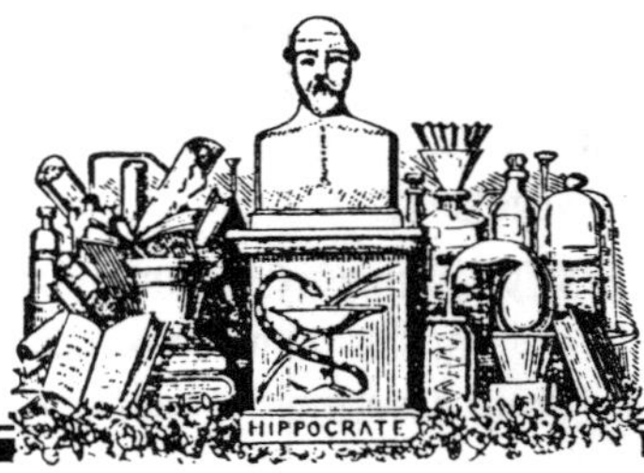

LA DOCTE COMPAGNIE

AVEC L'AUTORISATION DE L'ACADÉMIE ROYALE DE MÉDECINE

Ainsi, jusqu'à la fin du XVIIIe siècle, on ignore donc la composition de ces fameux "secrets", mais on soupçonne qu'il entre dans leur fabrication de véritables décapants. Le grand Lavoisier lui-même s'intéresse à la question, et préconise une méthode pour détecter les rouges minéraux, plus dangereux que les rouges végétaux.

C'est seulement en 1778-79 qu'une réglementation est élaborée. La Société Royale de Médecine, alertée par les nombreux accidents dus aux produits de beauté, décide que ceux-ci seront désormais examinés par des chimistes compétents, et ne pourront être mis en vente sans une autorisation préalable.

Ces mesures louables ne sont pas toujours aussi efficaces qu'on le souhaiterait. Des abus apparaissent : Balzac nous montre son héros, César Birotteau, offrant à un membre de l'Académie de Médecine, pour obtenir son visa, un tableau que l'illustre chimiste convoitait depuis longtemps...

De 1782 à 1788, Messieurs les médecins de l'Académie vont donner ou refuser leur autorisation. Un des premiers à l'obtenir est Jean-Marie Farina, venu s'établir à Paris. Dans cette famille, tous les garçons portent ce nom, en souvenir de l'ancêtre arrivé d'Italie au XVIe siècle pour monter à Cologne une distillerie. Depuis ce temps, des parfumeurs peu scrupuleux utilisent sur leurs étiquettes la mention d'eau de Cologne. Aussi, Jean-Marie Farina demande-t-il que la sienne soit rebaptisée et porte désormais son nom. Ce qui lui est accordé d'autant plus aisément que cette eau merveilleuse ne sert pas seulement à parfumer : elle est considérée comme un véritable remède, que l'on boit dans du vin ou du bouillon ! Une expertise de l'Université de Cologne faite en 1756 la définit ainsi :

– *"Un esprit volatil composé d'herbes médicinales les plus précieuses, un élixir ayant le pouvoir de rétablir les parties du corps atteintes par certaines maladies, de les fortifier, de leur rendre leurs fonctions naturelles, de rafraîchir l'esprit vital, d'aider à la digestion, d'éliminer toutes les substances nuisibles."*

Après un tel verdict, l'Académie Royale de Médecine de France ne pouvait que s'incliner.

Voici quelques extraits de rapports établis par les membres de la docte Compagnie.

Séance du 3 novembre 1782 : Eau pour le teint de la demoiselle Guérin. De l'examen de la recette, il résulte que :

"Elle est une eau distillée d'une décoction de parties animales et de farineux mélangés avec un appareil ridicule et sans principes. Cette eau indiquée pour rendre la peau fraîche, effacer les taches de rousseur, de la petite vérole, et prévenir les

rides, ne peut produire les effets pour lesquels on l'annonce. Nous concluons donc à ce qu'il ne doit point être accordé de permission à la demoiselle Guérin pour son débit."

Cette eau était celle du sieur Mauriceau dont nous avons déjà parlé.

Séance du 29 décembre 1782 : Pommade pour le teint, coupures et brûlures de la demoiselle Guestre :

"Après avoir rendu hommage à la modestie et à l'honorabilité de la demoiselle Guestre, la Compagnie trouve la pommade présentée comme étant de mauvaise conservation, et peu propre à produire les effets qu'on lui attribue, et ne donne aucune permission."

Séance du 4 février 1783 : Crème anglaise de la demoiselle Clément.

"Cette préparation consiste dans l'usage de deux liqueurs, dont l'une est une préparation de plomb et de vinaigre, l'autre est une eau distillée suave, aiguisée avec du sel marin. Ces deux liqueurs doivent être mêlées ensemble pour former la crème anglaise dont on se frotte ensuite le visage pour l'embellir. Il suffit d'exposer le contenu de cette recette pour juger qu'elle n'est admissible d'aucune manière. Nous sommes persuadés que l'Académie Royale de Médecine ne peut accorder son autorisation à la demoiselle Clément."

Séance du 9 juillet 1783 : Rouge de la demoiselle Parchand.

"Ce rouge ne contenant aucune substance métallique, peut être vendu sans danger."

Remarquons au passage que les parfumeurs qui sollicitent ces autorisations sont souvent des... parfumeuses, des demoiselles qui trouvent dans cette activité un moyen honorable de gagner leur vie.

Le rapport suivant concerne un parfumeur de la rue de L'Abbaye, le sieur Caron, qui inspirera Balzac pour camper le personnage de César Birotteau, et qui finira glorieusement ses jours à la Chambre des Députés, sous la Restauration. Pour le moment, il n'est qu'un parfumeur anxieux de savoir si son rouge, son blanc et sa pommade pour le teint, vont recevoir l'approbation de l'illustre Compagnie.

Le rapport, favorable, n'en contient pas moins une petite pointe d'ironie à l'encontre du demandeur :

Séance du 21 décembre 1787 :

"Tout en tolérant la vente de ces objets qui ne renferment rien de nuisible à la santé, la Compagnie est d'avis que : Le sieur Caron ne propose pas à l'usage du beau sexe des mélanges de substances dont on ne se fut jamais avisé avant lui, et qu'il n'a vraisemblablement cherché à se distinguer de ses rivaux qu'en présentant au public des attestations honorables."

On imagine les déceptions des parfumeurs quand l'autorisation est refusée, et aussi l'orgueil et la joie lorsque l'étiquette peut porter la mention : "Approuvé par l'Académie Royale de Médecine", ce qui représente un sérieux atout de vente.

Certains parfumeurs poussent plus loin leurs ambitions, et rêvent d'un monopole qui évincerait rivaux et imitateurs. Mais l'Académie se méfie de ces prétentions. Ainsi, en 1783, une parfumeuse, la veuve Baret, tente d'obtenir un privilège pour la vente de son "Eau de Perles" :

"Cette eau, sans être un fard, dit la publicité, *ôte toutes les taches de la peau, éclaircit le teint, dissipe les boutons, guérit les rougeurs du visage et blanchit la peau."*

Verdict de la Société Royale de Médecine :

"Ce cosmétique n'a rien de malfaisant, mais la Compagnie ne peut acquiescer à la demande d'un privilège pour la vente de cette eau."

LES DÉBOIRES DE MONSIEUR DE GRUYÈRE

Un autre parfumeur, Monsieur La Gruyère, inventeur d'un "Rouge pour les dames garanti sans danger", va aller beaucoup plus loin. Son affaire, en effet, est à ce point florissante, que le potier de la rue de la Roquette chargé de lui fournir ses pots, lui en livre par an plusieurs milliers.

Grisé, notre parfumeur voit plus grand, et rêve de monter une manufacture avec monopole de fabrication. Il se dit qu'en promettant à l'État une redevance versée au Trésor, et aussi en mettant en avant l'intérêt de la santé publique, il a des chances d'obtenir le privilège exclusif de fabriquer et de vendre son rouge. Il envoie donc un projet très élaboré au Directeur Général des Finances, Monsieur Necker – le père de Madame de Staël –.

– *"Privilège demandé pour la fabrication du rouge des dames, par le chevalier de Gruyère, 1er avril 1780. Il demande pour une compagnie le privilège exclusif de vendre et faire vendre du rouge à l'usage des dames dans tout le Royaume.*

"Et la compagnie se soumet à verser 1 200 000 livres au Trésor Royal pour obtenir ce privilège.

Les personnes qui composent cette compagnie fondent la légitimité du privilège qu'elles demandent :

1) *sur ce que le rouge que vendent les marchands, étant composé de matières métalliques, est corrosif et nuit à la santé.*

2) *sur ce qu'ils sont les inventeurs du rouge végétal, et qu'il est juste que cette découverte leur profite."*

D'après les calculs de Monsieur de Gruyère, 600 000 pots de rouge se consomment en France, et 200 000 à l'étranger, huit cents mille pots rapporteraient au roi un revenu de 320 000 F.

Dans le développement de son projet, Monsieur de Gruyère rappelait les faits qui justifiaient sa demande :

– *"Une triste expérience n'a que trop justifié par des accidents multipliés combien l'application d'une composition mal faite devient funeste à la peau. Des personnes de tout âge et condition en ont été victimes."*

Et le demandeur conclut en renouvelant son offre :

"De verser comptant au Trésor Royal une somme de douze cent mille livres par forme d'anticipation du bénéfice qu'ils espèrent, s'il plaisait au roi de leur accorder un privilège exclusif pour la vente et la composition du rouge végétal."

Cinq mois plus tard, Monsieur de Gruyère, ne recevant pas de réponse, envoie un nouveau mémoire, dans lequel il réitère son offre de payer au roi un droit de huit sols pour chaque pot de rouge.

Malheureusement pour Monsieur de Gruyère, et malgré la protection de Madame de Polignac, l'amie de Marie-Antoinette, sa proposition ne fut pas retenue par les intendants généraux, cette affaire ne relevant pas de la compétence du comité du commerce. Le dossier n'alla probablement même pas jusque sur le bureau de Monsieur Necker, qui s'occupait alors de combler le déficit budgétaire par l'emprunt – et qui eût peut-être trouvé dans l'idée de Monsieur de Gruyère un bon moyen de renflouer le Trésor...

Quelques années plus tard, en 1789 – nous sommes à la veille de la Révolution et des idées généreuses – un philanthrope, le chevalier d'Elbée, présente à son tour un projet pour que la vente des produits de rouge soit affectée aux veuves d'officiers. Mais les parfumeurs ne sont point des altruistes...

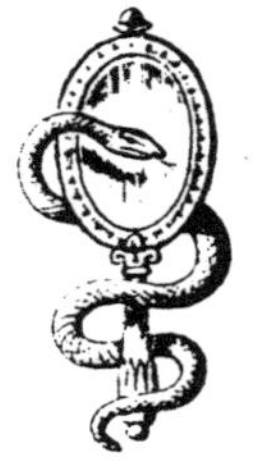

UN ROUGE INOFFENSIF

Les femmes qui se méfiaient à juste titre des rouges vendus chez les parfumeurs, pouvaient à moindre frais colorer leurs joues, grâce à cette vieille recette :

"Exprimez le jus de la racine de la betterave rouge, et colorez-vous en le visage et les lèvres. Ce suc a moins de vivacité que le fard artificiel, mais il n'abîme pas la peau et se rapproche de la couleur naturelle."

La betterave étant riche en propriétés nutritives : sucre, magnésium, phosphore, vitamines B et C, on peut sans danger essayer ce procédé ancien.

Chapitre XXVII

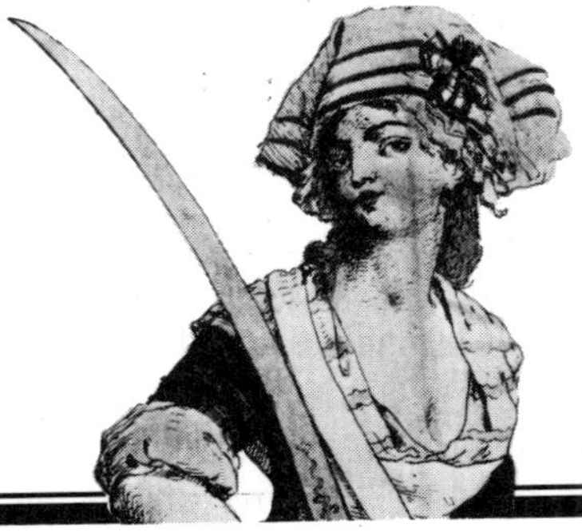

LES ANNÉES DE TERREUR

DES “ÉLIXIRS A LA GUILLOTINE”

Ils furent charmants, les débuts de la Révolution qui fournissaient aux dames l'occasion de renouveler leur garde-robe. Plus de panier, ni de traînes ni de coiffures extravagantes, mais des robes à la circassienne, rayées des trois couleurs, appelées “à la Camille française”, ou “à la Constitution”. On porte des négligés “à la patriote” et des chapeaux “à la Liberté”. La cocarde est bien vue dans la meilleure société, de même que le petit bouquet de bleuets, marguerites et coquelicots glissé dans l'échancrure du fichu.

Cette euphorie ne dure guère. Après le triomphe des Jacobins, le commerce de luxe ferme boutique. Costumières, brodeuses, dentellières se retrouvent sans travail. Le temps n'est plus à la frivolité et aux mignardises, et les magasins des parfumeurs sont les premiers à pâtir de la crise d'austérité. Quelques-uns, cependant, tentent de s'adapter aux circonstances en baptisant leurs produits de noms d'un goût douteux : “Elixir à la guillotine”, ou “Sent-bon à la sent-son”...

Est-ce à dire que la Révolution va balayer le Petit Pot ? Ce serait mal connaître la coquetterie féminine qui ne désarme sous aucun régime. Dans un almanach paru en 1791, on lit que, rue des Bernardins, se vend au prix de dix sols “une pommade dont les principales propriétés sont de blanchir la peau, de lui donner la fraîcheur de l'adolescence et d'empêcher les rides”.

De même, trois jours après l'émeute du 10 août, alors qu'on n'a pas fini d'enterrer les Suisses massacrés aux Tuileries, une petite annonce du “Moniteur” du 15 août 1792 nous apprend que “Madame Broquin continue à vendre sa pommade pour teindre les cheveux en une seule séance. Le prix de la pommade est de neuf francs le pot....

En août 1793, à Nantes, le sinistre Carrier organise les “noyades de Nantes” en faisant construire des bateaux à soupape permettant de noyer cent personnes à la fois. Cela n'empêche nullement une jeune bourgeoise comme Madame Hummel de régler à cette même époque au parfumeur Sarradin de la rue de la Fosse un mémoire de dix-huit livres, puis, au mois de décembre, de lui acheter pour dix livres huit sols d'eau de Cologne, dix livres d'eau d'héliotrope”, et deux flacons de “Vinaigre des quatre voleurs” à quatre livres chacun... Preuves que tous les parfumeurs n'ont pas fermé boutique, et qu'ils continuent à vendre des produits qui, n'étant plus contrôlés, contiennent d'ailleurs n'importe quoi.

– *“Toutes les eaux que j'ai vu renferment du mercure et du plomb qui sont les deux poisons les plus terribles”*, écrit en 1794 un médecin, le docteur Hufeland, dans un article intitulé “Moyen de conserver la beauté.”

Les sombres années 1793-1794 voient s'annoncer une pénurie de chandelles et de bougies ; le charbon est hors de prix ; on fait la queue devant les magasins d'alimentation, tandis que le savon devient un luxe. Les gens qui ont le goût de la propreté continuent cependant à se laver de temps en temps, soit chez eux, soit dans les quelques bains publics qui n'ont pas fermé leurs portes. On se baigne généralement par nécessité, comme c'est le cas pour Marat qui souffre d'une affection de la peau, maladie qui l'oblige à prendre des bains fréquents.

Pour ne pas perdre de temps, il travaille sur une planchette posée en travers de sa baignoire-sabot. Il accorde même parfois des audiences aux personnes qui ont des messages urgents à lui transmettre. Parmi celles-ci, une jeune fille demande un jour à le voir pour lui communiquer une liste de suspects. Son nom : Charlotte Corday...

Le croirait-on ? En pleine Révolution, des personnes attachées aux vieilles traditions continuent à se poudrer les cheveux ! Robespierre lui-même fait partie de ces rétrogrades et persiste à porter sa tête poudrée de blanc... Son perruquier vient lui refaire ses boucles tous les matins, pendant que la charrette emmène ses condamnés du jour à l'échafaud...

Ensuite l'opération, l'Incorruptible râcle lui-même avec un couteau les particules de poudre restées sur son visage, et se lave la figure dans une cuvette, avant de s'habiller avec beaucoup de soin. Il a horreur du débraillé...

Pour contenter leur clientèle, les parfumeurs ont bien du mal à se procurer de la farine en cette période de disette. Ils vont alors utiliser... des pommes de terre pour fabriquer leur poudre ! Un rapport de police signale au Comité de Salut public ce gaspillage révoltant :

– *"Les parfumeurs emploient beaucoup de pommes de terre pour faire de la poudre à poudrer. Il serait très à propos de faire cesser ce commerce, et que le Comité de Salut public s'occupe de ces objets."*

LE ROUGE DE L'ULTIME COURAGE

Le comité s'occupe aussi de traquer les "nids d'aristocrates", tel le château de Louveciennes qui abrite encore la dernière favorite de l'Ancien Régime.

En décembre 1793, Madame Du Barry, "cette Laïs célèbre pour la dissolution de ses mœurs", est jugée par le Tribunal révolutionnaire.

La comtesse, qui n'a jamais fait de mal à personne, ne réalise pas ce qui lui arrive. Elle comprend seulement qu'elle est condamnée à avoir la tête tranchée...

Le jour sinistre arrivé, on procède à sa dernière toilette entre les murs suintants de sa géôle...

La belle chevelure cisaillée sans ménagement s'éparpille sur le sol crasseux ; on lui passe de force la chemise des suppliciées : elle crie, elle supplie, elle sanglote, et se traîne par terre. Quand on la hisse sur la charrette, la nuit est prête à tomber, une nuit brumeuse et glaciale de décembre. Quelques passants s'arrêtent pour regarder cette femme dont la voix s'enroue à force de hurler. Elle se débat jusqu'à la dernière seconde : "Encore un petit moment, Monsieur le Bourreau !" Le couperet tombe. Il est quatre heures et demie, des lanternes s'allument dans les rues de Paris...

La tendre Du Barry n'était pas de celles qui se mettent crânement du rouge pour monter à l'échafaud. Cette bravoure – ou cette bravade – reste le fait de quelques aristocrates comme la belle et malheureuse princesse de Monaco, pour qui "noblesse oblige".

Le 9 Thermidor – le jour-même où Robespierre est arrêté – une de ses dernières victimes s'apprête à partir pour la guillotine.

Thérèse de Choiseul-Stainville, princesse de Monaco, âgée de vingt-six ans, a le temps de cisailler avec un morceau de vitre ses mèches blondes pour que le bourreau n'y porte pas la main, mais aussi pour laisser ce legs à ses enfants.

Elle prend soin aussi de se mettre du rouge, "pour ne pas avoir l'air trop pâle en affrontant la populace..."

Si le fard dont s'enluminaient maladroitement les dames de l'Ancien Régime jamais réhabilité, ce fut bien pendant la Terreur, quand il devint le rouge de l'ultime dignité.

Le 9 Thermidor – juillet 1794 – marque la fin de la Terreur. Le temps pour le pays de se ressaisir, et une ère nouvelle s'ouvre avec le Directoire. Toute une société assoiffée de plaisirs entend bien prendre sa revanche sur ces singulières années où l'on ne dansait plus que la carmagnole. La mode reprend ses droits. Les femmes osent être élégantes. Les riches ne rasent plus les murs. Les pauvres sont toujours aussi pauvres...

Toutes ces grandes agitations ne semblent avoir abouti qu'au retour des injustices et des extravagances de toutes sortes.

LA LOTION A L'ORTIE

La difficulté de se procurer des produits de beauté, devenus rares et chers, devait favoriser la préparation à domicile des vieilles recettes à base de végétaux. Parmi ceux-ci : l'ortie, qu'on trouve partout, et dont on a redécouvert les vertus : "On est depuis quelques temps à Paris dans l'usage de prendre les feuilles de l'ortie infusées dans de l'eau bouillante à la manière du thé." On en faisait aussi des lotions.

Faire une décoction de 50 à 80 grammes de racines bouillies dix minutes dans un litre de vin blanc, auquel on ajoute un verre de vinaigre de vin. Cette lotion astringente est particulièrement favorable aux mains qu'elle blanchit.

Chapitre XXVIII

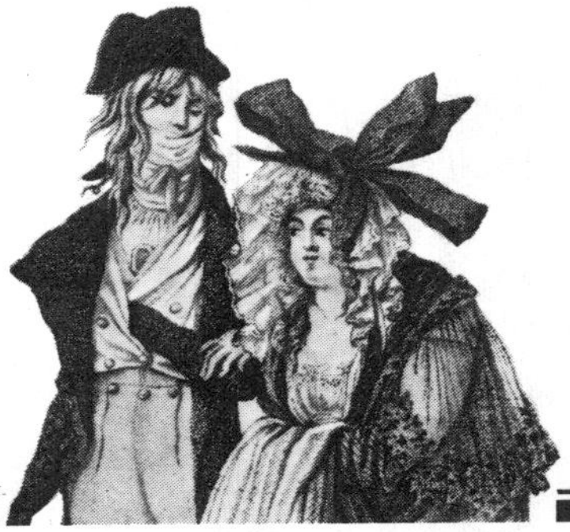

LES MERVEILLEUSES DU DIRECTOIRE

LES BAINS DE FRAISES DE MADAME TALLIEN

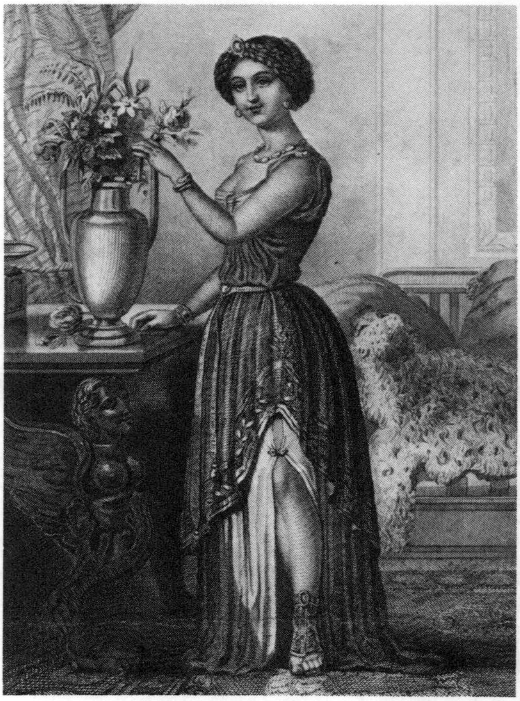

Comme ces belles hétaïres grecques dont elles ont adopté le costume, les Merveilleuses du Directoire font encore rêver les historiens. Vêtues de tuniques transparentes à la Cérès ou à la Minerve, chaussées de cothurnes, coiffées de perruques à la Titus ou à la Bérénice, elles ne négligent rien pour ressembler à des figures de bas-reliefs antiques.

Les plus en vue sont Madame Tallien, vingt ans, Madame Récamier, dix-huit ans, Madame de Beauharnais, trente-deux ans : presque une vieille ! Ces dames s'autorisent toutes les audaces, comme Madame Hamelin, la jolie mulâtresse qui fait le pari de se montrer les seins nus sur les Champs-Élysées. Ses robes transparentes de mousseline ou de linon laissent apercevoir son corps brun, qu'elle lotionne, dit-on, chaque matin avec une décoction de rhum, comme le font les femmes de Saint-Domingue.

Madame Tallien, quand elle sort, ne met pas de chemise, mais un tricot couleur chair. Sa robe athénienne est fendue sur les côtés pour laisser apercevoir ses belles jambes autour desquelles s'enroulent les lanières de ses cothurnes. Elle change plusieurs fois par jour de perruque – toutes les coquettes se doivent d'en posséder un assortiment. Dans la rue, elle marche noblement en tenant les plis pendants de sa robe ramenés sur le bras droit. Sous le Directoire, on ne s'habille pas : on se drape.

Tout Paris sait que, chaque matin, Madame Tallien plonge son beau corps dans des bains de fraises écrasées. Elle y reste une heure, "et quand sa peau est bien imprégnée du suc de ce fruit, on la lotionne avec une éponge trempée dans du lait...".

Les modes du Directoire ont au moins ceci de bon, qu'elles font retrouver le goût des ablutions.

Un goût qui vaudra à Madame Récamier une piquante mésaventure.

MADAME RÉCAMIER SURPRISE AU BAIN

Un provincial qui désirait rencontrer pour affaire Monsieur Récamier se présente un matin à son hôtel de la rue de la Chaussée-d'Antin, et, ne trouvant personne dans l'antichambre, ouvre plusieurs portes donnant sur des salons vides. De porte en porte, il en ouvre une autre, et se trouve en présence d'une femme entièrement nue en train de s'éponger, debout dans un bassin. Madame Récamier, croyant entendre sa femme de chambre, lève les yeux et pousse un cri en s'accroupissant pour cacher sa nudité. Le provincial, alors éperdu, rougissant, avance la tête en balbutiant :

"N'est-ce pas à Monsieur Récamier que j'ai l'honneur de parler ?"

Après Diane de Poitiers et Ninon de Lenclos, Madame Récamier appartient à cette catégorie de beautés qui conservent leur fraîcheur d'autant plus longtemps, qu'elles n'abusent pas des fards.

Juliette, en effet, se maquille peu. En revanche, elle se livre à des ablutions fréquentes, dans sa somptueuse salle de bains en marbre imité de l'antique que lui a fait construire son financier de mari.

Madame Récamier, s'il faut en croire ses contemporains, ne fit jamais rien pour dissimuler les effets de l'âge. Seule, une dernière coquetterie l'incitait à dissimuler ses cheveux grisonnants, mais elle n'usait d'aucun artifice pour donner un éclat factice ą son teint à peine flétri. "Cette sincérité contribua sans doute à prolonger chez elle les avantages extérieurs bien au-delà des limites ordinaires."

JOSÉPHINE DÉCRÉPITE A TRENTE ANS ?

Madame de Beauharnais n'est pas la dernière à se montrer dans les endroits où l'on s'amuse : au bal Calypso, au bal Montmartre, au bal Richelieu, et surtout dans la délicieuse chaumière hospitalière que possède son amie Madame Tallien, sur le Cours-la-Reine, rendez-vous de tous les élégants et libertins de la capitale.

Un mouchoir rouge noué à la créole sur ses cheveux, la jolie veuve fait de nombreuses conquêtes, en dépit des méchants propos de son ex-amant Barras qui écrit dans ses "Mémoires" :

– *"Madame Tallien était dans sa plus grande fraîcheur. Madame de Beauharnais commençait sa décrépitude précoce. Ce mot n'a rien d'exagéré pour ceux qui l'ont vue de près, et qui savent qu'elle n'avait rien qui tînt de la nature, qu'elle tenait tout de l'art, mais de l'art le plus raffiné, le plus prévoyant, le plus perfectionné, que jamais courtisane de la Grèce ou de Paris ait employé dans l'exercice de leur profession..."*

Joséphine, en effet, use abondamment de la céruse et du vermillon, qui la vieillisent prématurément et lui gâtent les dents.

En 1796, elle est demandée en mariage par un jeune général, un nommé Napoleone Buonaparte. Joséphine accepte parce qu'elle l'imagine fortuné. De son côté, il la croit riche, "sans cela, je ne l'aurais pas épousée", confiera-t-il un jour à Bertrand.

Une certaine presse se fait l'écho de leur mariage :

– *"Il – Bonaparte – a épousé Madame de Beauharnais, jeune veuve de quarante-deux ans, qui n'était pas mal lorsqu'il lui restait encore une dent pour embellir la plus petite bouche du monde..."*

Ce qui n'empêchera pas Bonaparte, dès les premières nuits avec l'experte créole, d'en tomber amoureux fou.

Ces années-là, le "Chat botté", comme l'appelle Joséphine, se couvre de gloire sur les champs de bataille. Ce mariage, qui fait de lui le mari le plus trompé de France, lui porte visiblement chance...

En 1799, il devient Premier Consul. Son destin est en marche, ainsi que celui de sa compagne qui ne porte plus de mouchoir rouge noué à la créole. Madame Bonaparte est maintenant la femme la plus en vue de Paris : on s'adresse à elle pour obtenir des faveurs ; on lui dédie des livres.

"L'AMI DES FEMMES"

C'est ainsi qu'un jeune médecin, élève de Corvisart, le docteur Marie de Saint-Ursin, auteur d'un ouvrage sur la beauté intitulé "L'Ami des femmes", lui adresse son œuvre :

"A Madame Bonaparte,

Madame, tandis que votre illustre époux ajoutait chaque jour une feuille aux lauriers qui couronnent son front, j'esquissais obscurément cet ouvrage que je crois utile à votre sexe, et que, pour cette raison, j'ai intitulé l'Ami des femmes". Je vous le dédie, Madame, parce que vous offrez déjà l'exemple des préceptes qu'il donne, et que je ne connais personne dont l'opinion puisse plus sûrement accréditer les principes qu'il contient, et coopérer à la réforme qu'il conseille. Le goût excessif de la parure, en effet, est le prélude au relâchement des mœurs... C'est moins par coquetterie que par condescendance à l'empire de la mode, que les Françaises conservent leurs costumes plus meurtriers encore qu'indécents..."

Ce n'était pas à Joséphine qu'il fallait conseiller des modes moins dévêtues... et les aphorismes maladroits du docteur Marie de Saint-Ursin durent passer par-dessus sa tête légère de créole :

Pourtant, le docteur, après avoir préconisé la pelisse polonaise à la sortie du bal au lieu de l'écharpe de gaze, agite le spectre de la maladie :

– *"Croyez-vous que l'amant le plus épris sera aussi assidu quand une phtisie pulmonaire viendra décolorer ce teint si frais, flétrir ces bras arrondis ? Apprenez-moi donc par quel secret attrait des femmes décemment élevées aiment à se produire presque nues ?"*

Le médecin en arrive aux cosmétiques, et donne "la série des recettes salubres et cosmétiques avoués par la prudence, et qui, simples comme la nature, peuvent relever l'éclat de la beauté, prolonger son empire ou dédommager son absence. On ne les donne ici que pour déjouer le charlatanisme".

– *"La peau,* explique Saint-Ursin, *se ternit par ses excrétions habituelles unies aux émanations atmosphériques. Le contact de l'air suffit pour donner à la peau des teintes diverses.*

C'est ici que l'arsenal des belles est inépuisable ; aussi voit-on le meurtrier acide nitrique à côté de l'innocente eau de pied de veau ; le mercure, sous toutes ses formes, figurer auprès de la pommade de concombre. Nous conseillons le bain de lait, celui de la pâte d'amande, l'eau de mouron, les pleurs de la vigne, l'eau distillée du miel, le lait, le suc de melon, le jus laiteux de l'orge encore vert, l'eau de lin à laquelle on ajoute par pinte un jaune d'œuf. Ces recettes n'ont rien de dangereux."

Le docteur Marie de Saint-Ursin, qui a lu et relu Abdeker, reprend presque dans les mêmes termes les recommandations du pseudo-médecin arabe à la belle Fatmé – recommandations qui sont d'ailleurs de tous les temps.

– *"Si l'on veut que la beauté du teint soit l'effet de l'équilibre parfait des humeurs, c'est moins du côté de la peau qu'il faut tourner ses vues que vers le mécanisme intérieur. Il faut passer par sa garde-robe, si l'on veut que le rouge tienne."*

Les dents sont aussi l'objet de la sollicitude du docteur Marie de Saint-Ursin :

– *"Chaque matin, se laver la bouche avec un verre d'eau légèrement animée d'eau-de-vie ; passer une brosse à éponge sur ses dents, et user, mais très rarement, soit de marc de café, soit de pain brûlé, soit de tabac râpé. On peut aussi, sans danger, promener tous les mois une tranche de citron sur ses dents."* (! !)

Quant aux poils superflus, le médecin recommande vivement leur épilation :

– *“On ne pardonne point à deux sourcils de se rejoindre, et on les excuse encore moins de s’établir au-dessus de deux lèvres de rose... Ces appas grenadiers repoussent le désir...”*

En ce qui concerne les palpitations féminines, le docteur de Saint-Ursin ne connaît que deux remèdes : les infusions de fleurs d’oranger, ou bien l’application de sangsues à l’anus ! !

Au début de ce siècle, on soignait encore les hémorroïdes en les faisant mordre par ces hirudinées qui sécrètent de l’hirudine, principe anticoagulant et antitoxique.

Le docteur Marie de Saint-Ursin est aussi partisan des bains. Il adresse ainsi au général Bonaparte un appel pour que s’ouvrent partout, comme au temps des Romains, des établissements publics pour l’hygiène et la santé.

– *“Qu’il me soit permis, Madame, de terminer ce chapitre en en appelant sur cette importante question l’œil d’un gouvernement pour qui rien n’est petit, imitateur des sublimes institutions des Grecs et des Romains. Peut-être le fils aîné de la Victoire ne trouvera-t-il pas indigne de ses mains consulaires de tracer des enceintes où le Français, puisant en même temps aux sources du plaisir et de la santé, se délasse de ses succès guerriers.”*

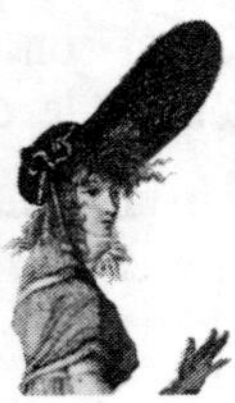

LES QUATRE SEMENCES FROIDES DU DOCTEUR SAINT-URSIN

“On nous accuserait de partialité si nous ne citions cette eau fameuse à laquelle les femmes du Danemark doivent, dit-on, l’éclat de leur teint. Une belle dame de soixante-dix ans — qui ne paraît pas en avoir cinquante — nous harcèle d’ailleurs pour l’insérer ici. Prenez égale quantité de fèves blanches, des quatre semences froides et de crème fraîche, battez le tout en y ajoutant suffisante quantité de lait, pour faire une pommade avec laquelle on se lave la figure.”

Les “quatre semences froides” qui constituèrent la panacée de l’ancienne cosmétologie sont celles du concombre, du melon, de la citrouille et de la courge. Les fèves doivent être pilées pour en extraire le suc, avant d’être mélangées à la crème.

Chapitre XXIX

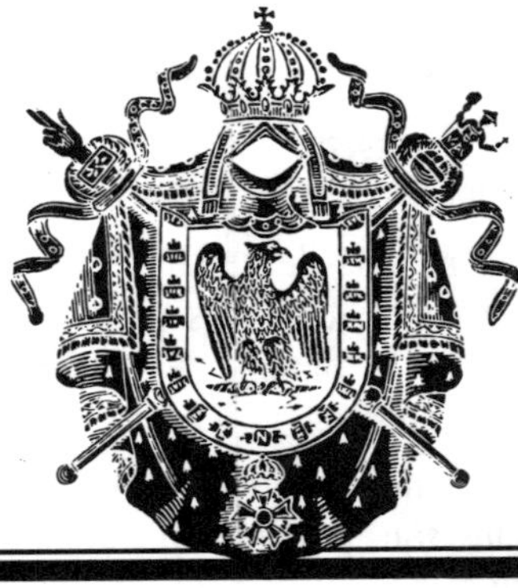

A QUEL SAINT SE VOUER !

UN TRAITÉ D'HYGIÈNE FÉMININE EN 1804

C'est un certain Jacque Moreau, de la Sarthe, qui entreprend de publier ce traité consacré à l'hygiène féminine, l'année où Napoléon est proclamé empereur. Lui aussi dénonce les dangers de nombreux produits de beauté.

– *"Certains vinaigres astringents doivent leurs propriétés à une quantité de sulfate d'alumine qu'ils tiennent en dissolution et qui altèrent les tissus."*

Il signale avec force les méfaits de certains fards, comme le blanc de plomb (céruse), et met en garde contre certaines préparations désignées par les noms d'"Eau de beauté", d'"Eau de la fontaine de Jouvence", etc. Rien ne vaut, selon lui, les vertus de la crème fraîche...

Il aborde la question des bains, et au sujet des "bains de modestie" préconisés par le docteur Gaulin dans son "Médecin des dames", fait remarquer que l'on peut en simplifier la formule en utilisant "une quantité de pâte d'amande suffisante pour troubler la transparence de l'eau et lui donner une apparence laiteuse".

Cependant, Monsieur Moreau n'est pas un fanatique des bains, et tout en reconnaissant leurs bienfaits, en conseille un usage modéré, car ils ôtent au corps ses odeurs naturelles, "propres à exciter le désir de reproduction".

– *"Du reste, nous devons l'avouer, les lavages fréquents et tous les moyens employés par le luxe pour rendre la peau douce et polie, diminuent cette ardeur de tempérament qui fait négliger les nuances de la volupté et du plaisir. Ceux qui ont beaucoup d'expérience sur ce point ne s'y trompent point. L'odeur des femmes, qu'un médecin de Paris comparaît à celle des singes, ne rebute que les tièdes. On sait qu'elle n'étonnait pas Henri IV."*

PAS DE BEAUTÉ SANS BLANCHEUR

Deux ans plus tard, en 1806, un médecin, le docteur Caron, publie sa "Toilette des dames". Une rivalité occulte doit l'opposer à son confrère précédemment cité, le docteur Marie de Saint-Ursin, car il commence par lui faire son procès :

– *"Examinons cet ouvrage,* écrit-il. *L'auteur se vante lui-même avec un orgueil si extraordinaire, qu'il m'a forcé malgré moi à m'arrêter de préférence sur les endroits faibles ou ridicules, et il y en a beaucoup. Oui, quel fut mon étonnement de ne trouver qu'un ouvrage incohérent, et rempli de contradictions, de n'y voir qu'un style affecté et précieux."*

Après avoir ainsi trempé sa plume dans le vitriol, le docteur Caron change d'encrier pour parler de l'art de la beauté, et prodiguer dans un style aimable et paternel des conseils à ses lectrices.

L'objectif principal du docteur Caron est la préservation de la blancheur. Il énumère les facteurs malfaisants qui la menacent, et qui n'ont pas varié depuis l'antiquité :

– *"La blancheur est une des qualités que nous exigeons nécessairement dans la peau pour qu'elle puisse être appelée belle. Le goût des anciens était sur ce point bien conforme au nôtre : ils estimaient tellement la blancheur de la peau qu'ils regardaient cette qualité comme le signe distinctif de la beauté.*

Les causes externes qui concourent sans interruption à détruire la beauté de la peau, sont surtout l'air, la chaleur du climat et la lumière. Ces trois causes réunies contribuent à lui faire perdre cette blancheur, cet éclat, ce poli, cette finesse, cette douceur, qui nous enchantent.

Les Vénitiennes, si célèbres par la beauté admirable de leur teint, se servent d'ailleurs encore aujourd'hui d'une pâte composée avec de la fleur de farine et des blancs d'œufs ; elles en font une espèce de masque qu'elles appliquent le soir sur le visage, renouvelant ainsi ce que les anciens nous apprennent de la courtisane Poppée, et que les historiens nous rapportent de l'efféminé Henri III.

Un habile médecin, De Sénac, pensait que les femmes auraient toujours le visage jeune, si elles pouvaient y conserver le gonflement de la jeunesse, qui produit le blanc par la tension de la peau, et le rouge par la plénitude des vaisseaux sanguins. De Sénac trouvait un moyen d'obtenir en réalité ce que les fards ne donnent qu'en apparence.

Il faut, disait-il, *empêcher la transpiration du visage ; par ce moyen, il se fera dans les petits vaisseaux une heureuse obstruction de lymphe et de sang, et la peau se tiendra plus tendue. Or, l'huile empêche la transpiration, et il ne faut que s'en frotter le visage, ou n'y appliquer que des drogues dont l'huile soit la base, et non pas des plâtres qui, en séchant, la rident encore.*

C'est bien vrai qu'en étiolant le visage avec des cosmétiques onctueux, on s'oppose, autant qu'il est possible de le faire, aux causes extérieures qui détruisent la beauté du teint et sa finesse. Mais il est d'autres causes. A quoi serviront, par exemple, les typiques, lorsque les vices de la peau dépendront d'un dérangement de l'estomac, ou d'un vice du foie, ou d'une affection de poitrine, ou de quelque sécrétion corrompue ? C'est la santé qu'il faut rétablir d'abord lorsqu'on veut rappeler la beauté."

LE GRAND ENNEMI : LE HÂLE

Toujours dans le but de préserver la blancheur, le docteur Caron s'insurge lui aussi contre les modes dévêtues nées sous la Directoire, modes qui exposent les femmes au grave danger de voir brunir leur peau imprudemment découverte.

– *"Si les femmes sont faites pour être belles, pour avoir une peau blanche, douce et polie, elles sont faites pour être habillées. Je prouverai que la peau exposée sans cesse au contact de l'air devient plus grosse, plus rude, plus âpre ; elle se ternit, se brunit, et perd cette blancheur, cette douceur satinée qui en fait tout le charme. Un temps viendra où les hommes donneront la préférence à la femme modeste, dont les bras et le sein toujours recouverts, lui offriront le double avantage de charmes plus délicats et plus frais, et qui n'auront jamais existé que pour lui. En effet, que peut offrir à son amant cette femme hardie dont les charmes sont étalés à tous les yeux ? Mais elle est assez punie ; le ciel a vengé son impudeur, et le hâle a voilé ses appas. L'air a desséché ses formes, a enlevé sa fraîcheur ; la lumière a terni l'éclat de sa peau, en a altéré la blancheur, en a grossi le tissu ; la fleur de ses attraits est fanée. Une femme fait donc le sacrifice de sa beauté, lorsque, dans le vain espoir de paraître plus belle, elle étale au grand jour des appas qui n'acquièrent toute leur perfection que dans l'ombre..."*

DOIT-ON SE FARDER ?

"Doit-on se farder ? Lorsqu'on est jeune, fraîche et jolie, le fard serait un ridicule. Mais, au contraire, lorsqu'une antique et vénérable douairière masque sa peau brune et chagrinée sous une couche épaisse de blanc réchampie d'une teinte vermillonnée, je l'en remercie intérieurement de bon cœur ; au moins, je puis la regarder sans dégoût ; et ne lui devons-nous pas en effet de la reconnaissance, de ce qu'elle veut bien se rendre aimable ?"

Dans ce chapitre, le docteur Caron énumère les terribles ravages de ces fards dont usent les femmes depuis des millénaires :

– *"Je ne donnerai pas la manière de composer ces différents fards métalliques ; il serait plutôt à désirer que ces recettes fussent entièrement perdues."*

Après le blanc, le docteur Caron s'attaque au rouge, en se félicitant que les femmes usent moins outrancièrement qu'autrefois de "ce rouge vif et ardent dont nos antiques comtesses se masquaient jadis le visage".

Certains rouges n'en demeurent pas moins nocifs, aussi "serait-il fort à désirer que les femmes composassent elles-mêmes leur rouge".

MÉFIANCE ENVERS LES PARFUMEURS

Le docteur Caron met en effet vivement en garde ses lectrices contre les produits achetés dans le commerce.

– *"Je ne parlerai point des divers cosmétiques que l'on débite à Paris et dont les inventeurs ou les marchands font un secret. Ils peuvent être fort bons ;*

mais je ne pourrai en porter un jugement exact que lorsque j'en connaîtrai la composition. En attendant, je crois que toutes ces eaux vendues fort chères ne sont que quelques combinaisons nouvelles de procédés connus depuis longtemps : un nouveau nom suffit à Paris pour remettre en vogue un ancien procédé, et souvent le médicament qui restait oublié dans le fond d'une boutique n'attend, pour se débiter promptement, que le secours heureux d'une enveloppe nouvelle. "

Le docteur Caron encourage donc vivement les dames à fabriquer elles-mêmes leurs produits de beauté, pour éviter les malfaçons des parfumeurs et les procédés peu honnêtes des charlatants.

Ainsi, pour "Lait Virginal", dont la vogue traverse sans faiblir les générations successives :

– *"Ce cosmétique n'est point un lait,* révèle le docteur Caron, *ce nom a été donné à plusieurs liqueurs de nature très différentes rendues laiteuses par un précipité léger. J'insiste sur cette observation. N'est-il pas ridicule, en effet, que sous le même nom, on puisse me donner chez un parfumeur un cosmétique innocent, et chez un autre un remède dangereux, ou que cela puisse arriver chez le même parfumeur ? C'est pour cela que j'engage les dames à composer elles-mêmes leur lait viriginal, ce qui est la chose la plus facile."*

Il cite enfin l'exemple des dames anglaises qui, pour avoir un jolit teint, "ne font point difficulté de boire du vin dans lequel on a suffoqué vives des vipères...". Le sort tragique de l'épouse du chevalier Digby n'avait donc pas servi de leçon aux coquettes d'Outre-Manche...

FI DU TABAC A PRISER !

Le docteur Caron, abondonnant pour un moment les fards et les cosmétiques, s'attaque maintenant à un usage qu'il juge fort déplaisant : celui du tabac à priser pour les jolies femmes.

Chez les gens du monde, les tabatières sont des objets précieux, d'or ou d'argent, gravés et ciselés par les meilleurs orfèvres, souvent ornés de miniatures, et qui peuvent rivaliser avec les boîtes à mouches et à poudre des coquettes. On pose une prise sur la main, entre le pouce et l'index, et on aspire délicatement, en éparpillant ensuite d'une gracieuse chiquenaude les grains tombés sur le corsage. Priser avec grâce est un art...

Le docteur Caron, est formel : pas de tabac dans les jolis nez. Il s'adresse au rédacteur du "Journal des Dames et des Modes", qui donne le ton à toutes la bonne société féminine, et l'adjure en ces termes :

– *"Ah, Monsieur de la Mésangère, vous qui donnez quelquefois de si sages avis au beau sexe, vous qui entretenez une correspondance régulière avec nos jolies femmes, dites-leur bien tout ce qu'elles perdent d'attrait en prenant du tabac !*

Dites-leur que le tabac déforme le nez, tache la peau, gâte l'haleine, et communique une odeur désagréable ! Dites-leur que le tabac s'oppose essentiellement à cette propreté si séduisante chez une jolie femme ! Peignez-leur surtout l'embarras dans lequel elles vont jeter leur poètes-amants qui leur composent de si jolis vers. En effet, comment pourra-t-on, sans les offenser, parler de leur haleine parfumée, lorsqu'on saura qu'elle se mêle à l'odeur du tabac ? Comment vanter la douceur de leurs baisers, lorsqu'on saura que cette douceur est troublée par un voisinage importun ? Comment les comparer à Vénus ou aux Grâces, puisqu'il serait ridicule de peindre Vénus ou les Grâces prenant du tabac ? Comment osera-t-on dire que les ris se jouent sur leurs lèvres, que l'Amour se cache dans leurs yeux, si un mauvais plaisant s'avise de s'écrier : "Et dans le nez !"

"Pardon, Mesdames, si en parlant du tabac, j'ai cru devoir en rire. Hé, comment en parler autrement ? Vous en rirez bien plus que moi, si la mode s'en passe."

UN OPIAT POUR LES DENTS

Le docteur Caron s'intéresse beaucoup aux dents de ses lectrices, "ces organes précieux qui, lorsqu'ils viennent à manquer, laissent l'image peu flatteuse d'une décrépitude prématurée".

Après avoir rappelé que les dames romaines usaient d'un dentifrice "répugnant", l'urine (1), le docteur Caron engage les dames à se rincer tous les jours avec de l'eau pure, ni trop froide ni trop chaude.

– *"La blancheur des dents,* écrit-il, *est surtout l'objet de l'ambition des femmes, et c'est pour satisfaire leurs désirs sur ce point que l'on a inventé une foule de recettes dont beaucoup sont très pernicieuses, en ce qu'elles tendent à détruire l'émail des dents. Dans le nombre de ces procédés dangereux, on doit mettre ces électuaires, ces opiats qui contiennent des poudres rongeantes telles que l'émeri, la pierre ponce, etc., qui usent l'émail par le frottement."*

Le docteur Caron cite Abdeker dont les recettes présentent les mêmes dangers.

– *"Je n'ai pas besoin de faire remarquer qu'il faut éviter une composition qu'il indique, et qui est composée de jus de citron, d'alun calciné, de sel et quelques autres."*

---

(1) Jusqu'au début du XIXe siècle, beaucoup de personnes utilisent encore l'urine comme eau dentifrice. C'est du moins ce qu'affirment à cette époque, dans le "Dictionnaire des Sciences médicale", les auteurs de l'article "urine" :

– "Nous avons été curieux, étant en Espagne, de savoir si les Espagnols, héritiers et fidèles observateurs de la plupart des coutumes de leurs ancêtres avaient conservé celle de se rincer la bouche tous les matins avec leur urine. On sait qu'en général, ils ont de belles dents, et il est très probable qu'en cela, ils n'ont point dégénéré de leurs pères ; mais ils n'usent qu'en secret de l'antique gargarisme, et nous n'en avons pas trouvé un seul qui nous ait fait un aveu à cet égard. Nous connaissons beaucoup de Français qui soignent leur bouche à "l'Espagnole" et qui ne s'en vantent pas ! !

Il préconise en revanche un opiat qu'il juge excellent :

– *"Prenez des écorces d'oranges douces, ou, à leur défaut, des croûtes de pain, réduisez-les en charbon, pilez et passez au tamis ; vous mêlerez exactement cette poudre avec du miel vierge jusqu'à consistance d'onguent. Cet opiat a la double propriété de nourrir les gencives et de rendre les dents d'un blancs éblouissant ; il les préserve aussi de la carie. On se frotte les dents le soir avec cet opiat, et on ne se lave la bouche que le lendemain matin. Nous recommandons cet opiat comme une des meilleures compositions dont on puisse faire usage."*

Le docteur Caron ignorait visiblement l'action nocive des glucides sur les dents...

L'HYGIÈNE INTIME

Le docteur Caron parle maintenant de l'hygiène intime de ses lectrices, hygiène souvent négligée, surtout en province, s'il faut en croire les rumeurs, et les odeurs.

– *"Il est encore une autre lotion, bien nécessaire sans doute, mais que malheureusement les femmes de province négligent un peu. A Paris, au contraire, les femmes sont en général très soigneuses sur ce point, et il n'est point nécessaire de leur recommander cette toilette de propreté qu'exige impérieusement la chaleur des parties qui y sont soumises. Une femme négligente sur ce point essentiel s'exposerait souvent à être trahie par une odeur désagréable !"*

VIRGINITÉ PERDUE ET RETROUVÉE

Sur cette lancée, le docteur Caron ne craint pas d'aborder le délicat sujet de la virginité perdue... et retrouvée. L'anecdote qu'il cite à ce propos vaut la peine d'être entièrement rapportée.

– *"Un élégant allait voir un jour une dame de grande vertu. La dame était occupée : on le prie d'attendre ; il attend. Mais seul, on s'ennuie ; ainsi fit le jeune homme, et pour chasser cet ennui, il examine, fait le tour de la chambre, voit une porte entrouverte, regarde..."*

– *"Ah ! ah ! dit-il, c'est le cabinet de toilette, voyons cela." Il entre, et pour attendre d'une manière plus agréable, il s'adonise, arrange ses cheveux, consulte le miroir. Curieux, il fait l'inventaire général de la toilette de la dame ; il parcourt les fards, les teintures, les eaux cosmétiques, les baumes, les parfums. Il ouvre une boîte renfermant une pommade rouge.*

– *"Une pommade rouge, dit-il, ah, sans doute, c'est pour les lèvres..."*

Et sur-le-champ, le nouveau Narcisse, ravi de pouvoir donner à sa bouche l'éclat et la douceur vermeille du corail, passe le doigt dans la boîte et imbibe légèrement ses lèvres de la précieuse pommade qui jamais jusqu'alors, ne s'était élevée à cette hauteur. Enchanté, il retourne au miroir, se trouve charmant, sourit à ses nouveaux attraits et, s'applaudissant de sa petite espièglerie, allait refermer la boîte, lorsque la dame se présente. Le jeune homme veut faire son compliment, mais au premier mot qu'il veut prononcer, il éprouve une gêne inconnue, sa bouche se rétrécit, ses lèvres se resserrent... Ce nouvel embarras l'étonne, l'intimide, il bégaie, il balbutie..., il ne peut plus parler ! La dame est surprise d'abord de cet étrange comportement ; mais apercevant la boîte fatale entrouverte, elle se doute bien que le jeune imprudent a commis une grande faute d'orthographe en mettant au masculin ce qui ne devait être mis qu'au féminin, et elle se met à rire de bon cœur en voyant sa pommade parvenue à de si hautes destinées... Quant au jeune homme, il était pétrifié. Cette petite aventure le guérit de sa curiosité, et comme le corbeau de la fable, "il jura, mais un peu tard, qu'on ne l'y prendrait plus..."

Le docteur Caron termine en donnant la recette de cette pommade astringeante ; la voici, à toutes fins utiles :

– *"Prenez quatre onces d'huile d'amandes amères, une once de cire blanche, faites fondre au bain-marie ; ajoutez deux gros d'alun brûlé, et un gros d'orcanette ; le tout refroidi fera une pommade rouge."*

UNE POIGNÉE DE LIERRE

"On fait bouillir, dans du vin rouge, une poignée de lierre, de celui qui s'attache aux murs, jusqu'à ce que la liqueur soit réduite à moitié ; on passe par un linge. On se lave plusieurs fois par jour la bouche avec cette liqueur. Ce lavage réitéré et suivi tous les jours, emporte, dit-on, la carie des dents, et n'en laisse aucune trace."

Les feuilles de lierre grimpant ont en effet une propriété cicatrisante bien connue des Anciens. Elles cautérisent les aphtes. En cas de rage de dents : faire bouillir 20 g de feuilles de lierre coupées en morceaux dans la valeur d'un verre de vin rouge, avec une pincée de gros sel et un demi-verre de vinaigre, et se rincer la bouche. Les inflammations des gencives se portent bien de ce vieux remède.

Chapitre XXX

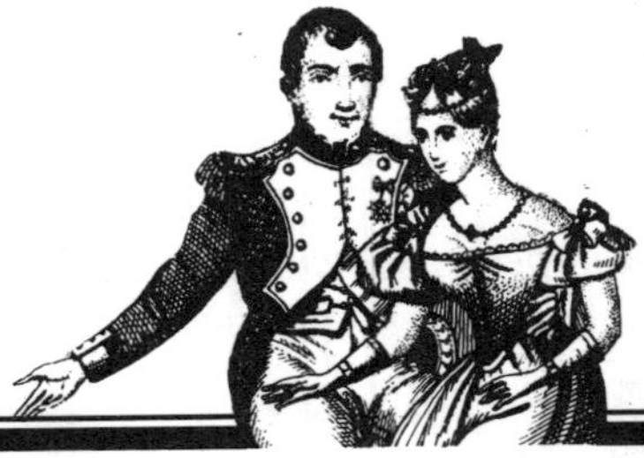

L'EMPEREUR ET LES FEMMES

LES FARINES DE JOSÉPHINE

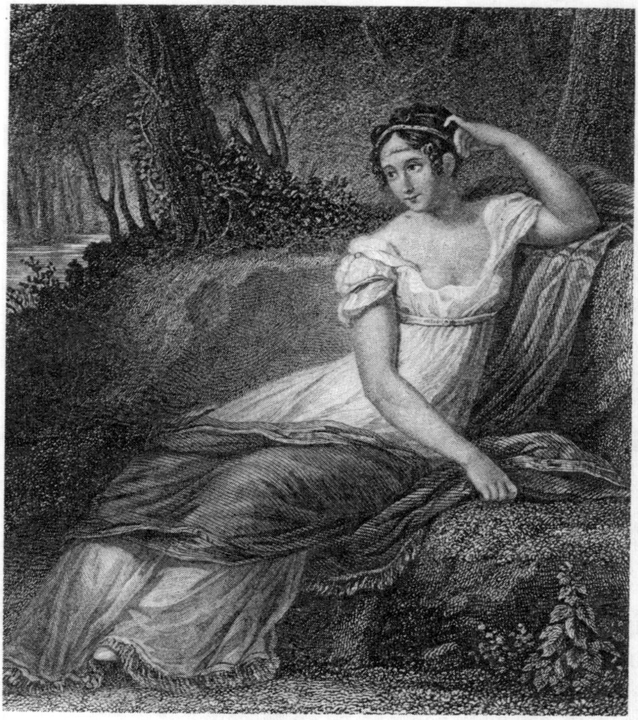

L'heure de la toilette est d'une suprême importance pour cette femme qui doit tout à son pouvoir de séduction. Elle lui consacre chaque matin trois longues heures, en compagnie de sa dame d'atour Madame Mallet, et de ses quatre femmes de garde-robe : Mesdames Charles, Aubert, Fourneau, Avrillon.

Joséphine, qui est méticuleusement propre, prend un bain chaque matin. Ses femmes versent dans la cuve l'eau chaude contenue dans des bouilloires d'argent. Il y a aussi des cuvettes d'argent pour les pieds et d'autres pour les mains.

Après les ablutions, vient le maquillage, opération délicate, car il s'agit de colmater les rides et de lisser le visage. Joséphine a tant abusé des fards dans sa jeunesse, que son épiderme fatigué ne les supporte plus. Aussi, le blanc dont elle se couvre la figure s'écaille au bout d'un certain temps en séchant, et couvre son corsage d'une poudre blanchâtre. Comme elle ne veut pas avouer le mauvais état de sa peau, elle met cet inconvénient sur le compte de sa santé.

– "*Voyez,* dit-elle, *je ne vais pas bien aujourd'hui, j'ai mes farines...*"

Pour le rouge, elle ne se contente pas de souligner les pommettes : elle s'en couvre entièrement les joues, comme au siècle précédent. Dans la seule année 1808, elle achète pour trois mille francs de rouge chez Martin ! La célèbre Madame Martin est morte, mais elle a un successeur en la personne de M. Martin, "fils unique de Madame F. Martin, connu pour le rouge de la Cour, rue Grange-Batelière, 21". Joséphine honore aussi de sa clientèle d'autres maisons réputées, comme celles de Madame Chaumeton, Madame Gervais-Chardin, et aussi la veuve Fargon et Fils.

Napoléon est si bien habitué à cette face vermillonnée, qu'il ne supporte pas les femmes pâles.

– *Allez mettre du rouge,* dit-il un soir à une dame de la cour, *vous avez l'air d'un cadavre...*

– *Qu'est-ce que vous avez à être si pâle ?* demande-t-il à une autre jeune femme, *relevez-vous de couches ?*

Le goût abusif de Joséphine pour le rouge rejoint donc celui de Napoléon : elle est sûre de lui plaire en s'enluminant.

En revanche, elle se parfume peu, malgré sa prédilection pour les odeurs à base de musc (on l'appelait autrefois "la folle de musc"). Napoléon, en effet, déteste les parfums forts et ne supporte que les eaux de Cologne.

LE PÉDICURE PORTE L'ÉPÉE

Tous les quinze jours, se présente, l'épée au côté, son pédicure juif, Tobias Koen. Les pieds, heureusement, ne vieillissent pas, et ceux de Joséphine se doivent de rester ravissants. Souvent, elle les maintient trempés dans l'eau d'un bain de pieds pendant qu'on la coiffe.

Joséphine passe ensuite une chemise de mousseline ou de toile de Hollande brodée et ornée de valenciennes ou de malines. Elle en possède cinq cents, ce qui n'est pas excessif si l'on songe qu'elle en change jusqu'à trois fois par jour... Ses bas de soie brodés sont blancs ou rosés. Point de jarretières : blanchis à neuf chaque jour, ils tiennent d'eux-mêmes.

Les souliers plats, de peau ou d'étoffe, font corps avec le pied – elle en possède sept cent quatre-vingt-cinq paires ! – Ils sont faits pour marcher sur les tapis épais des salons, point pour la promenade, et l'on se souvient de la réponse d'un célèbre chausseur à une dame qui se plaint que ses cothurnes se soient déchirés :

"Je vois ce que c'est : Madame a marché !"

Le coiffeur vient ensuite. Joséphine aime changer de coiffure : tantôt, une grosse boucle en repentir lui tombe sur l'épaule ; tantôt des bouclettes lui font la tête ronde, tantôt des bandeaux ennoblissent son visage. Elle teint ses cheveux en châtain pour dissimuler les premiers cheveux blancs.

Les soins de beauté terminés, elle peut maintenant faire son choix parmi ses six cent soixante-seize robes, ses soixante châles en cachemire, ses deux cent cinquante chapeaux. Il y a les chapeaux des jours de langueur et les chapeaux pour les jours de santé.

– *"Je me sens bien mal aujourd'hui,* dit l'impératrice, *donnez-moi mon chapeau de petite santé."*

Comme on lui présente un chapeau de mauvaise mine :

– *"Fi,* s'exclame-t-elle, *croyez-vous que je vais mourir ?"*

Enfin, à onze heures, la toilette terminée, Joséphine sort de ses appartements, tenant à la main un de ces mouchoirs de dentelle dont elle a lancé la mode, et qu'elle tient le plus souvent devant sa bouche.

Le soir, avant de se présenter au dîner, Joséphine change entièrement de linge, se maquille à nouveau et fait placer dans ses cheveux des perles et des pierres précieuses, ou des fleurs artificielles. Parfois, Napoléon entre dans le cabinet de toilette, plaisante avec les femmes de chambre, bouleverse les écrins, fourrage dans les parures, et applique des grandes claques sur les épaules de sa femme qui se plaint de sa voix chantante : – *"Finis donc !"*

Enfin, vers minuit, c'est la toilette nocturne, fort longue elle aussi, et minutieuse. Pas question de "masque-au-mari", il lui faut être séduisante et raffinée pour rejoindre Napoléon au lit. Plus tard, l'empereur dira :

– *"Elle était aussi élégante et elle avait de la grâce même en se couchant..."*

DE LA "PÂTE CARDINAL" POUR NAPOLÉON

Pendant que Joséphine se livre à de minutieux soins de beauté, Napoléon, de son côté, s'occupe de son corps avec complaisance.

Une salle de bains se trouve toujours à côté de sa chambre à coucher. Il aime à la passion les bains très chauds, y reste volontiers une heure, tandis que la pièce se remplit de vapeur. Ces bains sont favorables à sa constipation qui est chronique depuis l'enfance.

Au sortir du bain, il revêt une longue redingote de chambre, et la tête couverte d'un mouchoir de madras, entreprend de se raser lui-même. Ses trois valets de chambre ne sont là que pour tenir, qui le bassin à barbe, qui le savon, qui le miroir. Il se nettoie ensuite le visage avec de fines éponges et se trempe la tête dans un bassin d'argent.

Ses mains sont très belles ; ils les entretient avec la fameuse "Pâte Cardinal" qu'on trouve chez Houbigant, et dont il conseille l'emploi à sa maîtresse du moment, l'actrice Mademoiselle Georges, pour affiner ses mains, et surtout ses pieds.

Ses dents sont saines et fortes. Il les soigne en utilisant un cure-dent de buis, puis les brosse longuement, et se rince avec un mélange d'eau-de-vie et d'eau fraîche. Il se racle enfin la langue avec un racloir de vermeil ou d'argent. Avec raison, Napoléon attribue à ces soins la parfaite conservation de ses dents.

Il se taille ensuite minutieusement les ongles avec un ciseau. Si celui-ci n'est pas assez bien aiguisé, il le casse avec impatience sur le marbre. Il en utilise ainsi des douzaines.

Arrive alors le coiffeur Duplan, “le seul homme qui sut couper les cheveux”, affirme l’empereur. Duplan, tout en s’occupant des cheveux châtains de son illustre client, le divertit par des historiettes.

Napoléon se dénude ensuite pour se faire verser sur le corps des flots d’eau de lavande ou d’eau de Cologne de Jean-Marie Farina, devenu “Fournisseur Breveté de Sa Majesté” (1). Il se frictionne avec vigueur la poitrine et les bras, et demande à son valet de lui frotter le dos sans ménager sa peine : “Plus fort, ordonne-t-il, plus fort, comme pour un âne !”

L’empereur, maintenant, s’habille. Un détail vaut la peine d’être cité : à partir de 1808, Napoléon porte sur lui, suspendu par un cordon noir, un cachet contenant un poison pour ne pas tomber vivant aux mains de ses ennemis.

Une fois habillé, son valet lui présente un mouchoir imbibé d’eau de lavande qu’il porte à son front et à ses tempes. C’est la touche finale de la toilette de l’empereur.

(1) Roger et Gallet ont repris en 1886 la marque Jean-Marie Farina, vieille aujourd’hui de cent quatre-vingts ans.

UNE DOUCHE AU LAIT POUR PAULINE BORGHÈSE

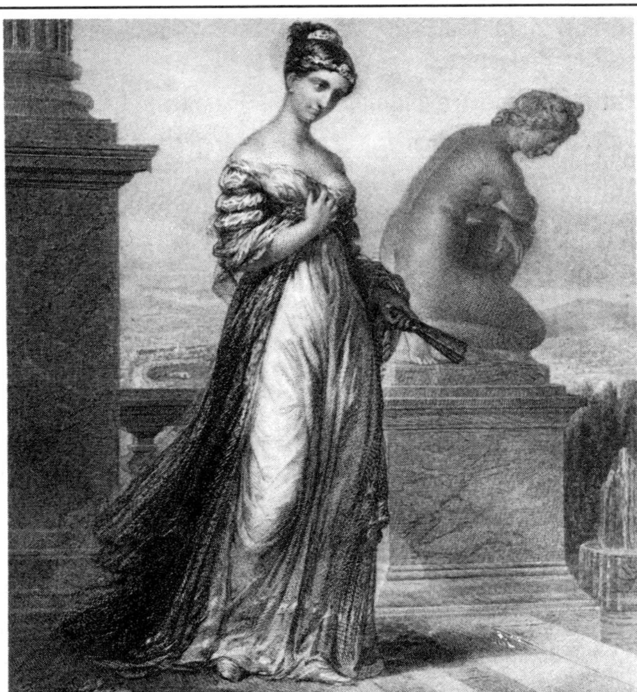

Pendant que Joséphine et Napoléon se livrent à leurs ablutions respectives, Pauline Borghèse, née Bonaparte, sœur préférée de l'empereur, apporte elle aussi des soins attentifs à sa toilette.

– "*Il est impossible,* écrit Madame d'Abrantès dans ses Mémoires, *de se faire une idée de ce qu'était cette femme comme perfection du Beau.*"

Elle aurait pu ajouter que Pauline était également étonnante par le nombre de ses amants. Pauline, en effet, est nymphomane. Une lettre du docteur Jean-Noël Hallé, membre de l'Institut, écrite en 1807 à son confrère le docteur Peyre, médecin de Pauline, nous renseigne après examen "sur l'état habituel et constant d'excitation de l'organe utérin".

– "*J'ai accusé,* écrit le médecin, *les douches internes, et parlé d'une manière générale de tout ce qui portait de l'irritation sur la matrice, de quelque nature que ce fût... On ne peut pas toujours accuser la douche et son tuyau... Je crois que j'ai été entendu.*"

Nous savons ainsi que Pauline pratique de fréquentes injections vaginales sur son beau bidet en porcelaine dorée dont elle est fière comme d'un objet d'art : on voit une fois son valet noir le transporter ostensiblement à travers le salon.

Pauline, amoureuse de son corps, le plonge dans des bains de lait de vache – les ânesses se font rares depuis l'Antiquité.

Un jour, se rendant à Plombières, elle s'arrête à Bar-le-Duc où le préfet l'accueille cérémonieusement.

– "*Je veux prendre ce soir un bain de lait*", annonce-t-elle.

En envoyant traire toutes les vaches des environs, on parvint à remplir la baignoire de la Préfecture.

– "*J'ai besoin aussi d'une douche,* dit Pauline.

– *Il n'y a pas d'appareil ici, répond le préfet consterné.*

– *Faites percer le plafond juste au-dessus de la baignoire,* susurre Pauline, *et de l'étage supérieur, on me lancera le lait sur le corps...*"

En hâte, des ouvriers sont mandés et se dépêchent de faire un trou dans le plafond, par lequel on déverse des seaux de lait sur le corps complètement nu de la baigneuse. Pauline est contente ; elle a eu sa douche lactée. Quant au préfet, il se déclare "heureux et fier" d'avoir pu satisfaire aux ordres de la sœur de l'empereur.

Soigneuse de ses dents, qu'elle a fort belles comme celles de son illustre frère, Pauline fait venir régulièrement le dentiste à la mode, Monsieur Bouquet, pour les détartrer.

Pauline a de curieuses habitudes : pour se réchauffer les pieds, elle les appuie sur les seins nus ou entre les cuisses d'une dame de compagnie. Ce naturel frileux ne l'empêche pas de poser entièrement nue devant le sculpteur Canova. Comme on lui demandait plus tard si elle ne s'était pas sentie gênée :

– "*Pourquoi donc ? Il y avait du feu dans la cheminée.*"

En 1825, malade, elle demande un miroir. Elle compte alors quarante-cinq ans. Prit-elle conscience des flétrissures qui commençaient à altérer sa beauté ?

– *"Après ma mort,* murmure-t-elle, *mettez un voile sur mon visage..."*

Elle se contemple encore gravement, jusqu'à ce que le miroir lui tombe des mains : elle vient de mourir.

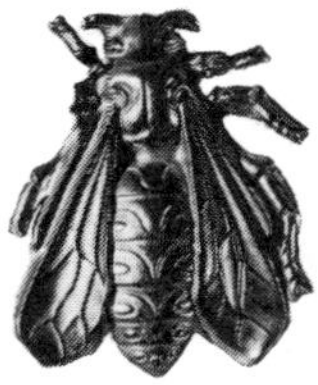

LA LAVANDE DE NAPOLÉON

Les bains fréquents dans lesquels aimaient à se plonger Joséphine et Napoléon étaient aromatisés d'essences diverses, obtenues en faisant macérer des végétaux odorants. Napoléon, qui ne supportait pas les parfums, privilégiait, nous l'avons dit, les eaux de Cologne et la lavande dont voici une ancienne recette.

Huile de lavande : Mettre à macérer dans un bocal transparent une poignée de fleurs fraîches dans un litre d'huile d'olive. Passer au bout de trois jours à travers un linge, en exprimant bien le liquide. Remettre une nouvelle poignée de fleurs fraîches dans l'huile déjà parfumée, laisser macérer, et renouveler l'opération jusqu'à ce que l'on obtienne une odeur satisfaisante. On verse un peu de cette huile dans le bain. La lavande, chère aux Romains, est réputée calmante et désinfectante.

Chapitre XXXI

LA BEAUTÉ
DANS LES LIVRES

COMMENT ON LANCE UNE NOUVELLE EAU

En 1823, l'Académie Royale de Médecine s'émeut des accidents provoqués par des produits de beauté nocifs. Elle a examiné ces "remèdes secrets" si prisés des femmes, et son verdict est formel : les "secrets" doivent disparaître. Seuls seront autorisés ceux qui présenteront une réelle nouveauté et une parfaite innocuité.

On s'est aperçu en effet que les approbations données par l'ancienne Société Royale de Médecine avaient été trop souvent octroyées légèrement, car il ne suffit pas qu'un produit ne contienne aucune substance nocive, encore faut-il qu'il convienne à la peau de la femme qui l'utilise.

C'est ainsi que l'Académie a été appelée à examiner la demande d'un "brevet d'invention" déposé par Mademoiselle Rose de l'Épinay, concernant une nouvelle eau de toilette baptisée "Eau de Ninon de Lenclos". L'auteur n'a rien négligé pour rendre son produit attrayant.

– *"C'est cette eau,* dit le prospectus, *qui a conservé Ninon de Lenclos belle, fraîche et d'une parfaite santé jusqu'à quatre-vingt-dix ans. Elle rafraîchit, raffermit, et donne tellement d'éclat à la peau, que l'on peut dire sans exagération qu'elle donne la beauté."*

Après avoir indiqué que cette eau convient également aux hommes "pour l'usage de la barbe", soulage les maux de tête aussi bien que les engelures, nettoie les dents, lave les cheveux, fortifie "les esprits vitaux de l'estomac et de la poitrine", Mademoiselle Rose indique *"que depuis quelque temps, il est de mode d'ajouter dans les cadeaux de fêtes et de noces quelques flacons d'eau de Ninon de Lenclos comme présage de la durée de la beauté et de la santé pour la personne à qui le cadeau est offert."*

Afin d'aider au lancement de cette eau, un ami de Mademoiselle Rose, Monsieur de Pils, a écrit une chanson :

"Connaissez-vous le talisman
Dont Ninon fit longtemps usage
Pour conserver tout l'agrément
Et la fraîcheur de son jeune âge ?
Beau sexe, sachez de son Eau
Éprouver l'heureuse influence,
Et bientôt votre teint plus beau
Vous attestera sa puissance..."

Moins heureux que Mademoiselle Rose, l'inventeur d'une autre Eau de Ninon s'était vu refuser l'autorisation de l'Académie, parce que son produit contenait du calomel, de l'acétate de plomb et du sulfate de cuivre !

UNE REVENANTE PARLE DES FARDS...

S'il faut en croire l'infatigable Madame de Genlis, âgée maintenant de quatre-vingts ans, les femmes de 1825 ne se mettent plus de rouge ni de blanc ni de mouches. L'ancienne maîtresse du duc de Chartres ne devait plus y voir très clair derrière ses lunettes, car si l'usage du rouge vif n'est plus en effet de rigueur, celui du blanc triomphe : à l'époque de Lamartine, il convient d'être pâle et languissante, on mange au besoin des citrons et on boit du vinaigre pour se donner l'air maladif. Et quant aux mouches, elles ne se sont pas envolées bien loin.

Cette année-là, Madame de Genlis publie le dernier tome de ses Mémoires qui contient un bien curieux "Dictionnaire des Étiquettes de la Cour, des mœurs et des usages du monde". Se souvenant de sa présentation à la Cour du roi Louis XV, elle écrit :

– *"Mettre du blanc est un artifice honteux, parce qu'on ne l'avoue jamais. Il était fort commun il y a quarante ans. Cette espèce de supercherie qui n'a jamais trompé personne, est devenue très rare depuis qu'on ne porte plus de rouge. Il était de mauvais goût autrefois de mettre du rouge le matin, excepté en habit de cour ; mais on s'en dédommageait amplement le soir, lorsqu'on était paré, on s'en mettait avec excès. Il faut applaudir à la suppression du rouge, du blanc, des mouches, de la poudre, des hauts talons et des paniers. Les modes actuelles, quand elles ne blessent pas la décence, sont infiniment plus jolies, plus commodes et plus raisonnables. Il n'y manque plus qu'un costume pour les vieilles femmes. Autrefois, on quittait les fleurs avant l'âge de trente-quatre ou trente-cinq ans ; on prenait une coiffe noire à cinquante ans. On se résignait à n'être plus jeune. Aujourd'hui on ne peut plus s'y résoudre, on se couronne de fleurs à soixante ans. Les vieilles femmes les plus raisonnables veulent bien seulement s'interdire les roses, comme si toutes les fleurs n'étaient pas l'emblème naturel de la fraîcheur et de l'éclat de la jeunesse..."*

Chère Madame de Genlis, qui n'appliquait pas toujours les sages principes qu'elle préconisait pour les autres... Un jour où elle s'était mis des mouches, elle demanda à un gentilhomme :

– *"Hé bien, qu'en dites-vous ? Ne me prendriez-vous pas pour une jeune personne de vingt ans ?"*

UN DICTIONNAIRE DE LA BEAUTÉ SOUS CHARLES X

L'année suivante, paraît en librairie un "Dictionnaire de la Beauté, ou la Toilette sans danger". L'auteur, César Gardeton, est jeune, c'est lui-même qui nous l'annonce, et animé des meilleures intentions à l'égard des dames. Son "Épitre au beau sexe" vaut un morceau d'anthologie :

"Sexe aimable,

Je prétends au bonheur de vous plaire et de vous être utile. Ce désir est le but où tendent tous les efforts de ma jeunesse. L'expérience le démontre, Mesdames, le temps coule, il faut en profiter. C'est dans cette vue que je cherche avec empressement à vous faire ma cour. Je redoublerai d'ardeur pour perfectionner ce travail, et reparaître sur vos toilettes avec de nouveaux feux, afin de vous convaincre de l'admiration avec laquelle je suis respectueusement, de vos attraits, Sexe aimable, le très humble et très affectionné serviteur."

Ce sympathique jeune homme fait alterner dans son ouvrage la fabrication des "cosmétiques innocents" avec des réflexions morales, et aussi de nombreuses publicités en faveur des parfumeurs en vogue. Sans doute a-t-il passé un accord avec eux, car il recopie consciencieusement leurs prospectus en les accompagnant de commentaires engageants. On retrouve ainsi le texte rédigé par Mademoiselle Rose de l'Épinay pour son Eau de Ninon de Lenclos, cité précédemment.

Certains parfumeurs, dont il indique les adresses, s'inspirent de l'Histoire : on trouve "l'Eau Epidermoïde de Cléopâtre chez l'auteur-propriétaire, 17, rue des Trois-Frères, au premier étage".

"La Pommade des Francs" composée par Messieurs Dissey et Piver, parfumeurs brevetés, se vend 111, rue Saint-Martin.

"La crème de Cathey" (nom donné au Moyen Age à la Chine) inventée par Monsieur Jean-Marie Farina, est en vente 331, rue Saint-Honoré. *"Toutes les dames de ce pays doivent leur teint de rose et leur peau d'ivoire aux bienfaits de cette crème qui l'emporte sur toutes celles connues jusqu'à ce jour. Monsieur Farina, ancien distillateur d'eau de Cologne, et inventeur de cette crème, est le seul en Europe qui en soit possesseur. Il a reçu l'approbation flatteuse de la Faculté de Médecine de Paris."*

César Gardeton invite avant tout ses lectrices à ne pas confondre "le meurtrier acide nitrique avec l'innocente eau de pied de veau, le mercure sous toutes ses formes avec la pommade de concombre". Ses recettes éprouvées doivent tout à la nature : c'est le suc de melon et l'eau de mouron, le jus laiteux de l'orge encore vert et les pleurs de la vigne, le miel et l'eau de lin.

L'auteur nous apprend en passant que le sang de dragon qui entre dans de nombreuses préparations n'est pas celui de l'animal fabuleux terrassé par saint Georges, mais seulement une résine dont on se sert pour "affermir les dents gâtées et fortifier les gencives".

César Gardeton met en garde contre les innovations dangereuses, comme cette tentative imaginée en Angleterre pour rajeunir, en injectant dans les veines le sang d'un animal jeune et vigoureux. Les résultats ont été si fâcheux, que l'opération a été interdite.

César Gardeton est très féru des vinaigres qui ne servent plus seulement à assaisonner les salades : ils purifient le teint des dames, et aussi... désinfecte les vases de nuit ! "Un filet suffit pour neutraliser l'odeur..."Les vinaigres cosmétiques sont très en faveur auprès des coquettes, qui n'ont pas lu le livre du docteur Gaulin – ou qui l'ont oublié.

– *"Les vinaigres,* écrivait ce médecin, *donnent bien évidemment de l'éclat à la peau en animant le coloris, mais ils altèrent le tissu de l'organe cutané, le dessèchent et hâtent les rides."*

Cet avertissement n'empêche nullement les clientes de fréquenter les parfumeurs-vinaigriers (tout parfumeur se dit aussi vinaigrier). Il y a le "Vinaigre de Vénus" qui fait promptement revenir à elles les personnes sujettes aux vapeurs. Le "Vinaigre des quatre voleurs" antipestilentiel en cas d'épidémie. Le "Vinaigre astringent à l'usage des Dames" (la manière de s'en servir est indiquée discrètement sur les bouteilles). Les vinaigres pour les cors aux pieds, les hémorroïdes, les fleurs blanches, ceux, enfin, pour ôter les rides.

Les deux plus célèbres vinaigriers de l'époque sont Monsieur Bully et Monsieur Maille.

"Les Vinaigres aromatiques, antinéphrétiques et cosmétiques spécialement approuvés et admis à l'Exposition de 1823 de l'Industrie française, sont composés par Bully, parfumeur-distillateur breveté, 25, rue Saint-Honoré. Ses vertus sont souveraines pour le teint des Dames."

Quant à Monsieur Maille, qui tient boutique 16, rue Saint-André-des-Arts, il est célèbre pour ses "Vinaigres de Beauté", dont son "Blanc-de-vinaigre à base d'émail de perles et de farine d'orge".

UN NOUVEAU PARFUMEUR-VINAIGRIER : MONSIEUR GUERLAIN

Le Dictionnaire de Beauté n'indique pas l'adresse d'un nouveau venu dans la profession, et pour cause : c'est seulement deux ans plus tard, en 1828, que Pierre-François-Pascal Guerlain, "Parfumeur-Vinaigrier", s'installe rue de Rivoli, sous la porte cochère de l'Hôtel Meurice. C'est un jeune médecin chimiste qui a de l'ambition, du talent, et le goût des produits de prestige. Il crée des lotions pour la toilette “La Fleur d’Amande à la Sultane”, “l’Alcoolat de Concombre”, et surtout la “Pâte Royale”, une ancienne recette retrouvée dans une lettre de Madame de Montespan.

Pierre-François-Pascal Guerlain a des idées originales. L’une d’elles lui attire immédiatement le succès : il s’agit de créer un parfum pour une seule soirée, ou pour une seule personne.

Cette trouvaille d’une odeur personnalisée séduit Monsieur de Balzac, qui se fait composer une eau de toilette à son usage exclusif. Le célèbre romancier s’intéresse en effet beaucoup au monde des parfumeurs, et nourrit le projet d’un livre consacré à ce milieu bien particulier : “Grandeur et Décadence de César Birotteau”.

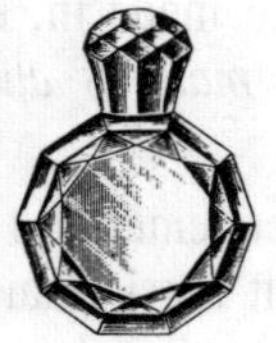

LUSTRE ADMIRABLE POUR LA PEAU

“Lustre admirable pour la peau. Prendre partie égale de jus de citron et de blancs d’œufs ; bien battre le tout ensemble dans un pot de terre vernissé que vous mettrez sur feu doux en remuant toujours avec une spatule en bois jusqu’à ce que le tout prenne la consistance du beurre. Réservez pour l’usage.”

Cette préparation est très astringente à cause des blancs d’œufs et du citron. Convient aux peaux dont les pores sont dilatés.

Chapitre XXXII

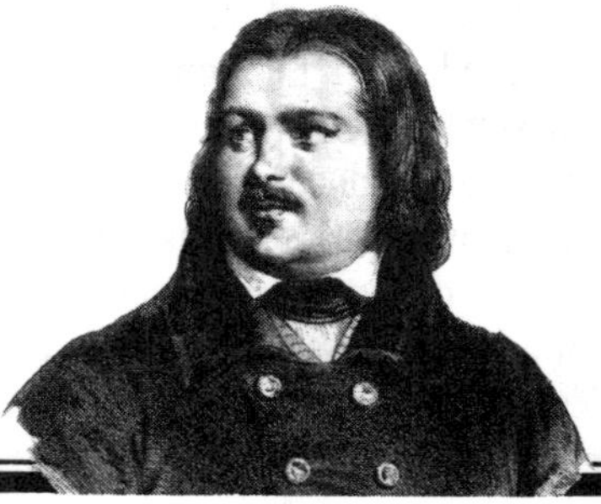

BALZAC CRÉE CÉSAR BIROTTEAU

LES SOURCES D'INSPIRATION DE BALZAC

Deux authentiques parfumeurs inspirèrent à Balzac son roman "Grandeur et Décadence de César Birotteau".

Le premier se nommait Caron. Nous l'avons rencontré en 1787, sollicitant le visa de l'Académie de Médecine. Le sieur Caron, pour avoir rendu service aux conspirateurs du chef vendéen Georges Cadoudal en leur prêtant sa maison, bénéficiait de la protection de la duchesse d'Angoulême : grâce à elle, il était entré dans la carrière législative, et c'est ainsi qu'on pouvait voir le parfumeur siéger au titre de "messager d'État" à la Chambre des Députés, coiffé d'une perruque, vêtu d'un habit à la française, et portant au côté une épée "qui semblait fort l'embarrasser"... César Birotteau, comme Caron, devra sa provisoire fortune à des services rendus en temps opportun.

Le second personnage était le parfumeur Bully, inventeur du vinaigre de toilette qui portait son nom cité précédemment dans le Dictionnaire de Beauté de César Gardeton. Ruiné après que sa boutique eût été saccagée par le peuple en 1830, il mit quinze ans à désintéresser ses créanciers, et mourut ruiné.

En empruntant à Caron ses ambitions, et à Bully ses déboires, Balzac devait camper le personnage de César Birotteau, et nous faire entrer dans l'étrange univers des parfumeurs d'autrefois.

CÉSAR BIROTTEAU DÉCOUVRE ABDEKER

L'histoire de César Birotteau commence le jour où il se promène mélancoliquement le long des boulevards en ruminant ses échecs. Cet ancien petit commis de la parfumerie Ragon a voulu s'élever en s'installant à son compte et en fabriquant lui-même ses produits : savons, essences, eaux de Cologne, dans l'espoir de parvenir plus rapidement à la fortune. Cette initiative a mal tourné et César Birotteau, qui ne connaît rien à l'histoire naturelle et à la chimie, s'est retrouvé avec des pertes qu'il n'ose pas avouer à sa femme. Il déambule donc tristement, "car un flâneur parisien est aussi souvent un homme au désespoir", quand ses yeux tombent sur quelques livres à six sous étalés par terre. Un titre jaune de poussière attire son attention : "Abdeker, ou l'art de conserver la Beauté". Écoutons Balzac.

– *"Il prit ce prétendu livre arabe, espèce de roman fait par un médecin du siècle précédent, et tomba sur une page où il s'agissait de parfums. Appuyé sur un arbre du boulevard pour feuilleter ce livre, il lut une note où l'auteur expliquait la nature du derme et de l'épiderme, et démontrait que telle pâte ou tel savon produisait un effet souvent contraire à ce qu'on en attendait, si la pâte et le savon donnaient du ton à la peau qui voulait être relâchée, ou relâchaient la peau qui exigeait des toniques. Birotteau acheta ce livre où il vit une fortune."*

Le parfumeur, avec l'aide d'un chimiste de l'Académie des Sciences, met au point une pâte pour blanchir les mains qu'il appelle "Pâte des Sultanes". Il crée aussi une eau pour le teint qu'il nomme "Eau Carminative", et investit ses dernières ressources en affiches publicitaires. Rien n'est négligé : Birotteau "raisonne ses étiquettes, la forme de ses bouteilles, calcule la contexture du bouchon, la couleur des affiches". Et l'on dit qu'il n'y a pas de poésie dans le commerce !

– *"La Pâte des Sultanes,* écrit Balzac, *et l'Eau Carminative, se produisirent dans l'univers galant et commercial par des affiches coloriées en tête desquelles étaient ces mots : "Approuvées par l'Institut". Cette formule, employée pour la première fois, eût un effet magique. A une époque où l'on ne parlait que de l'Orient, nommer un cosmétique quelconque "Pâte des Sultanes" était une inspiration qui pouvait venir à un homme ordinaire comme à un homme d'esprit. Birotteau passa d'autant plus pour un homme supérieur qu'il rédigea lui-même un prospectus dont la ridicule phraséologie fut un élément de succès."*

Et Balzac de produire un exemplaire de ce prospectus fallacieux :

"Double Pâte des Sultanes et Eau Carminative
de César Birotteau,
Découverte merveilleuse
Approuvée par l'Institut de France.

Après avoir consacré de longues veilles à l'étude du derme et de l'épiderme chez les deux sexes, qui, l'un comme l'autre, attachent avec raison le plus grand prix à la douceur, à la souplesse, au brillant, au velouté de la peau, le sieur Birotteau, parfumeur avantageusement connu dans la capitale et à l'étranger, a découvert une pâte et une eau nommées à juste titre merveilleuses dès leur apparition, par les élégants et par les élégantes de Paris. En effet, cette pâte et cette eau possèdent d'étonnantes propriétés pour agir sur la peau sans la rider prématurément, effet immanquable des drogues employées inconsidérément jusqu'à ce jour, et inventées par d'ignorantes cupidités. Cette pâte est nommée "Pâte des Sultanes" parce que cette découverte avait déjà été faite pour le sérail par un médecin arabe (! ! !). Elle a été approuvée par l'Institut sur le rapport de notre illustre chimiste Vauquelin, ainsi que l'eau établie sur les principes qui ont dicté la composition de la pâte. Elle est si connue déjà pour arrêter les outrages du temps, que beaucoup de dames l'ont, par reconnaissance, nommée "l'Amie de la Beauté".

Leurs odeurs essentiellement balsamiques et d'un esprit divertissant réjouissent le cœur et le cerveau admirablement, charment les idées et les réveillent. "Monsieur César Birotteau, pour éviter toutes les contrefaçons, prévient le public que la "Pâte" est enveloppée d'un papier portant sa signature, et que les bouteilles ont un cachet incrusté dans le verre."

Le succès est foudroyant. Avec les bénéfices, César décore magnifiquement son magasin "A la Reine des Roses", qui doit être *"cossu comme un salon". "Les passants ne verront plus César Birotteau coller des étiquettes, faire des sacs, trier les flacons, boucher des fioles"*. Les honneurs pleuvent : le parfumeur est nommé 1er adjoint au maire du 2e arrondissement, élu juge au Tribunal de Commerce, décoré de la Légion d'honneur. La tête lui tourne, il rêve de s'élever davantage encore dans l'échelle sociale. Il décide d'investir ses capitaux dans l'achat de terrains aux alentours de la Madeleine. Il donnera à sa chère épouse une femme de chambre, et offrira un grand bal dont parlera toute la presse.

Constance Birotteau s'effraie de ces projets grandioses qui rompent avec leurs habitudes de stricte économie. Il la rassure :

– *"J'ai découvert une essence pour faire pousser les cheveux, une huile comagène (à base d'huile de noisette). Dans un an, suivant mes probabilités, j'aurai gagné cent mille francs au moins. Je médite une affiche qui commencera par ces mots : "A bas les perruques !" Le succès sera prodigieux !"*

Comme Constance montre son incrédulité, Birotteau s'irrite :

– *"Si je t'avais écoutée, je n'aurais jamais fait ni "la Pâte des Sultanes", ni "l'Eau carminative". Ces deux découvertes et nos savons nous ont donné les cent soixante mille francs que nous possédons clair et net ! Si j'avais suivi tes conseils, je n'aurais pas de crédit, je n'aurais pas la croix de la Légion d'honneur, et je ne serais pas en passe d'être un homme politique ! Mon essence sera achetée par les deux sexes ! Mon idée est une fortune ! Mon Dieu, je n'en dors pas !"*

César Birotteau veut tout de même consulter le grand chimiste Vauquelin sur l'efficacité de l'huile de noisette. Malheureusement, "aucune puissance, énonce l'honnête savant, ne peut faire pousser des cheveux à un chauve. Tout au plus peut-on espérer les conserver avec un produit". L'huile de noisette ? Elle vaut les autres huiles, toutes sont bonnes pour préserver le bulbe, *"mais ma conscience,* dit l'homme illustre, *se refuse à considérer l'huile de noisette comme un prodige"*.

Ce verdict décourageant ne va pas empêcher César Birotteau de lancer son produit.

– Il a beau dire que toute l'huile est bonne, nous serions perdus si le public le savait !

Appellera-t-on cette composition "Huile Césarine", ce qui flatterait fort notre homme ?

– Les Césars dominaient le monde, ils devaient avoir de fameux cheveux !

– César était chauve, dit Popinot.

– Parce qu'il ne s'était pas servi de notre huile ! On le dira !

Réflexion faite, le produit s'appellera Huile Céphalique. Outre qu'elle fait repousser les cheveux, *"elle empêche les rhumes, les coryzas et toutes les affections douloureuses de l'encéphale..."*

Hélas, les projets mirifiques de César Birotteau vont s'effondrer. Il s'est endetté de trois cent mille francs pour l'achat des terrains, les créanciers frappent à sa porte, il n'a aucune disponibilité. Dernier coup du sort : le notaire s'enfuit après avoir dilapidé les sommes destinées à l'achat des fameux terrains. C'est la faillite et la mise en liquidation judiciaire. Désormais, César Birotteau ne vivra plus que pour obtenir sa réhabilitation. Il l'obtiendra avant de mourir.

Le livre de Balzac caractérisait parfaitement cet univers de marchands-parfumeurs qui rêvaient de s'élever dans l'échelle sociale et d'accéder aux honneurs.

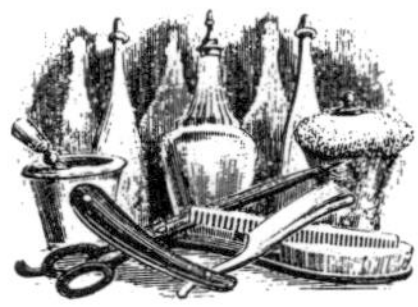

UNE "PLANTE A CHEVEUX"

La grande préoccupation de César Birotteau avait été de trouver la lotion capillaire-miracle capable de conserver de beaux cheveux. Balzac aurait pu suggérer à son héros quelques vieilles recettes dont les preuves n'étaient plus à faire.

La capucine : connue depuis longtemps comme "plante à cheveux" riche en soufre, on hache feuilles et fleurs, on les fait macérer quinze jours dans de l'alcool à 45 degrés, on passe à travers un linge fin en exprimant, on peut parfumer si l'on veut à la lavande. En frictions quotidiennes sur le cuir chevelu, la capucine embellit les cheveux et stoppe leur chute.

Le buis, le cresson, la camomille sont également des "plantes à cheveux" connue depuis l'Antiquité.

Chapitre XXXIII

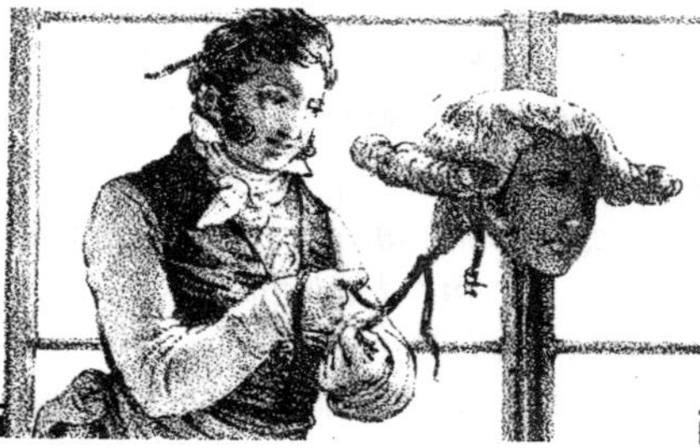

BLANCHEUR, MOUCHES ET CRÈME FRAÎCHE

LES MOUCHES SONT DE RETOUR

En 1846, – l'année des attentats contre Louis-Philippe et des troubles causés par la cherté de la vie – la cosmétologie, qui plane au-dessus des crises politiques, trouve une nouvelle expression sous la plume d'un médecin, le docteur Cid, lequel publie un livre au titre rébarbatif : "Essai de Calliplastie".

Les recettes qu'il préconise sont toujours plus ou moins inspirées de l'École de Salerne. L'idéal de beauté reste le même : il faut être blanche. Pour conserver cette pâleur distinguée, les femmes doivent à tout prix éviter "les méfaits de l'air sur la peau du visage".

– *"Ce n'est pas sans raison que la plupart des femmes, appartenant aux classes aisées de la société, ont pris l'habitude de ne sortir que le visage couvert d'un voile. Car en dehors même de l'impression directe de l'air vif, empêchée de cette façon, cette coutume a encore l'avantage de garantir leur teint des outrages d'un soleil ardent et d'une atmosphère chargée de poussière. La peau a besoin, pour être parfaitement belle, d'être tenue à couvert et comme étiolée. Ce fut probablement un motif de ce genre qui, primitivement, dut faire adopter aux Vénitiennes et aux dames de la cour de Catherine de Médicis, l'habitude de revêtir leurs visages d'un masque d'étoffe lorsqu'elles se montraient au dehors."*

Nous apprenons en outre que les mouches, qu'on croyait disparues, sont toujours à la mode ; le docteur Cid en parle avec avantage.

– *"Rien ne sert mieux la coquetterie que l'emploi des mouches. Les dames qui en font usage apprennent vite et savent beaucoup mieux que nous la position qu'elles doivent occuper sur le visage pour faire valoir les grâces et la vivacité de l'expression. Il nous paraît donc inutile d'insister davantage sur ce point. Cependant, nous devons blâmer la conduite de certaines femmes qui se dessinent sur la peau en guise de mouches des taches noires persistantes faites avec un pinceau imbibé d'une solution de nitrate d'argent. Cette pratique peut être funeste à la beauté, en altérant à la longue la structure de l'organe cutané."*

Le docteur Cid termine son ouvrage par une recette destinée aux femmes qui veulent noircir leurs sourcils trop pâles à leur gré :

– *"Il faut exposer une longue épingle à la flamme d'une chandelle. Ensuite, quand elle est légèrement refroidie, la passer à rebrousse-poil sur les sourcils qui se trouvent instantanément colorés d'un très beau noir par la fumée condensée sur l'épingle."*

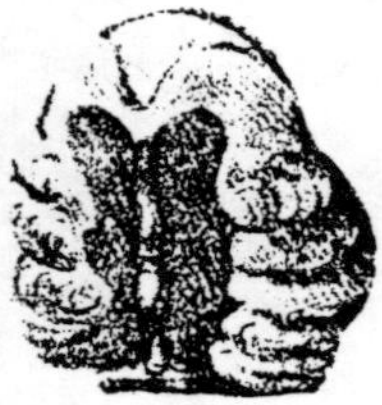

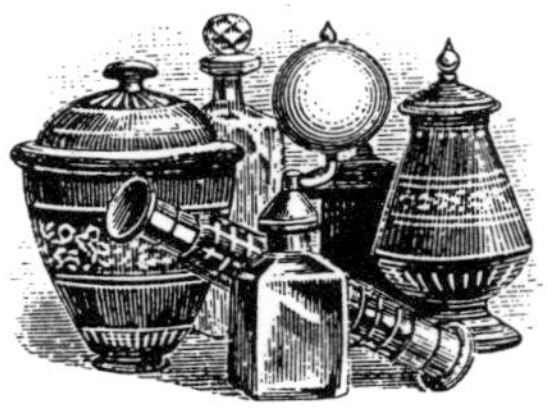

UNE PANACÉE : LA CRÈME FRAÎCHE

En fait de produits à appliquer sur le visage, le docteur Cid n'en préconise qu'un seul, jugé par lui souverain :

– "Parmi tous les cosmétiques, la crème fraîche possède à elle seule les propriétés des nombreux médicaments de l'art que le parfumeur a multiplié sans mesure. Moreau de la Sarthe la donne comme le meilleur liniment du visage, et l'on devra s'en servir de préférence à toutes les autres préparations."

Pour donner à cette panacée un léger effet astringent, on peut ajouter quelques gouttes de citron.

Chapitre XXXIV

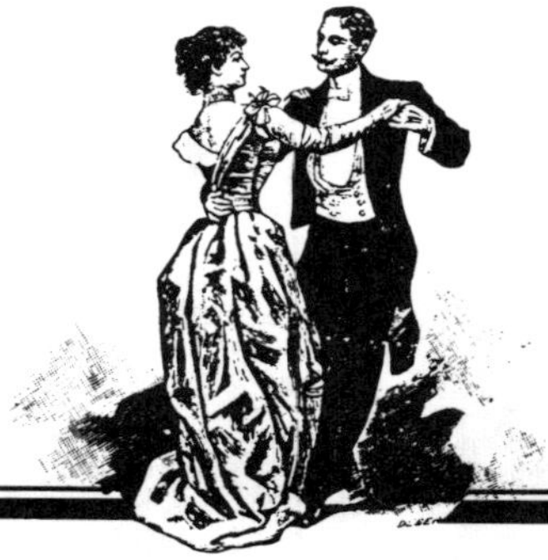

LE TOURBILLON DU SECOND EMPIRE

LES “SALONS D’EMBELLISSEMENT”

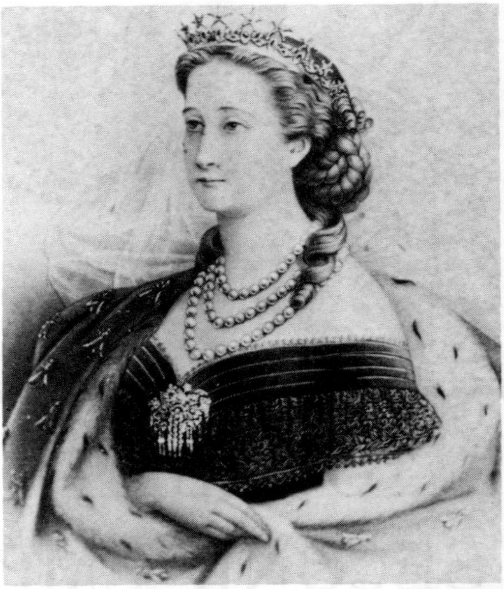

Le Second Empire ouvre une ère d’intense activité dans tous les domaines. On transforme, on innove, Paris change de visage, les moyens de transport s’accélèrent, une fièvre d’entreprendre s’empare des gens d’affaires, et une fièvre de plaisirs agite les gens du monde. Plus que jamais, dans ce tourbillon d’intrigues et de fêtes, les femmes ont envie d’être belles et de paraître jeunes.

C’est à cette époque qu’apparaissent timidement quelques “Salons d’Embellissement”, où les dames, cachées sous leurs voilettes, se rendent clandestinement. La plupart ont un certain âge, sinon un âge certain.

Le mystère qui entoure ces premiers “salons de beauté” ne peut manquer de piquer la verve des vaudevillistes. Ainsi, le théâtre des Variétés (qui verra triompher la décennie suivante “la Belle Hélène” et “la Périchole”) présente-t-il dans sa Revue de l’année 1855, un spectacle en trois actes et dix tableaux, où paraît un de ces fameux “salons” (1).

La scène première représente l’élégant boudoir de la directrice Mademoiselle Jouvance. Sur des étagères, on voit tous les objets qui servent à la toilette. Mademoiselle Jouvance est entourée de trois assistantes, tandis que trois dames en peignoir sont assises devant des coiffeuses. Entre un dandy qui chante :

“Travaillez bien, Mesdemoiselles,
Car dans un siècle de progrès,
Oui, les femmes doivent entre elles
Se faire belles.

Mais cachez bien, de vos attraits,
Les mystères et les secrets.

Mademoiselle Jouvance :

Oui, dans le boudoir de Jouvance,
La beauté rajeunit.
Par mon adresse et ma science,
Tout minois s'embellit.
A la beauté la plus antique,
Je rendrai ses quinze ans.

Première dame assise au milieu :

Mademoiselle Nichette, je vous serais obligée de faire joindre mes sourcils. Je veux avoir l'air jaloux, pour faire peur à mon mari.

Deuxième dame assise à droite :

Ah, Mademoiselle Jouvance, j'ai à me plaindre de votre rouge végétal !

Mademoiselle Jouvance :

De mon rouge végétal ?

Deuxième dame :

Oui, Mademoiselle, hier, en embrassant mon cousin qui revient de Crimée, mes lèvres lui sont restées sur la figure !

Mademoiselle Jouvance :

Bien désolée, Madame, mais je ne réponds pas des baisers ! Prenez garde, Hortense, vous faites à Madame un œil plus grand que l'autre !

Les dames se regardent dans un miroir et chantent :

Ciel, que vois-je apparaître !
J'ai peine à me reconnaître !
Suis-je bien à présent
Plus belle qu'avant ?

Mademoiselle Jouvance, (en aparté) :

Ah, ces scélérats d'hommes, ils ne se doutent pas du mal qu'on se donne pour les charmer ! (Elle appelle) *Palmyre ! Hortense ! Nichette ! Qu'on se dépêche !"*

En chœur :

Pour nos recettes efficaces,
Faisons une beauté de plus ! ! !

Scène II

Mademoiselle Jouvance (restée seule) :

Allons, allons, ça marche ! Et je puis me vanter d'avoir eu là une excellente idée. Pourquoi, me suis-je dit, n'ouvrirais-je pas un "Salon d'Embellissement" à l'usage du beau sexe ?

Elle chante :

L'idée à peine conçue,

J'ouvre un lieu charmant,
Où chaque dame est reçue
Bien secrètement.
On y pénètre en cachette,
Et soir et matin,
On entend de ma sonnette
Le bruit argentin...
Oui, je peins toutes les belles,
Mais il est, hélas,
Des figures sur lesquelles
Ça ne prend pas !

Les hommes applaudissaient, et les femmes riaient (jaune)...

(1) Les auteurs de cette Revue étaient deux librettistes à la mode, Cogniart et Clairville, ce dernier, auteur du livret de "la Fille de Madame Angot".

PARIS, CAPITALE DE LA BEAUTÉ

A Paris, les dames peuvent découvrir tout ce que l'on serait bien en peine de trouver ailleurs, et pas seulement en matière d'habillement. Tenez, on vend, à Paris, en 1857 une "nouveauté" : des masques de nuit taillés sur mesure dans de la belle soie blanche et épaisse, doublée d'une pâte à embellir le teint pendant le sommeil. Ce sont les "masques au mari" inventés par Poppée et adoptés par Henri III.

On vend aussi chez nos parfumeurs des gants de nuit enduits de pommade, comme ceux des Médicis. Toutes ces "nouveautés" sont vieilles comme Ève, mais améliorées et adaptées au goût du jour.

On vend aussi des seins artificiels en caoutchouc pour étoffer les gorges amoindries par l'âge.

Enfin, l'année 1867 où s'inaugure l'Exposition Universelle, s'ouvre également le premier "Salon de Beauté" qui ose dire son nom. Il fallait être anglaise, pour fonder hardiment en plein Paris ce genre d'établissements jusqu'alors à demi clandestins.

Léontine-Sarah Leverson se fait appeler "Rachel l'Émailleuse", et se propose de rajeunir les dames mûres qui n'ont pas renoncé à plaire, au moyen d'une technique révolutionnaire, laquelle consiste à injecter sous la peau un liquide qui gonfle le visage, et, en effaçant les rides, lui donne l'aspect émaillé, d'une face de poupée. Il ne faut ni se laver ni rire, à peine sourire ; seuls les yeux restent vivants dans cette figure figée. L'effet dure quelques mois, après quoi, l'opération doit être renouvelée.

Il faut croire qu'il y eut des accidents. Une duègne défigurée attaqua Rachel l'Émailleuse, qui perdit son procès.

UN CURIEUX MÉTIER : LES "RÉTRÉCISSEUSES"

A Paris, un bon métier est celui de "Rétrécisseuses", exercé par ces générations de femmes mi-sages-femmes, mi-faiseuses d'anges, un peu sorcières, un peu apothicaires, procureuses de drogues, et secourables aux femmes soucieuses de rétrécir la "porte de nature" après plusieurs accouchements. Les Rétrécisseuses poussent parfois un peu loin la conscience professionnelle, témoin l'aventure arrivée à une cliente :

– *"La dame Caracasa, pour plaire à son mari, s'est rétrécie à tel point, que quiconque ne peut la pénétrer plus avant..."*

Les Rétrécisseuses sont la providence des jeunes filles imprudentes qui veulent arriver vierges au mariage. Il y a les préparations astringentes vieilles comme le monde, mais le traitement le plus efficace reste celui préconisé par Jean-Baptiste Porta dans sa "Magie naturelle", que l'on retrouve explicité dans les manuels de l'époque :

– *"Il faut mettre des sangsues à la nature, et s'en faire par là sucer le sang, lesquelles sangsues laissent et engendrent des petites ampoules pleines de sang, si bien que le mari, au soir des noces, crève ces ampoules dont le sang sort, pour la grande joie de l'un et de l'autre. Et ainsi l'honneur de la citadelle est sauvé..."*

LA MOINS COQUETTE ET LA PLUS ÉLÉGANTE

On connaît l'histoire de cette jeune et belle comtesse espagnole, Eugénie de Montijo, qui présentée à Napoléon III, lui inspire d'emblée une violente passion. On connaît aussi l'échange célèbre de répliques entre l'empereur fou de désir et la vertueuse demoiselle :

– *"Par où passe-t-on pour gagner votre chambre ?* demande assez cavalièrement Napoléon III.

– *Par la chapelle, Sire..."*

Devenue impératrice, Eugénie va tenir son rôle avec sérieux, avec distinction, avec grâce (ses révérences sont attendues, admirées, commentées). L'impératrice est le point de mire de la France entière, toute sa vie n'est plus qu'une longue représentation. Aussi, ces journées commencent-elles de bonne heure.

L'impératrice, à peine réveillée, s'assied sur le bord de son lit et passe ses pieds dans des mules de satin blanc qui sont changées tous les jours (on les envoie dans des couvents pour les premières communiantes). Peppa, sa fidèle camériste qui ne l'a jamais quittée, l'aide à enlever le corset qu'elle porte la nuit sous sa chemise pour éviter les malformations. La baignoire de cuivre est déjà remplie d'eau très chaude : Eugénie s'y plonge avec plaisir, c'est le meilleur moment de sa matinée (les mauvaises langues prétendent qu'elle ne se baigne aussi régulièrement que pour étouffer son odeur de rousse...).

En sortant du bain, Peppa la frictionne vigoureusement. L'impératrice, vêtue d'un léger peignoir, s'assied ensuite à sa table de toilette drapée de dentelles blanches sur fond bleu, devant les diverses pièces d'un nécessaire en vermeil. Les soins qu'elle accorde à son visage sont vite expédiés : sa carnation éblouissante se passe d'artifices. Elle étale sur sa figure une mince couche de crème qu'elle essuie, et la recouvre avec un léger nuage de poudre rosée. D'un doigt humide, elle lustre ses sourcils, recourbe ses cils, et souligne au crayon noir sa paupière inférieure, ce qui avive le bleu de ses yeux.

Le maquillage est terminé. Maintenant, le célèbre artiste capillaire Leroy coiffe Eugénie, en se dépêchant car elle n'est pas patiente. Elle possède une magnifique chevelure d'or roux que Peppa soigne avec des pâtes compliquées et une lotion dont elle garde le secret. Les soirs de gala, l'impératrice, pour adoucir l'éclat de cette flamboyante chevelure, la saupoudre d'une poussière d'or qui est devenue immédiatement à la mode. Car bien malgré elle, elle donne le ton à toute une société.

Voici venu le moment de s'habiller. Son cabinet, éclairé par trois hautes fenêtres, est garni de glaces qui lui permettent de se voir sous toutes ses faces. Un monte-charge fait communiquer cette pièce avec la chambre d'atours située au-dessus ; on utilise un cornet acoustique pour commander les diverses pièces d'habillement. Ce dispositif destiné à éviter l'usage des escaliers venteux du palais des Tuileries intrigue beaucoup le bon peuple : une rumeur transforme le monte-charge en... fauteuil orthopédique pour l'impératrice qui serait infirme... Bien entendu, il n'en est rien, Eugénie est parfaite de la tête aux pieds.

L'impératrice présente ce paradoxe d'être à la fois la souveraine la moins coquette et la plus élégante de son temps.

– *"C'est un supplice de penser à ma toilette,* avoue-t-elle, *je ne suis pas coquette."*

Pourtant, il lui faut promouvoir les produits de l'industrie française en portant des étoffes de prestige, des dentelles, des parures. Napoléon III veut qu'elle soutienne le commerce de luxe. Elle obéit, elle revêt des robes qui lui vont à merveille ("mes robes politiques", soupire-t-elle).

Dans le même esprit, il lui faut recevoir les couturiers, les bottiers, les modistes, tous les représentants d'un artisanat qu'elle peut, d'un claquement de doigts, enrichir ou ruiner.

Enfin habillée, elle passe dans son oratoire pour s'y recueillir. Sa journée de représentation peut commencer.

Les épreuves et les chagrins vieilliront assez vite Eugénie. Consciente que sa peau se fane, que des rides marquent les coins de ses yeux et les commissures de ses lèvres, elle apprend sur le tard à se maquiller. Avec ses femmes, elle parle recettes de beauté. Mais les générations futures ne garderont de cette femme que le souvenir éblouissant d'un col de cygne sur de belles épaules tombantes, et d'un profil pur entre des bandeaux de Madone, telle que l'a immortalisée le pinceau de Vinterhalter.

LES "LIONNES" DONNENT LE TON

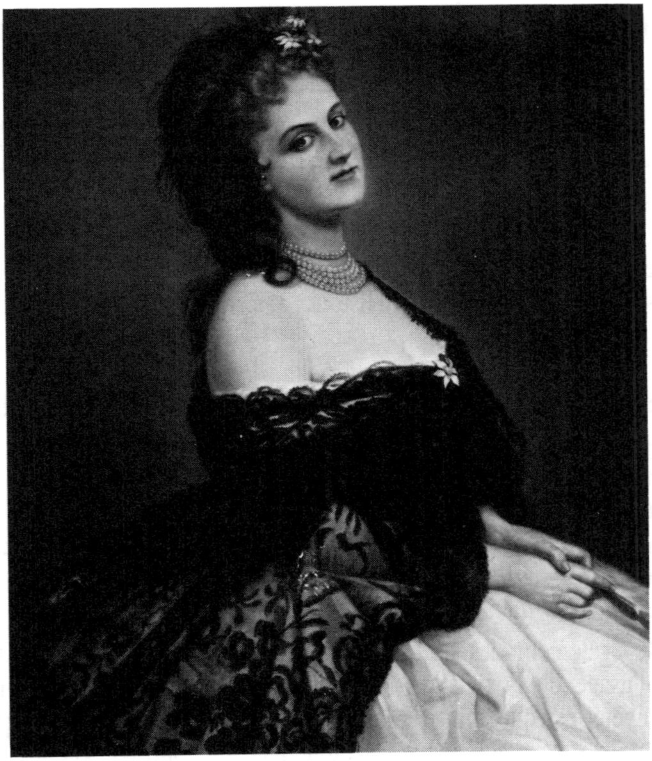

Dans le Paris tourbillonnant du Second Empire, les lionnes donnent le ton en matière de beauté. La plus célèbre d'entre elles, Cora Pearl, introduit en France "tous les raffinements et les secrets du maquillage", et fait venir de Londres ses pâtes, ses essences, ses poudres. Elle irise ses cils, ombre ses paupières, rougit ses lèvres, s'enduit le visage "d'un blanc d'argent vernissé" dont la composition n'est certainement pas innocente.

C'est qu'en dépit des avertissements des médecins et des "contrôles" de l'Académie des Sciences, les femmes continuent à utiliser des produits aussi nocifs qu'au temps de Nostradamus, et dont certains coûtent très cher. Un procès qui a lieu au sujet d'une lotion fameuse pour embellir le teint révèle au public que cette lotion, vendue au prix net de neuf francs trente-cinq centimes, ne coûte que quatre-vingts centimes au fabricant !

Oui, il fait bon être parfumeurs, sous le Second Empire. Aussi, voit-on s'ouvrir un peu partout de nouvelles boutiques. En 1865, Jean-Baptiste Rigaud s'installe rue de Richelieu. C'est un novateur qui ne craint pas d'utiliser l'actualité pour lancer ses produits. A l'occasion de l'amitié franco-russe, il vend le "Savon de Tsarine", l'Eau de Cologne Franco-Russe" la "Tzarkoié Selo".

Il invente même, pour les moustaches des Messieurs, "la pommade des zouaves"...

Guerlain, lui, est devenu "Parfumeur Breveté de Sa Majesté l'Impératrice Eugénie", pour laquelle il a créé son "Eau de Toilette Impériale", qui se vend encore aujourd'hui. Il a quitté la rue de Rivoli pour s'installer dans une rue mal pavée, qui deviendra un jour la rue de la Paix.

LA BIBLIOGRAPHIE JACOB

En 1858, paraît en petit format, un livre intitulé : "L'art de conserver sa beauté". L'auteur est un curieux personnage, un polygraphe qui traque les aspects les plus divers de l'Histoire. Il s'appelle Paul Lacroix, dit "Bibliophile Jacob".

Dans ce minuscule bréviaire pour dames, cet érudit donne son avis sur les habitudes de toilette féminine, et met, lui aussi, en garde contre les produits achetés dans le commerce :

"Quant à l'efficacité imaginaire cherchée dans la graisse d'ours, la graisse de chameau, la graisse de lion, la graisse de pendu, la graisse de bourreau, tout cela est imaginaire, dignes des contes de la Mère l'Oie. Rien ne nous paraît au-dessus de la moelle de bœuf, soit seule, soit combinée avec de l'huile d'amandes douces (pour les onctions du visage)."

Il parle également des fards blancs et de la terrible céruse, mais consent aux femmes l'usage de l'oxyde de bismuth, malgré quelques inconvénients, dont le plus ennuyeux est que tout dégagement de gaz acide hydro-sulfurique comme en produisent les gaz d'éclairage, les quinquets mal purifiés, ou les vapeurs de la cuisine, noircit le visage enduit de bismuth.

– *"Il y a quelque temps,* raconte-t-il, *cette mésaventure eut lieu dans une maison où s'administrent des bains médicamenteux. Une dame s'y était rendue pour prendre un bain d'« eau de Barèges », laquelle contient beaucoup de soufre en dissolution. Mais à peine a-t-elle plongé son corps dans l'eau sulfureuse que son teint d'un blanc factice devient tout noir ! La fille de bain qui la voit dans cet état s'écrie, effrayée, qu'elle est atteinte du choléra, et appelle au secours... Les autres femmes se précipitent, l'enlèvent de la baignoire, la transportent dans un lit, où la baigneuse épouvantée par tant de bruit et d'agitation, devient malade de peur. On appelle un médecin qui, heureusement, ne se fait point attendre, et qui reconnaît, à la grande confusion de la dame, l'effet chimique de l'hydro-sulfure de bismuth !"*

Le Bibliophile Jacob admet cependant que les cosmétiques participent *"d'un art réparateur, et que dès les temps fabuleux, les nymphes de l'ancienne Grèce s'occupaient, dit-on, de rechercher les moyens d'embellir le corps. A leur exemple, Circé paraît s'être livrée à l'analyse des plantes dont l'action pouvait aider à conserver la jeunesse".*

Le livre du Bibliophile Jacob s'inspire essentiellement de celui du docteur Liébault, auteur en 1582, du "Livre de l'Embellissement". A l'époque du développement de l'ère industrielle, des premiers chemins de fer et autres inventions révolutionnaires, il cite des recettes qui datent de l'École de Salerne, comme celle-ci pour éclaircir le teint :

– *"Détrempez de la mie de pain blanc dans l'urine d'un petit enfant, frottez-vous-en les mains et le visage, puis rincez-vous avec de l'eau de rose un peu musquée."*

Aux femmes atteintes de "goutte rose", ou couperose, il conseille de se laver la face avec de l'eau de rose, de violette ou de fraise, de s'abstenir de vins et de viandes échauffantes, et si ces moyens ne suffisent pas, il en préconise de plus énergiques :

– *"Il sera bon aussi d'appliquer des sangsues aux joues, au bout du nez, aux lèvres, au front, aux côtés du menton, pour attirer dehors le sang qui s'est amassé sous le cuir."(! !)*

Autre recette tirée de Jean Liébault et citée sans émoi par le Bibliophile Jacob, la patiente pourra aussi *"épandre sur le visage du sang tout chaud de poulet ou de pigeon, ou sang de lièvre, de brebis, de canard tué fraîchement ; laisser ce sang cailler toute la nuit, puis le lendemain matin, le déterger avec de l'eau tiède de la balle d'avoine, de son, ou autre semblable".*

On retrouve ici la vieille croyance dans le pouvoir mystérieux du sang, qui entre dans les philtres des sorcières pour conserver jeunesse et santé.

Heureusement, l'auteur livre à ses lectrices des formules plus aimables pour améliorer leur teint.

LE MEILLEUR DES COSMÉTIQUES

Lait d'amandes. "Une décoction d'amandes douces employées dans la proportion de vingt ou vingt-cinq amandes pour un litre d'eau, est, après l'eau ordinaire, le meilleur des cosmétiques. Car il y a des peaux délicates et fines que l'eau irrite. Les amandes, en enlevant alors à ce liquide sa crudité, produisent un excellent effet."

Chapitre XXXV

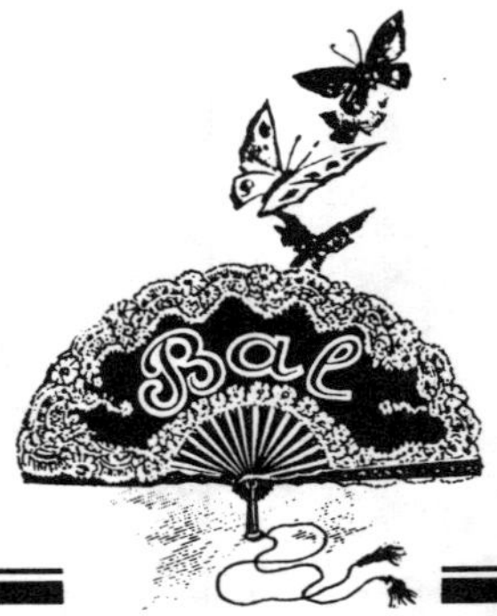

LA VIE FABULEUSE DE LOLA MONTÈS

LOLA MONTÈS OU L'ART DE LA BEAUTÉ

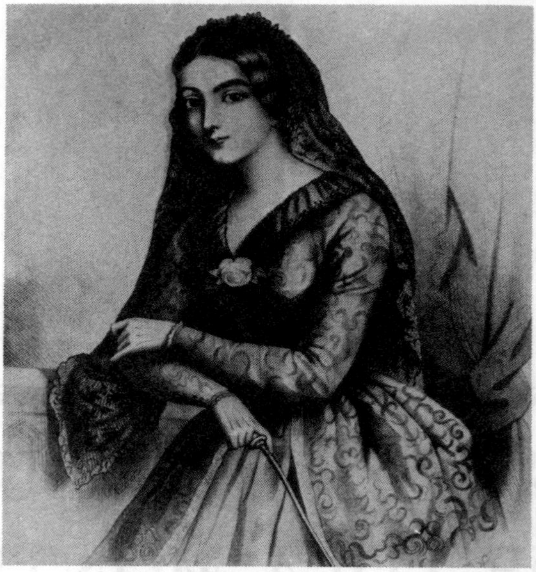

Cette même année 1858 où se diffusait l'ouvrage du Bibliophile Jacob, paraissait à New York un livre intitulé "l'Art de la Beauté" qui allait être le best-seller du Second Empire.

L'auteur était une femme encore belle, d'une quarantaine d'années, qui vivait pauvrement à New York après avoir connu une vie étourdissante. Elle venait de perdre le dernier en date de ses amants, le comédien Follerie, noyé accidentellement dans le port de Melbourne. Seule au monde, elle n'espérait plus pour subsister que dans les droits d'auteur qu'allait peut-être lui rapporter son livre. Mais "L'Art de la Beauté" saurait-il toucher le grand public ?

Avant de le savoir, évoquons un instant la vie à la fois étincelante et misérable de cette fille d'officier irlandais, née en 1818 à Londres. Une vie qui commence par une enfance ballottée : le père meurt aux Indes du choléra, la mère coquette et légère envoie sa fille à Paris où elle est pensionnaire à l'Institution des Demoiselles Préfère. Elle en sort quelques années plus tard pour s'enfuir avec l'amant de sa mère. Il l'abandonne, elle regagne Londres où elle devient la maîtresse du dandy Charles Lennox. L'année suivante, elle part, seule, pour Séville, où elle découvre la danse espagnole. C'est une révélation ; elle sera danseuse andalouse – bien qu'à d'autres moments, elle se déclare née aux Indes, en Turquie ou à Chypre, – car Lola est mythomane jusqu'au bout des doigts.

Mais elle a aussi de l'esprit, de l'élégance, de l'ambition, de la fierté, une beauté ravissante que pimente un léger accent étranger. Elle sait admirablement s'habiller :

– *"Une femme qui s'habille de manière à attirer l'attention sur son habillement, est toujours mal habillée. C'est pourquoi tout le secret d'une mise se trouve dans la simplicité",* écrira-t-elle.

A partir de 1843, commence pour elle une vie errante d'artiste, qui la conduit dans les principales villes d'Europe, avec l'espoir d'y "décrocher un prince". Elle danse à Varsovie, se rend à Dresde, où elle fait la connaissance de Richard Wagner, qui ne se laisse pas séduire, et de Liszt qui devient son amant (pour quelques jours). Elle s'exhibe à Berlin devant le tsar de Russie et le roi de Prusse, mais comme ceux-ci se contentent d'applaudissements polis, elle caracole le lendemain en tenue d'amazone à hauteur du cortège officiel, et cravache un gendarme qui voulait saisir la bride de son cheval. En guise d'invitation galante, Lola reçoit un constat d'huissier.

Elle repart pour Paris où elle se produit à l'Opéra, mais son manque de formation chorégraphique scandalise les amateurs habitués aux pas-de-deux de Fanny Essler et de Taglioni. Lola, qui danse comme une gitane, est huée. Furieuse, elle déchausse un de ses chaussons et le lance dans la salle.

– *"Ses façons sentent le corps de garde",* écrit le lendemain "le Courrier des Théâtres".

Lola Montès doit se contenter de danser à la Porte Saint-Martin, où le public est moins difficile. Un soir, une mouche la pique, elle décide de danser nue, ou presque, sans le maillot académique réglementaire, avec seulement une minuscule culotte sous sa jupe volante. Stupéfaction et horreur dans la salle (en dépit des belles jambes dorées de Lola), les dames outrées quittent leurs places, un commissaire de police est appelé pour dresser procès-verbal. Lola échappe de peu à la correctionnelle, et se retrouve interdite de scène.

Entre-temps, elle a changé d'amant. Celui qui l'entretient est Léon Dujarrier, qu'elle appelle Bon-Bon, directeur du journal "La Presse". Voilà qu'un duel met aux prises Dujarrier avec son confrère journaliste Beauvallon, du journal "Le Globe". Léon Dujarrier est tué. Au procès qui s'ouvre, Lola Montès paraît à la barre à titre de témoin. Heureusement pour notre héroïne, elle n'est pour rien dans l'affaire, mais Beauvallon est condamné en appel à dix ans de réclusion.

Lola, privé de son protecteur, quitte Paris pour reprendre sa vie errante. Elle devient successivement et pour peu de temps la maîtresse du prince d'Orange, puis du prince de Reuss qui règne sur une minuscule principauté. Pour se venger de ce dernier à la suite d'une dispute, Lola, à cheval, piétine furieusement les beaux parterres de fleurs qu'affectionnent le prince. Outré, il la chasse.

MAÎTRESSE DU ROI DE BAVIÈRE

Elle repart, et se rend cette fois en Bavière, où règne un roi de soixante ans, Louis Ier. Elle réussit à forcer sa porte, sans se douter qu'en entrant ce jour-là dans le cabinet du roi, elle entre aussi un peu dans l'Histoire.

Car cet homme vieillissant et solitaire, pudique et sentimental, et que sa charge ennuie, tombe amoureux fou de Lola.

Il la fait entrer à l'Opéra Royal, et lui offre un hôtel entièrement meublé, décoré, fleuri avec amour. Bientôt, tout Munich ne parle plus que d'elle, car Lola, qui pourrait mener une vie paisible de reine de la main gauche, prend plaisir à s'afficher, provocante, la cravache à la main, défiant les ricaneurs. Bientôt, on l'accuse d'être une espionne, on rappelle son passé tumultueux d'aventurière. Lola n'en a cure. Pour la première fois, peut-être, elle aime avec son cœur ; elle aime ce roi dont la tendresse la rassure, et qui ne sait qu'inventer pour lui plaire. Il lui décerne un titre : comtesse de Landsfeld, qu'elle portera jusqu'à sa mort.

Un jour vient où l'émeute gronde. Lola manque d'être lynchée par les étudiants qu'elle nargue avec sa fameuse cravache. Le roi, après avoir tenté de toutes ses forces de la défendre, est enfin acculé à signer le décret qui éloigne sa maîtresse. Quelque temps plus tard, il abdiquera.

– *"J'ai toujours aimé les belles Espagnoles,* confiera-t-il un jour à l'impératrice Eugénie : *il n'y en a une qui m'a coûté mon trône."*

Et voici de nouveau Lola sur les routes. Son destin qui s'accélère la ramène à Genève, puis à Londres où elle épouse un Anglais, sir Heald, qu'elle emmène en voyage de noces à Cadix, où elle l'oublie, revient à Paris, le temps d'y dicter ses Mémoires à un vieil académicien, repart pour l'Angleterre, s'embarque pour l'Amérique où on la retrouve à Boston, Philadelphie, New Orleans, dansant sur des scènes de second ordre pour gagner sa vie. Elle entend parler de filons d'or qu'on aurait trouvé au Nevada, et file à San Francisco, où elle fait la connaissance de Barnum... qui l'engage pour jouer sa propre vie dans son célèbre cirque, entre Tom-Pouce et la femme-tronc ! Un journaliste, Hill, la voit sur scène, en tombe amoureux, l'épouse, et l'emmène vivre au Nevada, où Lola se retrouve dans une maison de bois, en compagnie d'un ours apprivoisé.

Passe d'aventure par là un baron allemand qui l'enlève au grand galop, vers la Californie. Est-ce enfin le havre ? Non point, le baron se tue accidentellement avec sa carabine, Lola est de nouveau seule.

Elle revient à New York ; elle a vendu les bijoux laissés par le baron, et dépensé l'argent. Elle est sans ressources. C'est alors qu'elle se met à écrire un livre : "L'Art de la Beauté chez la Femme, Secrets de Toilette", par Lola Montès, comtesse de Landsfeld, où elle résume toute son expérience déjà longue sur l'art de séduire en soignant son visage et son corps. Ce livre est son dernier espoir.

Et le miracle se produit : publié d'abord en anglais à New York au commencement de 1850, l'ouvrage est bientôt traduit en plusieurs langues. Il a un succès fou sur les deux continents, soixante mille exemplaires se vendent en quelques mois.

A nouveau, c'est la fortune.

UNE PLUME AUSSI MORDANTE QUE SA CRAVACHE

Un de ses anciens amis, Émile Chevalier, lui écrit qu'il se propose de traduire le livre en français ; Lola lui répond :

– *"Je ferai cette traduction moi-même et vous la corrigerez. C'est une fantaisie que je veux me passer. Je n'ai point écrit en français depuis l'assassinat de Bon-Bon, et je serais bien aise de savoir si je sais encore sa langue."*

Émile Chevalier devra se contenter de rédiger la préface.

Comment cette écervelée, cette fantasque a-t-elle pu écrire un livre aussi pertinent ? C'est un mystère de plus ajouté à tous ceux qui composent cette personnalité singulière. Certes, on peut soupçonner Lola de s'être fait aider par un savant ami pour la dernière partie de son ouvrage, sorte d'exposé fort érudit sur la beauté à travers l'Histoire ; les auteurs grecs et latins de devaient guère figurer parmi ses livres de chevet. Mais c'est bien Lola qui tient la plume quand il s'agit de conseils d'élégance ou d'hygiène, *"une plume parfois aussi mordante que sa cravache"*, constate le préfacier.

Et d'abord, Lola rejette avec force tous les produits fabriqués par les parfumeurs.

– *"Les recettes que je donne pour les divers cosmétiques, lotions, pâtes, crèmes, poudres sont celles dont se servent les belles élégantes des différentes capitales du monde. Je les offre comme "curiosités". Si pourtant il se trouve une dame qui veuille faire usage de ces auxiliaires de la beauté, je lui conseille de toutes mes forces de se faire sa propre fabricante, non seulement comme moyen d'économie, mais de sécurité, car la plupart des cosmétiques brevetés ont ruiné les plus beaux teints et provoqué des maladies de la peau et du système nerveux. Avec quelques francs, une dame peut se procurer une ample provision de toutes ces choses composées de matières qui, en tout cas, ne nuisent pas, et sont bien supérieures aux coûteuses mixtures brevetées qu'on achète chez les droguistes. En outre, cette dame a l'avantage de connaître ce dont elle se sert, ce qui est loin d'être le cas quand elle fait l'emplette de lotions brevetées. Ces préparations sont ordinairement fabriquées par des charlatans ignorants et empiriques."*

De même qu'elle condamne les parfumeurs, Lola condamne avec la même énergie l'usage des fards. Pour elle, le visage d'une femme qui se farde n'a pas plus d'expression que celui d'une momie peinte. Elle ne refuse pas toutefois un peu de rouge végétal posé sur la joue, à condition qu'il soit transparent.

– *"Une femme violemment colorée est un spectacle dégoûtant, une vieille femme rougeaude un hideux spectacle, une fausse note dans l'harmonie de la nature."*

Elle condamne aussi l'usage excessif de la poudre, et raille les dames *"qui attrapent leur houppette à la hâte sans s'arrêter pour jeter un coup d'œil dans la glace, puis s'en vont en société avec un visage qui semble sortir d'un sac de farine"*.

LOLA CONDAMNE LE ROUGE A LÈVRES

Lola réprouve tout autant le rouge à lèvres.

– *"Il n'est point d'homme,* affirme-t-elle, *qui ne reculât de dégoût à l'idée de baiser une paire de lèvres peintes.*

Quant aux dents, leur propreté et leur blancheur sont indispensables, il faut se rincer la bouche après chaque repas."

Lola parle aussi de la beauté de la gorge, et met en garde les élégantes contre les corsets et les buscs qui *"chassent ces parties hors de leur position naturelle"*. Une femme ne devrait même pas presser fortement son sein avec sa main. Elle condamne les décolletés excessifs *"d'un goût extrêmement mauvais, qui donnent aux messieurs une idée fort équivoque de celles qui les portent..."* Elle nous donne sa recette pour la beauté des seins :

"Teinture de myrte .... *15 g*
Eau de pimprenelle .... *122 g*
Eau de fleur de sureau .... *122 g*
Musc .... *64 mil.*
Esprit rectifié de vin .... *183 g*
Se frotter doucement les seins trois fois par jour pendant cinq à six minutes."

Elle conseille aussi les bains tièdes journaliers, parce qu'ils sont "les meilleurs des cosmétiques".

Les recommandations de Lola durent paraître révolutionnaires, à une époque où les bains fréquents n'étaient pas encore bien entrés dans les mœurs, et où on se fardait beaucoup. Certains de ses conseils, en revanche, ne sont plus guère de mode aujourd'hui, comme de se brosser longuement les cheveux, ou encore, pour avoir les cils "bien nourris", en tailler les bouts avec des ciseaux toutes les cinq à six semaines.

Un dernier conseil, judicieux celui-là :

– "Pour garder de belles mains, porter pendant son sommeil des simples gants de peau blanche, qui rendront la peau blanche et douce. Aucune dame qui tient à la conservation de ses mains ne sortira à l'air sans gants."

Ses droits d'auteur auraient pu apporter la sécurité à Lola Montès. Malheureusement, l'argent lui fondait dans les mains.

Quelques années plus tard, un pasteur new-yorkais est appelé au chevet d'une mourante. La femme gît sur un grabat posé à même le sol, dans une pièce sordide. C'est Lola Montès qui crache ses poumons, sanglote, se tord, hurle ses péchés et ses remords.

– *"De toute ma vie,* dira le prêtre, *je n'ai vu une fin aussi horrible."*

Lola Montès laissait en mourant quelques hardes, une cravache, et "L'art de la Beauté".

LE SHAMPOOING DE LOLA MONTÈS

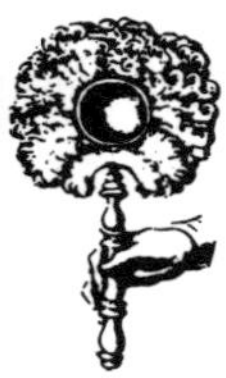

"Pour les cheveux : battez les blancs de quatre œufs jusqu'à ce qu'ils deviennent en neige, et frictionnez-vous-en bien près de la racine des cheveux. Laissez sécher. Puis lavez la tête et nettoyez les cheveux avec une mixture de parties égales de rhum et d'eau de rose. C'est là une des meilleures préparations pour nettoyer la chevelure et lui donner un beau lustre."

Ce "shampooing" fut très utilisé par nos grands-mères et arrière-grands-mères.

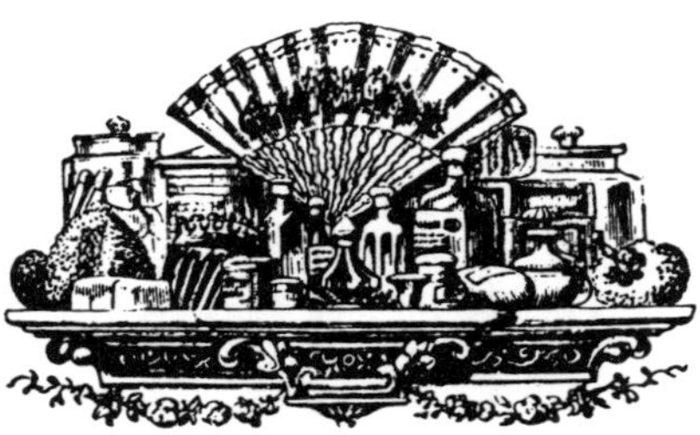

Chapitre XXXVI

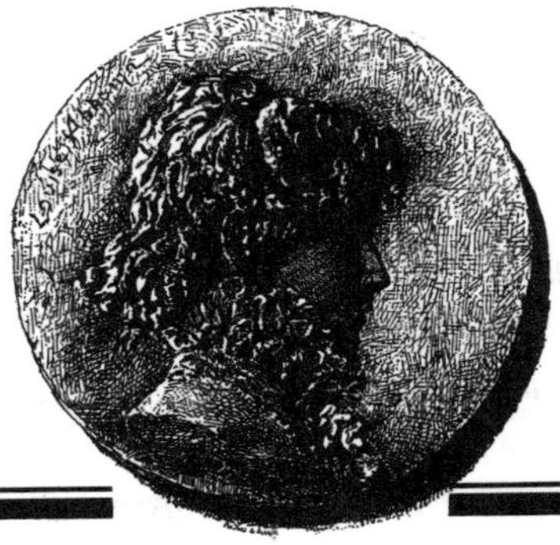

A L'ÉPOQUE DE BAUDELAIRE ET DE SARAH BERNHARDT

BAUDELAIRE FAIT L'ÉLOGE DU MAQUILLAGE

En réponse aux censeurs qui blâment le fard, Baudelaire publie dans "Le Figaro" du 9 décembre 1863 un article où il fait l'éloge du maquillage, qui flatte sa vision poétique de la femme.

– *"La femme est bien dans son droit, et même elle accomplit une espèce de devoir, en s'appliquant à paraître magique et surnaturelle. Il faut qu'elle étonne, qu'elle charme ; idole, elle doit se dorer pour être adorée. Elle doit donc emprunter à tous les arts les moyens de s'élever au-dessus de la nature pour mieux subjuguer les cœurs et frapper les esprits.*

Il importe fort peu que la ruse et l'artifice soient connus de tous, si le succès est certain et l'effet toujours irrésistible.

Pour nous restreindre à ce que notre temps appelle vulgairement maquillage, qui ne voit que l'usage de la poudre de riz, si niaisement anathémisée par les philosophes candides, a pour but et pour résultat de faire disparaître du teint toutes les taches que la nature y a outrageusement semées, et de créer une unité abstraite dans le grain et la couleur de la peau, laquelle unité, comme celle produite par le maillot, rapproche immédiatement l'être humain de la statue, c'est-à-dire d'un être divin et supérieur.

Quant au noir artificiel qui cerne l'œil, et au rouge... le cadre noir rend le regard plus profond, donne à l'œil une apparence plus décidée de fenêtre ouverte sur l'infini. Le rouge qui enflamme la pommette augmente encore la clarté de la prunelle, et ajoute à un beau visage féminin la passion mystérieuse de la prêtresse.

Ainsi, si je suis bien compris, la peinture du visage ne doit pas être employée dans le but vulgaire, inavouable, de rivaliser avec la jeunesse. On a d'ailleurs observé que l'artifice n'embellissait pas la laideur et ne pouvait servir que la beauté. Le maquillage n'a pas à se cacher. Il peut au contraire s'étaler avec une espèce de candeur."

RÉPLIQUE FÉROCE D'UN JOURNALISTE

Ainsi encouragées (mais ont-elles besoin de l'être ?) les coquettes continuent à se colorier le visage et à s'abîmer allègrement l'épiderme. Sous le septennat du président Jules Grévy, un chroniqueur de l'époque, Monsieur de Rozan, dément résolument Baudelaire, et brosse un tableau terrifiant des désastres provoqués par les produits de maquillage.

– *"Ce n'est pas seulement au théâtre et sur les tréteaux de la foire que les visages sont barbouillés de fards et de farines. La femme du monde et la jeune fille ont suivi la mode des saltimbanques. Les mascarades sont partout. La coquette travaille avec une énergie héroïque à se donner des chairs argentées, neigeuses, givrées, opalines, nacrées ; à relever ses veines en bleu, à s'iriser les cils, à se noircir les sourcils, à se faire un regard lumineux, pour surcharger finalement cet édifice d'un kilo de cheveux. Mais l'insensée paiera cher ses triomphes passagers. Déjà, ses traits s'altèrent et se flétrissent, les rides qu'elle a voulu cacher s'étendent et sillonnent son front à plis redoublés, sa peau devient rude, sèche, livide, ses dents s'ébranlent et se corrompent, une salive épaisse inonde sa bouche, et découle de ses lèvres. Elle souffre, elle maudit son imprudence, mais il est trop tard, le mal est sans remède !"*

Ce tableau consternant tend à prouver qu'en dépit des tentatives de contrôle, les produits cosmétologiques demeurent nocifs, et que les femmes qui souhaitent le plus ardemment garder leur beauté sont celles qui la ménagent le moins.

SARAH BERNHARDT ET LA SCÈNE DE LA HOUPPETTE

Certaines scènes marquent la carrière des grandes actrices. Sarah Bernhardt touche, dit-on, au sublime, en expirant à la fin de "la Dame aux Camélias". Mais un autre acte dans cette pièce déclenche les applaudissements du public, un acte où elle déploie toutes les ressources de sa féminité : celle où, debout devant une coiffeuse, elle ouvre un coffret, y prend un miroir et une houppette qu'elle secoue ; puis, avec un parfait naturel, elle se poudre en chantonnant, à demi-tournée vers les spectateurs.

– *"Tout est dans la manière,* écrit Renaldo Hahn ; *ici, c'est inégalable. On ne doit même pas essayer de la décrire."*

Sarah Bernhardt ne se poudre pas seulement en scène, mais aussi dans la vie. La "poudre de riz" est entrée dans les mœurs, toutes les femmes en ont une boîte sur leur toilette. Sarah se poudre abondamment, et se repoudre dans la journée, frottant avec le doigt les endroits trop enfarinés. Sa "boîte à beauté" ne la quitte jamais, une petite boîte en or enrichie de rubis qui contient, en même temps qu'une glace, sa poudre et son rouge. Car elle se met aussi du rouge à lèvres dont la mode est maintenant bien établie, un rouge vif qui tranche sur la pâleur de son visage. La poudre de riz très blanche a en effet remplacé la céruse pour donner aux femmes le teint blafard d'un Pierrot, et la formule de la "Poudre de riz de Sarah Bernhardt" ne recèle pas une once de colorant :

Talc .... 300 g
Amidon de riz .... 250 g
Essence de bergamote .... 5 g
Néroli .... 2 g
Ylang-ylang .... 1 g

Telle, avec sa grâce théâtrale qui prêterait à sourire aujourd'hui, Sarah Bernhardt règne sur l'entre-deux-siècles.

L'actrice entretient sa forme d'une manière très moderne pour l'époque. Chaque matin, en sortant du lit, elle enfourche sa bicyclette de chambre après avoir mis un coussin sur le siège pour que ce ne soit pas "trop grelottant". Elle a aussi un bateau à rames dont elle serre les avirons de toutes ses forces. Elle prend un bain, additionné de plusieurs sortes de farines adoucissantes, s'enduit le visage de crème et de poudre, puis revêt ses fameuses jupes en spirales *"qui ont l'air de s'enrouler autour de ses jambes"*, dit son adorateur Renaldo Hahn. Elle raffole des parfums, et secoue les flacons de jasmin et d'ambre à même les rideaux et les coussins.

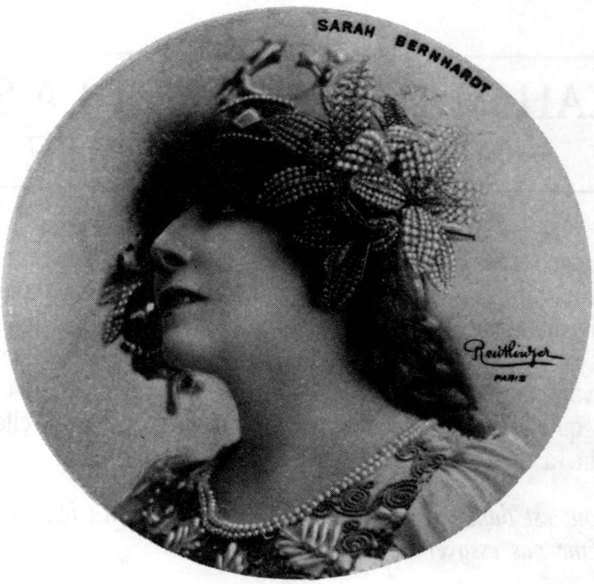

– *"Le parfum de Sarah est si pénétrant,* dit encore Renaldo Hahn, *que quand elle s'appuie à votre bras, la manche en reste parfumée pendant des heures."*

Son fils, Maurice, qu'elle a eu de sa liaison avec le prince de Ligne, n'a pas le temps de s'ennuyer auprès de cette maman fantasque. La maison est remplie de bêtes, chiens, chats, perroquet, singe, lionceau, guépard, et même un jour, un alligator qui avale tout cru le petit chien de l'actrice ! Et les portes de sa maison toujours ouvertes à ses admirateurs comme à ses amants...

Ne sachant plus qu'inventer en fait d'excentricité, elle parle un jour de se faire greffer au bas des reins une... queue de tigre !

– *"Dans les moments de colère ou de gaieté, je l'aurais relevée fièrement, et elle aurait retroussé ma traîne comme une épée !"*

Un chirurgien serait prêt à tenter cette curieuse opération esthétique, mais des amis parviennent heureusement à dissuader l'actrice.

Sarah entend personnifier l'éternelle jeunesse, et fait appel à toutes les ressources de la cosmétologie. Une rumeur colporte qu'elle se serait fait "émailler" la figure, en utilisant la dangereuse technique de Rachel l'Émailleuse. Quoi qu'il en soit, elle use des couleurs vives qui, en scène, donnent l'illusion de la jeunesse. A quarante-cinq ans, elle interprète "La Pucelle" qui a dix-neuf ans. A cinquante ans, elle joue l'Aiglon qui en a vingt. A soixante-dix ans, elle prend un dernier amant, un jeune et beau Hollandais. A soixante-douze ans, elle repart pour une nouvelle tournée en Amérique, où l'on vend comme des petits pains les "Savons Sarah Bernhardt" et la "Poudre Sarah Bernhardt"...

C'est l'époque où on lui coupe une jambe. Elle joue "Athalie" assise sur un fauteuil. Se sent-elle enfin vieillir ? Sacha Guitry raconte qu'au lieu de clamer comme autrefois les vers fameux :

"Même, elle avait encor cet éclat emprunté
Dont elle eût soin de peindre et d'orner son visage..."

Elle les murmure doucement en prenant un temps entre les deux vers. Puis, hochant la tête et écartant les bras :

"Pour réparer des ans l'irréparable outrage..."

La salle d'éclater en applaudissements...

LE BAIN DE SARAH BERNHARDT

"Un kilo d'orge, une livre de riz, un kilo et demi de semences de lupins pulvérisées, trois kilos de son, un kilo de farine d'avoine, une demi-livre de lavande."

L'orge, le riz, le son, l'avoine, sont depuis l'Antiquité regardés comme des adoucissants de la peau. On peut n'utiliser qu'une ou deux de ces farines, comme l'orge et le son, pour velouter l'épiderme. Délayer 300 grammes d'amidon dans deux litres d'eau qu'on verse dans le bain.

Cette recette donne à la peau souplesse et éclat."

Chapitre XXXVII

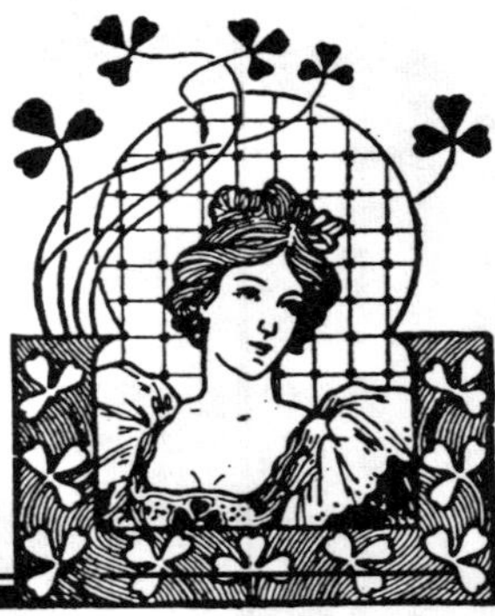

LA BELLE ÉPOQUE

LE COLD-CREAM DE LINA CAVALIERI

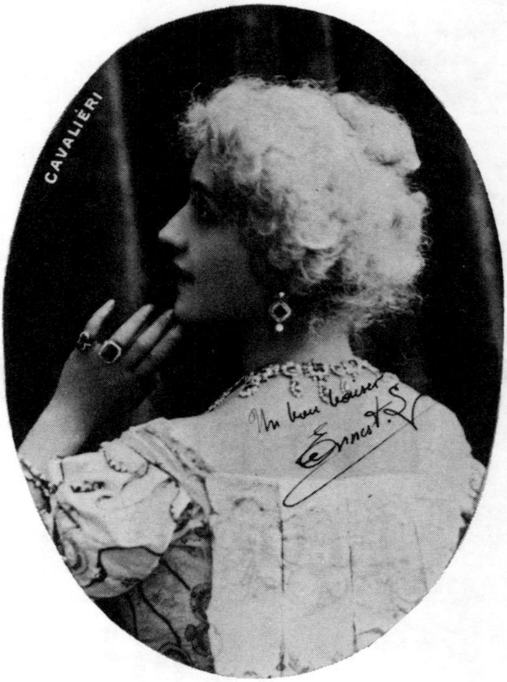

Et nous voici à la Belle Époque, celle de la douceur de vivre (à condition d'avoir quelques rentes). Tailles de guêpe, jupes bruissantes, chignons haut perchés, les jolies femme froufroutantes jouent de leur faux-cul sous l'œil allumé des messieurs moustachus. La France d'Émile Loubet et du président Fallière, c'est aussi celle de Liane de Pougy, Meg Steinheil (la "connaissance" de Félix Faure), la belle Otero, Émilienne d'Alençon, la Goulue. Il n'y en a que pour elles : les journaux publient leurs portraits. Un chroniqueur de l'époque, Gaston Bonnefont, s'est spécialisé dans les "reportages" chez les Parisiennes célèbres : on vend dix francs ces fascicules "Les Parisiennes chez elles" édités par Flammarion.

– *"Combien sont-elles à Paris dont le budget s'élève à cent mille francs ?* interroge le chroniqueur. *Quinze, peut-être vingt tout au plus... Cela fait de quinze cent mille francs à deux millions que paie chaque année, par cotisation volontaire, le monde qui s'amuse... La belle affaire, en vérité !"*

Ces dames livrent quelquefois au public leurs "secrets" de beauté, comme la jolie Lina Cavalieri qui publie le sien dans "Fémina", le premier grand journal de l'époque :

– *"D'abord, on se lave chaque soir le visage, on fait une dissolution de savon de Marseille dans l'eau chaude, on y plonge les mains, on se frictionne tout le visage. Jamais de serviette ni d'éponge pour nettoyer : les doigts seuls ont le tissu soyeux qui convient. On se rince à l'eau fraîche, mais non froide. Après lavage, massage de dix minutes avec le cold-cream suivant :*

Eau de rose	500 grammes
Huile d'amandes douces	500 grammes
Cire blanche d'abeilles	20 grammes
Spermaceti	20 grammes
Essence de rose	3 grammes

Je mélange la cire et le spermaceti au bain-marie à l'aide d'une cuiller de bois, et j'y incorpore peu à peu l'huile d'amandes. Puis, goutte à goutte, j'y verse l'eau de rose en tournant toujours. Je recueille ce mélange dans un pot de grès, et ce n'est que lorsqu'il est un peu refroidi, que j'y mets de l'huile de roses dont le parfum s'évaporerait sans cette précaution." (1)

Lina Cavalieri, née à Rome, avait débuté au Café Concert avant de se risquer à l'Opéra. On la considérait comme "la plus jolie femme du siècle", et elle était en effet *"jolie comme un amour, avec une expression piquante et fine, hautaine aussi"*, c'est sa rivale Liane de Pougy qui le dit. On prétendait que pour garder la fraîcheur de sa peau, elle se mettait toutes les nuits des escalopes de veau sur les joues.

Lina Cavalieri devint l'une des épouses d'Edwards, le directeur du "Matin", et fit une fin honorable en donnant son nom à un Institut de Beauté. N'était-elle pas une réclame vivante ?

(1) Le spermaceti, ou blanc de baleine, ne se trouve plus en raison de la législation sur ces animaux. La formule, excellente, peut se passer de ce produit.

LE BRÉVIAIRE DE LA COMTESSE

Pour lutter contre ces belles impures et retenir leurs maris, les femmes honnêtes ont fort à faire. C'est alors qu'une femme de plume et d'expérience vole à leur secours. Elle s'appelle Marie-Fanny de Lamarque de La Garrigue, baronne d'Ysarn de Capdeville, marquise de Villefort. Elle écrit beaucoup, sous divers pseudonymes, tous aristocratiques : comtesse de Marca, baronne d'Orval, comtesse de Tramar. C'est sous ce dernier que paraît en 1903 le "Bréviaire de la Femme, Pratiques Secrètes de la Beauté", qui connut huit éditions successives.

La comtesse de Tramar possède un style irrésistible qui reflète tout l'état d'esprit féminin de la Belle Époque. Que veut la femme ? Être jolie, être aimée et surtout dominer.

La comtesse de Tramar évoque la longue théorie des femmes célèbres, *"qui, presque toutes, ont légué à la postérité quelques recettes, joyaux de beauté... Elles prenaient la peine de plaire, se livrant à des pratiques secrètes relevant de la magie, s'adressant aux magiciens et aux astrologues dont le métier se fondait avec celui de parfumeur.*

– La jeunesse peut être sans cesse renouvelée par d'innocents et ingénieux artifices, soutenue par des produits de soins n'empruntant rien au charlatanisme et relevant de secrets fournis par la nature. Ainsi, peut-on obtenir chaque jour la reconstitution de ce que la veille nous a enlevé."

Mais l'auteur gronde sévèrement les femmes qui acceptent le vieillissement sans se donner la peine de lutter contre une décrépitude souvent prématurée.

Elle blâme également ces inconsidérées qui prétendent marcher seules dans la vie, *"renonçant à asservir celui qui, esclave obéissant, ne demande qu'à subir le joug aimé.* (! !)

– La femme doit être la déesse, la vision souriante et radieuse apparaissant aux yeux de tous comme un corps fluidique exempt des nécessités d'ici-bas..."

Dans son style inimitable, la comtesse fustige les "démolisseuses d'amour" qui accomplissent le devoir conjugal comme une pénitence obligatoire, portent des dessous inélégants composés de tricots aux teintes brunâtres, se montrent auréolées de bigoudis, *"le tout empaqueté dans une chemise de nuit ultra-montante ne permettant pas à l'amour de s'égarer..."*. Les "chevauchées" (entendez le bidet) leur apparaissent comme un acte impur.

Bref : *"Elles ne comprennent pas la magnificence de l'acte qui, pour quelques instants, élève l'homme au rang de la divinité !"*

LES CINQ ÂGES DE LA VIE

La jeune fille *"est le lys immaculé élancé sur sa tige souple que le moindre souffle impur flétrit"*. Point de cosmétiques à cet âge : *"La poudre de riz, les crèmes, ne peuvent avoir qu'une action pernicieuse détruisant le satin de la peau."*

La jeune femme, elle, *"s'avance dans la vie un peu gauche, encore sous l'émoi causé par l'initiation"*.

La voici ensuite à trente ans. *"Elle n'est plus la rougissante épousée. L'amour a fait vibrer en elle des harmonies divines. C'est une fleur capiteuse et troublante."*

Hélas, à quarante ans, la fleur commence à ressentir de la fatigue : *"Elle connaît toute la science de la volupté. C'est pourtant l'heure où il faut se préparer à la chute..."* Elle devra se livrer dans son sanctuaire intime à de longues séances de restauration. Il faut combattre les rides, les bajoues, le double menton. *"C'est le moment de ne jamais se montrer que parée et défiant toute critique."*

La comtesse salue au passage l'actrice Sarah Bernhardt, *"l'exemple le plus frappant de ce que peut la volonté servie par la science merveilleuse de l'esthétique. Madame Sarah Bernhardt passe à travers le monde comme un blonde vision personnifiant la jeunesse éternelle. Elle est plus que jamais la séduction faite femme..."*(Sarah avait alors soixante ans).

La vieille femme apparaît maintenant. *"C'est la période obscure, pleine de mélancolie. Plus de cosmétiques trompeurs ni d'emplâtres pour marquer les rides,* ordonne la comtesse. *La vieille femme devra compenser la perte de ses charmes par une expression bonne, indulgente, et porter des toilettes appropriées à son âge."*

LE TEMPLE MYSTÉRIEUX

Après ces considérations sur les diverses étapes de la vie des femmes, l'auteur nous amène enfin au seuil du Temple mystérieux, entendez le cabinet de toilette *"où la femme se retire pour accomplir les rites sacrés prescrits par l'hygiène et la science de l'esthétique".* Que les femmes se gardent de laisser franchir ce seuil mystérieux, que nul œil indiscret ne puisse se glisser jusqu'à l'intérieur du temple.

C'est pourquoi le cabinet de toilette ne doit pas être commun dans un ménage. Ainsi, dans l'opération de se laver les dents, "son sourire divin s'efface pour faire place à des grimaçantes contorsions de la face..." Sans parler d'autres soins, "mystères sacrés et toujours inavoués du culte".

Plutôt que la prosmicuité, mieux vaut un simple paravent pour dissimuler ces mystères intimes.

Si Madame a la chance de posséder un cabinet de toilette pour elle seule, il sera tapissé de jolies étoffes, guipures, mousseline, tissus mi-soie. Il comportera une table garnie d'une cuvette et d'un pot à eau. Prévoir un lit de repos bas et garni de coussins pour s'y reposer après les ablutions. Sur la cheminée, une pendule de Saxe ou de Sèvres, des flambeaux et des coupes pour déposer bijoux et épingles.

Les accessoires seront disposés sur une table garnie de dentelle, ainsi que les flacons de senteurs, vinaigre de toilette, lotions rafraîchissantes, ou astringentes, et les nombreuses boîtes pour les pâtes d'amandes, vaseline, pommades de concombres, opiat pour les dents, etc.

Bien entendu, le meuble sur lequel s'opèrent les "chevauchées" doit demeurer "absolument invisible", à moins qu'il n'apparaisse sous la forme élégante d'un meuble de style à transformation, comme il s'en fabrique en Angleterre, où le bidet devient prie-Dieu...

A côté de celles qui se lavent modestement "par petits morceaux", existent les nanties qui peuvent s'offrir une baignoire. *"Elle peut être somptueuse,* indique la comtesse, *une vasque de marbre rose s'enfonçant dans le sol, ou encore en verre de Bohème cerclé d'or, évoquant le souvenir des empereurs de Byzance."*

Comme on le voit, notre épistolière ne s'adresse pas aux femmes de condition modeste... A l'époque, seuls les appartements "bourgeois" possèdent l'eau courante et des cabinets d'aisances privés. Les autres immeubles devront se contenter longtemps encore d'un poste d'eau dans la cour et de toilettes communes sur le palier.

Si la comtesse approuve les bains d'amidon ou de fécule de pommes de terre, de son, de tilleul ou d'eucalyptus, elle condamne *"les fantaisies engendrées par des imaginations maladives, où le lait, le champagne et les fraises servent surtout à alimenter la chronique scandaleuse".*

– "Après le bains, on jette sur la nudité rose un ample et chaud peignoir, et soulevant la portière qui sépare la salle de bain du temple mystérieux, on se repose sur le divan bas, parmi les multiples coussins, pour se remettre de l'émoi de la douche ou du bain..."

Ces ablutions ne doivent pas empêcher certains soins intimes que la comtesse évoque avec tact : *"Ces douches se prennent avec un bock laissant le liquide pénétrer doucement."*

ATTENTION AUX DESSOUS...

"Le visage doit avoir un pur ovale éclairé par deux beaux yeux expressifs, le nez moyen aux ailes mobiles et rosées, la bouche petite et purpurine laissant voir en s'entrouvrant les dents petites, bien rangées et nacrées..."

Pour soigner ce ravissant visage, il faut des produits d'une innocuité absolue, *"sans se laisser séduire par les promesses de certains charlatants" :* Le blanc de talc ne tient pas. Le blanc de zing "est un abominable poison". Le blanc de bismuth est sans danger, mais il coûte cher.

La comtesse fait remarquer qu'on n'utilise plus que rarement le fard bleu pour les veines. Si toutefois l'on tient à cet antique usage, on peut piler du bleu d'azur avec du talc, délayer et passer légèrement pour former les veines.

Quant à la pratique de l'émaillage, encore pratiquée discrètement ici et là, l'auteur est formel : *"C'est un procédé à rejeter complètement, l'opération est coûteuse, malsaine et donne un résultat horrible."*

La comtesse donne de nombreuses recettes inspirées elles aussi de l'École de Salerne et d'Abdeker.

Avant de conclure, la comtesse de Tramar donne d'ultimes et judicieux conseils sur les dessous féminins, qu'une femme élégante doit particulièrement soigner. "Le bas de jambe se dégage du fouillis de dentelles alors qu'il faut monter, descendre, traverser une rue ou un ruisseau. L'indiscrétion du regard glisse, et souvent, un coup de vent amène le coup de foudre..."

Mais attention à celles dont les superbes ajustements cachent des dessous si malpropres qu'on se demande où elles ont pu les trouver. *"L'homme énamouré s'attend à des frissonnements soyeux, à des caresses de satin, et sa déception vient échouer sur des jupons hideux, des bas mal attachés, des corsets mal lacés."*

Et le lit conjugal ? *"Ce tabernacle de l'amour devient souvent son tombeau..."* Aussi, la comtesse préconise-t-elle des lits séparés, *"pour éviter le spectacle grotesque que se donnent l'un à l'autre les époux..."*

LA FEMME DOIT-ELLE ÊTRE LA MAÎTRESSE DE SON MARI ?

"Voilà un titre qui va faire bondir les âmes timorées, s'exclame la comtesse.

– Certes, la femme peut en principe accomplir les rites sacrés du mariage avec toute la rigidité, la dignité d'une épouse stoïque... De son côté, il est bien évident que le mari est tenu à beaucoup de réserve, qu'il ne doit pas dépraver sa jeune femme, que l'initiation doit se faire lentement, sans passion malsaine et flétrissante..."

Ici, ne sachant trop comment s'en tirer décemment, la comtesse s'abrite derrière l'opinion d'un prêtre, le Père Gury, qui écrit dans sa Théologie morale :

– *"Tout ce qui est nécessaire pour accomplir l'acte conjugal ou pour le rendre plus facile, plus prompt ou plus parfait, est absolument permis aux époux."*

Forte de cette approbation, la comtesse retrouve son énergie pour conclure :

– *"La femme doit donc être la maîtresse de son mari, ce qui n'implique pas le libertinage, ni les pratiques contre nature."*

Tous ces conseils, ces recettes, ces "secrets", ces efforts quotidiens, convergent vers un seul et unique but : conquérir l'homme !

Les artifices dont se servent les femmes n'ont d'autre finalité que de se faire remarquer, adorer !

Mais attention : l'ennemi est méfiant !

"Il faut de la finesse, varier les procédés, c'est une science complexe où rien ne doit être laissé au hasard. Il ne s'agit pas seulement de conquérir, mais de retenir, ce qui est parfois plus difficile encore !"

Mais aussi, quelle récompense ! Grâce à ses astuces, *"la femme peut à sa guise faire évoluer ces pantins dociles sous ses doigts mignons... Ses armes sont capiteuses, souvent mortelles, elle les manie avec adresse, tenant sous son pied dominateur ses victimes pantelantes !"*

UN "MASQUE" DE LA COMTESSE

Masque réparateur pour double menton et bajoues (également les seins).

Blancs d'œufs	12 œufs
Alun en poudre	4 cuillerées
Tanin	2 cuillerées
Borax	15 grammes

Battre le tout, étendre en recouvrant d'ouate. Hautement astringent.

Chapitre XXXVIII

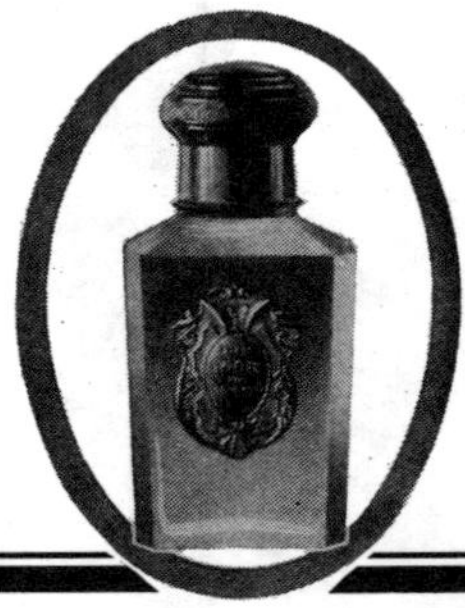

LA COSMÉTOLOGIE, LA PRESSE ET LA PUBLICITÉ

JOURNAUX ET PUBLICITÉ

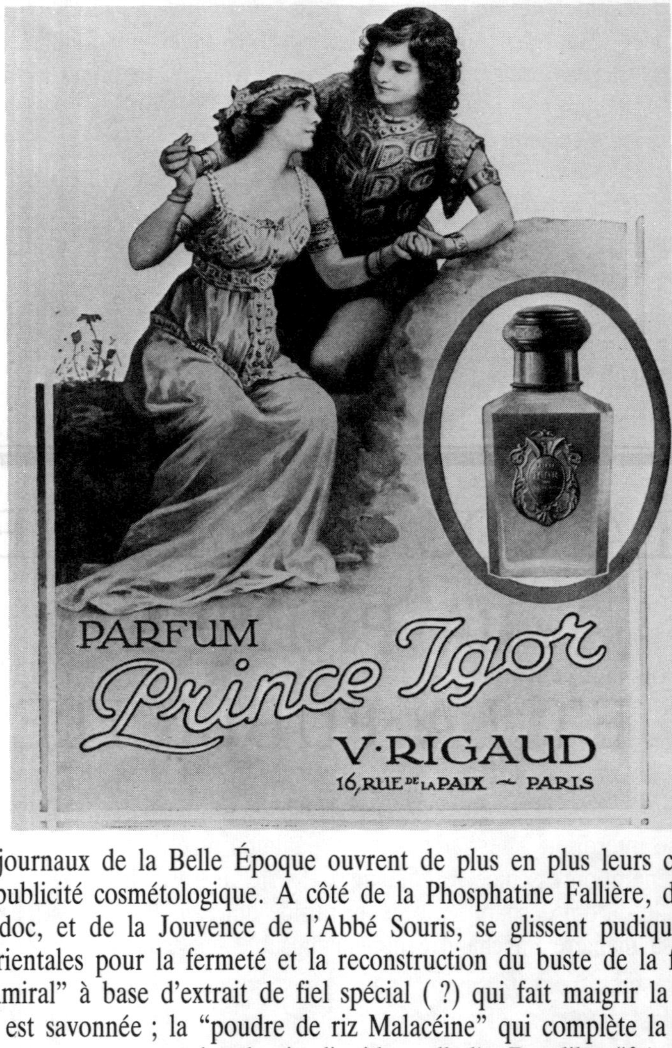

Les journaux de la Belle Époque ouvrent de plus en plus leurs colonnes à la publicité cosmétologique. A côté de la Phosphatine Fallière, du Cordial Médoc, et de la Jouvence de l'Abbé Souris, se glissent pudiquement les Pilules Orientales pour la fermeté et la reconstruction du buste de la femme, le "Savon Amiral" à base d'extrait de fiel spécial (?) qui fait maigrir la partie du corps qui est savonnée ; la "poudre de riz Malacéine" qui complète la crème du même nom, une autre poudre de riz, liquide, celle-là, Roselily, *"fait disparaître les rides avec la même facilité que la gomme efface un trait de crayon"...* Les produits changent, mais le jargon publicitaire reste le même ; c'est toujours celui de Tabarin sur le Pont-Neuf. Aujourd'hui encore, il n'a guère changé.

Certaines de ces petites annonces sont d'une lecture réjouissante. Ainsi pouvait-on lire sans rire dans "La Vie Heureuse" de 1909 :

– *"Mme E. Adair, connue dans le monde entier, recommande sa mentonnière Gamesh (brevetée) qui tient la bouche fermée pendant le sommeil, corrige la dépression des bajoues, et empêche le double menton. Son emploi guérit de l'habitude de ronfler..."*

Toujours dans la "La Vie Heureuse", une chroniqueuse qui signe baronne d'Étioles nous éclaire sur la mentalité des femmes en ce début de siècle :

– *"Pendant longtemps, par une fausse pudibonderie, les femmes du monde dédaignaient d'apporter à l'entretien de leurs charmes physiques les mille petits soins minutieux nécessaires pour en préserver la fragilité. Certaines même affirmaient que ces pratiques n'étaient admissibles que pour les femmes galantes. Il faut se féliciter des mœurs nouvelles grâce auxquelles les soins corporels sont de plus en plus en usage parmi les femmes de toutes conditions. C'est au bénéfice de la dignité humaine, de la santé et de la beauté."*

Les rubriques consacrées à la beauté occupent donc une place importante dans la presse féminine des temps nouveaux. Quels sont ces journaux ?.

La Belle Époque avait eu "La Vie Heureuse", "Fémina", "Le Petit Écho de la Mode" qui atteint ses trois cent mille exemplaires en 1900 ! et un million en 1922 !

L'entre-deux-guerres voit naître "Vogue", "Le Jardin des Modes", "Votre Beauté" et le "Journal de la Femme" dans lequel Raymonde Machard commence ses articles par son célèbre exorde : "Femmes, mes sœurs !".

"Marie-Claire", lancé en 1937, frôle le million de tirage à la veille de la Seconde guerre mondiale.

La paix revenue, de nouveaux journaux apparaissent : "Marie-France", "Femmes d'Aujourd'hui", "Femme pratique", "L'Écho de la Mode" fait alors papier neuf et ne veut plus être appelé "Petit".

Pami ces nouveaux venus de l'après-guerre, une pensée particulière est due au magazine "ELLE", lancé en 1945, et pour celle qui en fut l'animatrice – l'âme, devrait-on dire – Hélène Gordon-Lazareff. Fine, menue, byzantine, omni-régnante, rien ne lui était étranger de ce qui touchait la femme : elle voulait, comme Baudelaire, *"qu'elle étonne, qu'elle charme, qu'elle se dore pour être adorée"*.

Hélène interdisait à ses rédactrices le pantalon jugé anti-féminin. Elle apprenait à une génération fascinée le goût de la féerie, le sens de la fête, l'idée du rien qui habille ou qui déshabille, le détail raffiné qui paillette le quotidien – écrivant ainsi à sa manière un chapitre non négligeable de l'Histoire de la Beauté.

Encore un titre : "Cosmopolitan", qui se voulut à ses débuts la plus libérée des revues féminines, et qui a su fidéliser une clientèle toujours d'avant-garde.

LA BEAUTÉ S'INDUSTRIALISE

Faisons un dernier retour en arrière, vers les premières décennies du XXe siècle qui voit l'essor prodigieux des industries au service du charme féminin.

Un jeune parfumeur nommé René Coty lance sa Rose Jacqueminot et son Origan. Rigaud, devenu le parfumeur des vedettes, met à la mode en 1910 des essences qui s'appellent "La Vallière" ou "Gaby Desly", les idoles de l'époque.

Il lance aussi son “Prince Igor” à l’occasion des Ballets Russes. De tous ces parfums de circonstances lancé par Rigaud, on se souviendra surtout d’un “Air embaumé” (1912).

Les actrices n’hésitent pas à poser pour des marques, telle Mistinguett photographiée devant sa coiffeuse avec cette dédicace : “Séduction de Gellée-Frères, voilà mon parfum préféré”.

Il est même question d’une Lotion Cécile Sorel, mais la Faculté de Pharmacie s’oppose à sa vente, car elle contient de l’acétate de plomb !

Les angelots de la Crème Simon la présentent comme un véritable “talisman de beauté”. Grenoville lance son “Œillet Fané”. Le parfum du “Chevalier d’Orsay” s’harmonise avec l’arôme du cigare. D’Orsay lance aussi “Le Bouquet de violettes, sous-bras idéal dégageant à la chaleur du corps un intense parfum de violettes russes” (? ?). Le “sous-bras” destiné à absorber la sueur des aisselles est alors un indispensable accessoire féminin ; en peau blanche ou jaune, il est vendu par boîtes de trois paires.

A l’Exposition Universelle de 1900, les stands de beauté remportent un vif succès, les femmes ne jurent que par les produits “Klitia” à base de fruits et de légumes, car les cosmétiques végétaux des siècles précédents ont toujours leurs adeptes, parmi lesquelles une Madame Valentin-Lebrun, qui ouvre le premier véritable salon de beauté place Vendôme. Trois ans plus tard, son frère fonde « l’Institut Scientifique de Beauté », appellation pompeuse qui impressionne beaucoup les femmes.

Des affaires ne cessent de naître et de se développer. En 1903, existe rue Rossini une petite boutique moitié parfumerie et moitié mercerie, tenue par une jeune femme, Anna-Marie Caron, laquelle compose modestement ses mélanges d’extraits dans son arrière-boutique. Est-elle la descendante du parfumeur Caron qui avait inspiré Balzac ? Quoi qu’il en soit, son commerce périclitant, elle le vend à un certain Ernest Daltroff, un élégant et ambitieux parfumeur qui rêve de s’égaler aux “grands” : Guerlain et Houbigant. Sous son impulsion, les Parfums Caron sont lancés, et aussi les célèbres poudres de riz qui vont nacrer durant des décennies les visages de nos aïeules.

L’après-guerre 1914-1918 achève de bouleverser toutes les vieilles pudeurs. Fini le temps où les femmes se cachaient derrière leurs voilettes pour se rendre dans les salons d’embellissement. Elles y vont maintenant à visage découvert. Les nouvelles « Mademoiselle Jouvance » s’appellent Élizabeth Arden et Helena Rubinstein, apparues presque simultanément dans les années 20, ainsi que Jeanne Gatineau. Les “Instituts” (le mot plaît) poussent à Paris comme champignons. La folie de la beauté déferle comme une vague à travers la France et l’Amérique.

De 1930 à la Seconde Guerre mondiale, de grands noms jalonnent l’histoire de la beauté : Antoine, René Rambaud, Jeanne Piaubert, Max Factor (le Rouge Baiser !), Gloria Glory, Lancôme, Guerlain, Roger Gallet, Fernand Aubry. Certains ont disparu. C’est l’époque où un chassé-croisé se produit entre les maisons qui ne veulent négliger aucun aspect de la féminité : les grands coiffeurs s'adjoignent des salons de beauté, comme Antoine en 1932 et Fernand Aubry en 1935. De leur côté, les parfumeurs ouvrent des salons de coiffure, tel Lancôme en 1936.

En 1938, paraît un livre signé d'un inquiétant pseudonyme : René le Florentin... L'honnête auteur n'a heureusement pas les sinistres intentions prêtées au parfumeur de Catherine de Médicis. Son but est d'indiquer aux lectrices les meilleures recettes à fabriquer chez soi, comme au bon vieux temps ! Il donne, entre autres procédés antiques, une composition à base de gomme adragante pour fixer les moustaches. Il recommande aussi l'emploi du peigne de plomb pour foncer les cheveux, en dépit des accidents provoqués par cet usage.

Cette même année 1938, Hitler qui fait peser sur le monde de lourdes menaces de guerre, prend le temps de s'intéresser à la cosmétologie ! !

HITLER ET LA COSMÉTOLOGIE

Qui l'eût dit ? Qui l'eût cru ? Qu'en 1938, l'année où Hitler envahissait l'Autriche, le Fuhrer s'intéressait à la cosmétologie, et donnait des conseils de beauté à sa maîtresse Eva Braun !

Dans son "Journal intime", Eva Braun écrivait en janvier 1938 :

– *"Je suis vraiment touchée, car cet homme aux mœurs spartiates a bien voulu s'entretenir longuement avec un spécialiste de produits de beauté sur la meilleure et la plus sûre manière pour une femme de conserver jeunesse et éclat. Les crèmes qu'il m'a envoyées semblent bonnes ; en tout cas, je m'en servirai, ne serait-ce que parce qu'elles viennent de lui.*

Quand je pense qu'il a pris la peine de me donner personnellement par écrit des conseils de beauté ! Deux fois par semaine, le soir, application faciale d'une tranche de viande de veau crue, absolument fraîche, et une fois par semaine bain d'huile d'olive chaude.

– Le plus important, me dit-il, c'est la poitrine et les hanches.

Il s'y connaît : c'est l'artiste qui parle en lui. Je dois faire attention à mes hanches ; tout le reste va bien ; les jambes et le ventre n'indiquent pas l'âge, c'est bien connu.

Il ne veut pas que je me fasse masser, il me l'a formellement interdit. Il n'aime pas non plus les enveloppements de paraffine, car il a entendu parler du "cancer de la paraffine". (...) J'en suis arrivée à la conclusion qu'Adolf a toujours, toujours raison..."

Pourtant, il arrive à Eva de désobéir à Adolf en se mettant du rouge à lèvres. Il déteste qu'elle en fasse usage, et s'assombrit lorsqu'il découvre des traces de rouge sur sa serviette de table.

– “*Les femmes,* affirme-t-il, *ne se maquilleraient plus, si elles savaient ce que l'on met dans le rouge à lèvres, surtout celui de Paris : les matières grasses des eaux usées !*

RETOUR AUX SOURCES...

La guerre déclenchée par Hitler n'arrête pas complètement l'activité des cosmétologues. Dans les sombres années 40, Jean d'Athènes et Myriam Carange créent des instituts de rajeunissement. La paix revenue, Stendhal, Arriet-Hubard, René Garaud, Payot, pour ne citer que les plus connus, se lancent à l'assaut de ce marché inépuisable. Les grandes maisons de couture, pour ne pas être en reste, créent des départements de parfumerie. C'est le cas de Christian Dior et de son célèbre Diorissimo. Celui, également, de Nina Ricci dont le fils Robert Ricci lance les parfums romantiques (1).

Jusqu'à 1950, les produits naturels sont négligés en faveur de produits chimiques qui présentent l'attrait de la nouveauté. Les sérums biologiques et les hormones font leur apparition. Mais l'éternel recommencement des choses suscite un regain d'intérêt pour les ressources de la nature, et des cosmétologues étudient des vieilles recettes. Chez Gellée -Frères, fondé en 1824 et reconverti dans les produits naturels, on a redécouvert les vertus de l'abricot utilisé par les pharaonnes trois mille ans avant Jésus-Christ.

Chez Yves Rocher, où l'on professe à l'exemple de Ninon de Lenclos que la jeunesse n'est pas une question d'âge, on se croirait revenus à l'École de Salerne : la mauve et la camomille, le bleuet et le coquelicot, le lotus et le lys, sans oublier la rose, entrent comme au Moyen Âge dans les préparations. On s'y est souvenu des vertus précieuses du bouleau cher au bon docteur Liébault, et de celles du buis, de cresson, et de la capucine qu'utilisaient ses ancêtres pour soigner leurs chevaux.

Le succès des livres de Jeaèn Palaiseul et de Maurice Mességué montre à quel point nous restons sensibles à nos sources. Ce nouveau « snobisme » a eu fait son origine dans une confiance qui va parfois jusqu'à faire négliger, *à tort,* les acquits de la science moderne.

(1) Dans les dernières années de sa vie, Nina Ricci aimait à recevoir ses amis à Milly-la-Forêt. Dans son salon où flambait un grand feu, elle se tenait assise, vieille reine antique, parée comme sont les reines, et comme elles, bienveillante. Il régnait en toutes saisons une chaleur de serre dans cette pièce où achevait de se faner cette femme-orchidée qui avait incarné toutes les élégances de l'entre-deux-guerres. Jusqu'au bout, Nina Ricci resta une des dernières dames de Beauté.

CONCLUSION

Nous voici parvenus au terme de cette longue promenade à travers trois mille ans d'empirisme.

Aujourd'hui, les femmes qui ne veulent plus s'astreindre à faire mijoter chez elles des mixtures complexes, ont recours aux fards et aux cosmétiques industrialisés, qui, contrôlés en laboratoire, n'offrent plus aucune toxicité. Grâce aux nouvelles techniques de régénération et à la chirurgie esthétique, les femmes peuvent espérer demeurer longtemps belles et sans rides.

Sommes-nous donc parvenus à l'âge d'or de la beauté ?

Hé bien, non !

– *«Je pensais avoir fait le tour du génie inventif des femmes dans la recherche des moyens de démolir leur visage ; je me trompais »*, a écrit l'éminent médecin dermatologiste le docteur Aron-Brunetière.

Hier, on s'infligeait des rides prématurées en se mettant de la céruse à base de plomb pour paraître blanche. Aujourd'hui, on se donne dix ans de plus en s'exposant aux rayons ultra-violets pour être noire...

Comprenne qui pourra.

Comme l'écrivait Molière : *"La femme est un certain animal difficile à connaître..."*

Claude PASTEUR

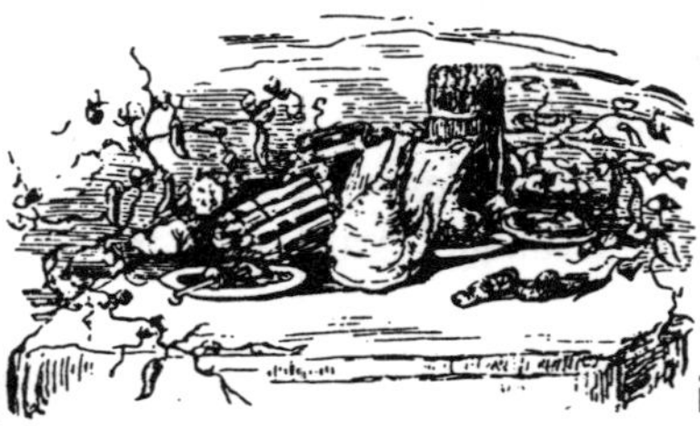

ANNEXES

SECRETS DE BEAUTÉ D'AUTREFOIS

Les recettes de santé et de beauté de l'Antiquité, reprises au XIIe siècle par l'École de Salerne, ont traversé les âges. On les retrouve dans tous les traités de cosmétologie qui se succèdent jusqu'au début de notre siècle. Elles s'enrichissent de quelques variantes au fil des générations.

Ces formules privilégient les plantes, les fleurs, les fruits, dont on a redécouvert ces dernières décennies les vertus oubliées. Certaines maisons se sont d'ailleurs spécialisées dans la Phytothérapie.

Les recettes citées dans ces annexes sont donc souvent vieilles de plusieurs milliers d'années. Elles utilisent les principes vitaux de la nature, et ont été revues par un cosmétologue auquel nous adressons nos remerciements pour ses conseils.

Ces recettes sont destinées à l'usage externe ; les produits nécessaires à leur fabrication se trouvent généralement chez l'herboriste, ou chez le pharmacien, ou dans les magasins de diététique. La plupart peuvent être cueillis à la campagne ou dans un jardin, à condition que ces endroits ne soient pas traités chimiquement.

Pour faciliter la lecture, les poids et mesures anciens – once, gros, scrupules, etc. – ont été traduits en dosages modernes.

Pour la préparation des lotions, il faut savoir que **l'infusion** s'obtient en versant de l'eau bouillante sur les végétaux ; puis on couvre et on laisse infuser quelques minutes. **La décoction,** quant à elle, se prépare en faisant bouillir directement les plantes dans une certaine quantité d'eau, pendant 10 à 30 minutes.

LES FLEURS

Les fleurs entrent depuis l'Antiquité dans les préparations cosmétologiques. L'École de Salerne, au XIIe siècle, les privilégient et les emploient dans de nombreuses recettes, encore utilisées jusqu'à la fin du siècle dernier.

Le coquelicot : contre les rides, on peut appliquer en compresses des feuilles infusées de coquelicots. Il faut une poignée de pétales dans la valeur d'un verre d'eau. Laisser infuser. A ne pas boire.

Bleuets : Sa décoction constitue une lotion astringente qui tonifie et rafraîchit la peau. Appliquée en compresses, elle repose aussi le yeux. Trois fleurs fraîches dans la valeur d'un verre d'eau, faire une décoction, employer tiède.

Le lys : L'eau de lys s'obtient en faisant bouillir 120 g d'oignons dans un demi-litre d'eau jusqu'à réduction d'un tiers. L'eau de lys est réputée excellente contre la couperose. Contre les rides : se masser légèrement avec le suc d'un oignon de lys blancs.

Le nénuphar : Il revient très souvent dans les anciennes recettes de beauté. Ses fleurs sont calmantes ; son suc a une action décontractante. Délayé avec un peu de farine de fève, il constitue une crème adoucissante et décrispante pour le visage. On peut aussi se lotionner en faisant infuser une cuillerée à café de fleurs de nénuphar dans la valeur d'une tasse d'eau bouillante.

La rose : Elle possède des propriétés astringentes. Pour tonifier et purifier le teint, poser des pétales de roses rouges sur un tamis exposé à la vapeur d'un récipient rempli d'eau bouillante, et exposer le visage à cette vapeur.

Huile de roses : C'est "l'huile rosat" dont parle Madame de Sévigné. On la prépare ainsi : 250 grammes de pétales de roses rouges mis à macérer au soleil pendant huit jours dans un demi-litre bien bouché d'huile de noisettes ou d'olive. Pour le bain. La même opération peut être faite avec des pétales de géranium.

Muguet : Ses fleurs associées au plantain étaient utilisées *"pour faire pâlir celles qui étaient trop rouges"*. Une poignée de chaque ; versez dessus une chopine de vin blanc et faites digérer – macérer – pendant vingt-quatre heures au bain-marie. Les anciens traités disent qu'*"il faut se laver tous les soirs avec cette eau"*.

LES FRUITS

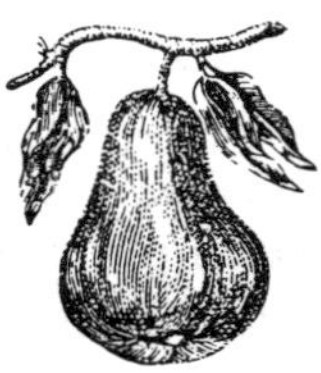

La pomme : Le mot "pommade" vient d'un onguent que fabriquaient les dames romaines en faisant macérer des pommes piquées de clous de girofle dans du suint – graisse – de brebis. Elles se servaient de cet onguent pour nourrir et assouplir la peau. On peut réaliser cette antique recette en remplaçant le suint de brebis par son dérivé : notre lanoline.

La pêche : L'envers de sa peau, appliquée sur le visage, nacre légèrement la peau.

La pastèque : Épépinée et appliquée en masque sur le visage, elle avive le teint.

La fraise : Elle contient des vitamines, du fer, de la chaux, du phosphore, du manganèse, etc. Au XVIIIe siècle, Abdeker disait : *"On peut le soir en se couchant écraser quelques fraises sur le visage, les laisser sécher pendant la nuit, et le lendemain matin, se laver avec de l'eau de cerfeuil. Alors, la peau deviendra fraîche et belle. C'est l'un des plus beaux secrets de la médecine, et on ne le trouvera décrit dans aucun livre touchant la cosmétique."* On peut aussi rincer avec du lait ou de l'eau de rose. Les personnes allergiques aux fraises doivent toutefois faire un essai sur une petite surface de peau.

L'eau de fraise s'obtient en écrasant des fraises dans de l'eau coupée de lait. *"Frottez-vous-en le visage le soir avant de vous mettre au lit."*

Bain de fraises (comme ceux de Madame Tallien) : *"Prendre vingt livres de fraises écrasées avec deux livres de framboises rouges ; versez dans une baignoire. Ce bain donne à la peau de la douceur, du velouté, la colore d'un rose tendre et lui laisse un délicieux parfum."*

La framboise, qui contient de la vitamine C est souvent associée à la fraise.

Au XIXe siècle, le Bibliophile Jacob cite certains fruits acides utilisés pour nettoyer la peau :

– *"Le suc acide des oranges, des citrons, de la groseille blanche, etc., nettoie très bien la peau, lui enlève la poussière qui adhère à sa surface, et se mêle favorablement à l'eau du bain. Il ne faut toutefois recourir à cette acidité qu'avec réserve, car il y a certaines peaux délicates qui contracteraient des gerçures."* En effet, l'acidité, trop souvent utilisée sur une peau grasse, peut provoquer une séborrhée réactionnelle. Il ne faut donc s'en servir que de temps en temps pour purifier la peau.

Pimprenelle : Est à la base d'une recette que Lola Montès donnait pour le teint : *"L'eau de primprenelle est une lotion souveraine que toutes les dames du continent européen emploient pour leur teint. Pour la préparer, elles se contentent simplement de faire infuser cette plante salutaire dans de l'eau de pluie."*

Citron : Lola Montès donne aussi une préparation pour les mains :

Jus de citron	61 g
Vinaigre de vin blanc	91 g
Eau-de-vie blanche	47 g

Pour toute préparation comportant du citron, il convient de bien se rincer et s'essuyer après usage, à cause des phénomènes – assez rares – de photosensibilisation qui peuvent se produire lors de l'exposition à l'air et au soleil.

Noix de coco : On en tire une grande quantité de "lait" qui est excellent pour adoucir et nourrir la peau. *"C'est une pratique connue depuis longtemps"*, dit César Gardeton.

LES LÉGUMES

Pour les Anciens, chaque légume était un remède. A côté des herbes médicinales cultivées dans les jardins des monastères, les potagers recélaient des vertus qui n'étaient pas seulement comestibles, mais cosmétologiques.

Le concombre : Il occupe une place de choix dans l'ancienne cosmétologie, pour nettoyer et éclaircir le teint. Ses utilisations sont nombreuses. Les vieux traités disent de lui : *"La chair et le suc de concombre adoucissent la peau, la nettoient parfaitement et remplacent avec avantage une quantité de moyens artificiels."*

Pommade adoucissante au concombre : Faire fondre au bain-marie de la cire blanche et du jus de concombre, et garder toute la nuit cette composition pour lisser la figure et atténuer les rides.

Jus de concombre : Mélangé à de l'huile d'amandes douces, il convient aux peaux sèches.

Masque de concombre : Les rondelles très fines de concombre frais, appliquées en masque sur la figure, donnent un teint lumineux et estompent les rides.

Les graines de concombre font partie des "*quatre semences froides*" avec les graines de citrouille, de melon et de courge, semences réputées durant tout le Moyen Age et les siècles suivants. Lola Montès donne une préparation qui rassemble tout ce qui peut nourrir et hydrater la peau :

Crème aux quatre semences froides : *"Prenez des parties égales de graines de melon, citrouille, courge et concombre, pilez-les jusqu'à ce qu'elles soient réduites en poudre ; ajoutez à cette farine une quantité suffisante de crème fraîche pour la délayer, puis ajouter assez de lait pour réduire le tout en une pâte claire. Ajoutez quelques gouttes de citron. Oignez-vous le visage avec cette pâte, et laissez-la vingt ou trente minutes, ou toute la nuit s'il convient. Lavez-vous ensuite avec de l'eau chaude. Ce procédé donne une pureté et un éclat remarquable au teint".*

Autre masque contre les pores dilatés : Prendre des graines de concombre, de melon et potiron en quantités égales, les moudre séparément, les délayer dans du lait, puis les mélanger ensuite pour faire un masque de beauté. Laisser une demi-heure, rincer à l'eau de rose.

Melon : On tire de sa semence une huile excellente pour la peau. Il faut piler les graines pour en recueillir le suc.

Cresson : Les médecins de Salerne recommandaient déjà de se frotter la tête avec du jus de cresson. C'est un bon tonique capillaire contre la chute des cheveux ou activer leur repousse. Mélanger 100 grammes de jus de cresson à 100 grammes d'alcool à 90 degrés.

Citrouille : Prendre les amandes des graines de citrouille pour les réduire en poudre. Ajouter une quantité suffisante d'huile d'olive pour constituer une pâte. Cette composition ancienne atténue les taches de rousseur et garde la peau très douce.

Eau de lentille : Récupérer l'eau de cuisson pour s'en lotionner car elle est anti-inflammatoire et adoucissante.

Eau de laitue : La décoction de ses feuilles fraîches adoucit et satine la peau. Les feuilles cuites peuvent constituer un bon masque émollient.

Le suc de laitue : Il est particulièrement actif au moment où les laitues vont fleurir ; il réhydrate la peau.

Le suc de l'aubergine : Il fait disparaître les petites rougeurs du visage.

Eau de persil : Se laver matin et soir avec de l'eau dans laquelle on aura fait tremper un bouquet de persil, du matin au soir pour les lotions du soir, et du soir au matin pour les lotions du matin.

Masque au persil : Une poignée de persil haché fin, mélangée à trois cuillerées à soupe de fromage blanc. Appliquez pendant une demi-heure. Rafraîchit la peau.

Pour empêcher la chute des cheveux : Piler des graines de persil et s'en poudrer la tête pendant trois jours. Le persil possède une action hormonale.

PLANTES ET ARBRISSEAUX

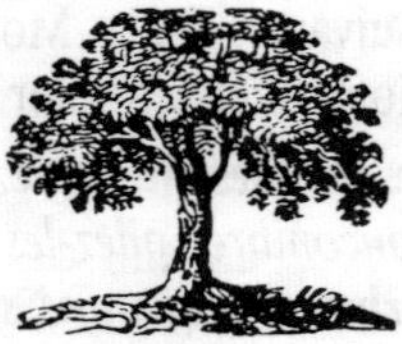

Comme les fleurs, les fruits, les légumes et les herbes, les plantes et certains arbrisseaux furent dans les temps anciens générateurs de nombreuses recettes de beauté. Une des plus vieilles qui nous soit parvenue date des pharaons, et emploie le fenugrec que les Anciens considéraient comme un puissant fortifiant. Les Romains en donnaient à leurs gladiateurs pour entretenir leur musculature. Voici cette recette égyptienne :

Recette pour transformer un vieillard en jeune homme : *"Il faut se procurer des gousses de fenugrec. Quand elles sont sèches, on les dépique et on sépare les gousses et les graines. On fait une pâte avec ces graines et une quantité égale de débris de gousses. On laisse évaporer l'eau. On lave et on fait sécher la pâte. On pulvérise. Avec la poudre ainsi obtenue, on fait une nouvelle pâte et on la chauffe doucement, on voit alors se former à la surface des petites nappes d'huile. On recueille cette huile et on la verse dans un vase en pierre dure. Avec cette huile, on obtient un teint parfait, les marques de l'âge disparaissent, ainsi que les dartres et les rougeurs et tout ce qui dépare l'épiderme. La calvitie peut être guérie par le même moyen."*

Cette préparation un peu longue peut être simplifiée : on a reconnu aujourd'hui que les semences pulvérisées du fenugrec sont efficaces contre les affections de la peau.

Une autre plante chère aux Anciens fut le romarin, plante sacrée des Romains qui en tressaient des couronnes de fête. Ses propriétés cicatrisantes et antiseptiques ont été reconnues par la science moderne. Cette plante constituait l'essentiel de la fameuse "eau de la reine de Hongrie" en vogue pendant plusieurs siècles. Pour les soins du visage, on peut simplifier l'antique formule.

Eau de romarin : Faire une décoction de fleurs ou sommités fleuries. Prendre 50 grammes pour un demi-litre d'eau ou de vin blanc ; laisser bouillir deux minutes et infuser quinze minutes. En lotion sur la figure matin et soir, elle combat les rides. En compresses sous les yeux, elle atténue les poches. On peut, plus simplement encore, utiliser quelques gouttes d'huile essentielle peterpenée de romarin.

Eau de lin : Laisser bouillir deux minutes 50 grammes de graines dans un litre d'eau. On obtient une eau très émolliente et adoucissante, bonne pour les inflammations du visage.

Eau de thym et de serpolet : Utilisée en lotion, elle convient aux peaux un peu grasses. Dix grammes de chacune de ces plantes infusées dans un quart de litre d'eau.

Eau de pommes de pin : Les pommes de pin mises au bain-marie produisent une eau qui atténue les rides.

Eau de guimauve : Une décoction de 30 à 60 grammes de feuilles ou de racines dans un demi-litre d'eau sera très bonne pour peaux sèches et dartres.

Crème de guimauve : On peut enrichir la lotion précédente de la manière suivante : racines de guimauve : 62 grammes. Mie de pain blanc : 32 grammes, pour un litre d'eau. Faire bouillir jusqu'à réduction d'un tiers du liquide. Passer, ajouter 32 grammes de jaune d'œuf, 4 grammes de crème fraîche, fouettez le tout pendant cinq minutes. Appliquer au coucher. Cette préparation assouplit considérablement les peaux desséchées.

Camomille : Est connue de toute l'Antiquité pour donner des reflets dorés aux cheveux qu'elle éclaircit. Faire bouillir dans un litre d'eau pendant vingt minutes un sachet contenant 100 g de camomille.

Noisetiers : Ses feuilles, posées sur un tamis exposé à la vapeur d'un récipient d'eau bouillante, ont un effet tonifiant pour le visage.

Buis : Son action bénéfique sur le cuir chevelu et les pellicules était bien connue de nos ancêtres.

Faire macérer pendant dix à quinze jours 50 grammes de fleurs fraîches hachées dans un demi-litre d'alcool à 45 degrés, ou dans du rhum. Filtrer ensuite et utiliser sur le cuir chevelu en frictions quotidiennes.

Benjoin : Il est tiré du storax, arbrisseau exotique, et a été longtemps considéré comme le meilleur et le plus simple des produits de beauté. Il servait à la fabrication du Lait Virginal. Voici ce qu'en dit la comtesse de Tramar dans son fameux "Bréviaire" : *"Pour polir, satiner et blanchir la peau, il faut se servir de teinture de benjoin additionnée d'eau. Les frictions avec cette lotion donnent de merveilleux résultats. Le benjoin est souverain pour tonifier les chairs, et lorsque les tissus ont acquis assez de tenue, l'épiderme prend une teinte irisée, nacrée. Pour faire la teinture de benjoin :*

Alcool à 90° .... 2 litres
Benjoin en poudre .... 500 grammes

On laisse en contact pendant huit jours en ayant soin de remuer plusieurs fois par jour ; on filtre et on conserve dans des flacons bien bouchés."

La teinture de benjoin se trouve en pharmacie.

LE MIEL ET LA CIRE

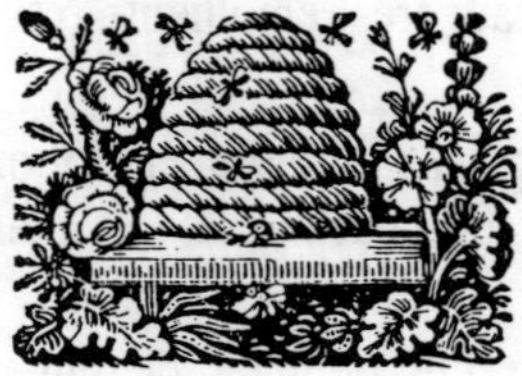

Le miel, produit vivant utilisé depuis la haute Antiquité, est riche en vitamines et en sels minéraux, et doué d'un pouvoir bactéricide favorable à la guérison des petits accidents de la peau. Il doit être utilisé liquide, aussi naturel et frais que possible, aussi le miel en rayons est-il le plus efficace. Il a longtemps occupé une place de choix dans l'ancienne cosmétologie, soit utilisé seul, soit associé à la cire.

Le cérat de Galien : Ce grand médecin grec avait composé un onguent moitié cire vierge et moitié huile d'amandes douces, pour assouplir et défriper la peau.

Masque au miel et à la cire : Contre les rides, cette préparation du Moyen Age : jus d'oignons, cire vierge, bulbe de lys écrasé (trente grammes environ de chaque). Faire mijoter cette mixture au bain-marie jusqu'à ce que la cire soit bien fondue, et remuer de temps en temps pendant le refroidissement. Appliquer en masque, ou seulement à l'endroit des rides.

Les bandeaux de Vénus : Très prisés à l'époque de Madame de Pompadour, les « bandeaux de Vénus » pour effacer les rides du front sont encore aujourd'hui réalisables : faire fondre de la cire blanche dans une terrine ; tremper un linge fin et blanc que l'on expose ensuite devant le feu (ou un radiateur) pour qu'il soit bien imprégné, puis passer un fer dessus. On coupe des bandeaux dans cette toile pour les appliquer le soir sur les rides du front.

LES LAITAGES

Ils comptent parmi les cosmétiques préférés des Anciens, depuis la Grèce jusqu'au XIXe siècle, où un médecin considère la crème fraîche comme une panacée.

Au XIXe siècle, Jean-Baptiste Porta, dans sa « Magie Naturelle », donne une recette :

« ***Pour faire resplendir la face,*** *prenez de la mie de pain que vous jetterez dans un vase plein de petit lait de chèvre. Vous en tirerez un liquide dont vous vous frotterez la face ; c'est le vrai moyen de la faire resplendir* ».

Pour obtenir du petit lait de chèvre, on le laisse macérer pendant 24 heures, et on enlève la crème à la surface. Le liquide restant est le petit lait qui est acide. Il faut savoir que plus le lait s'éloigne du moment de la traite, plus il est acide. Convient aux peaux normales.

Toujours au XVIe siècle, le docteur Liébault indique des « secrets » :

– « ***Pour raffermir la peau,*** *prenez deux pintes de lait de vache (environ un litre et demi), mettez dedans huit citrons et quatre oranges coupés par tranches, ajoutez-y une once (très peu) de sucre candi, et chauffez au bain-marie et lavez-vous en la figure* ».

– « ***Pommade pour conserver et nourrir le teint,*** *prenez une livre de beurre frais, mettez-le dans un récipient un peu large et l'exposez au soleil en un lieu où il donne tout le jour. Quand le beurre sera fondu, versez dessus de l'eau de plantain et mêlez bien avec une spatule de bois. Et lorsque le soleil aura dissipé l'eau, vous en remettrez d'autre et remuerez quatre ou cinq fois par jour, jusqu'à ce que le beurre soit devenu blanc comme la neige. Dans les derniers jours, vous pouvez mettre de l'eau de fleur d'oranger pour donner bonne odeur à cette pommade. Il faut s'en frotter tous les soirs le visage, et s'essuyer le matin avec un linge fin* ».

Cette crème naturelle, comme toutes celles à base de graisse animale, ne peut que nourrir et assouplir la peau.

Huile de crème et de fleurs : « *Prenez une pinte de crème (pas tout à fait un litre), jetez dedans des fleurs de nénuphars, de lys, de fèves, de roses, faites bouillir le tout au bain-marie, il en sortira une huile que vous conserverez dans une fiole* ».

C'est César Gardeton qui dans son "Dictionnaire de Beauté" donne cette recette destinée elle aussi à assouplir la peau et donner un joli teint.

Ablutions au lait : « *Beaucoup de personnes riches et voluptueuses se lavent la figure, les bras et la poitrine avec du lait. C'est un assez bon moyen d'adoucir la peau et de lui conserver son velouté* ».

Conseil donné par le bibliophile Jacob dans son livre « L'art de conserver sa beauté ». Le lait, émulsion naturelle « huile dans l'eau », convient à presque toutes les peaux.

Masque au lait : « *Trempez dans du lait très chaud de la ouate hydrophile, percez des trous pour les yeux, le nez et la bouche, appliquez chaud pendant une heure avant de sortir* ».

C'est la comtesse de Tramar qui indique ce masque naturel.

L'ŒUF

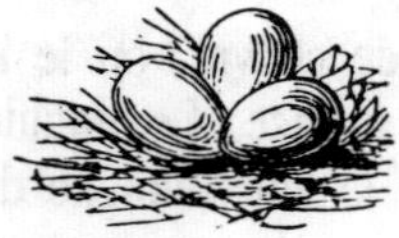

L'œuf dont le jaune est nourrissant et le blanc astringent, ce qui lui confère une double action, entre depuis des siècles dans la préparation des produits de beauté. On a vu qu'il acquiert son maximum d'efficacité au 9e jour de couvaison, mais il conserve ses propriétés normales aussi longtemps qu'il est frais. Le jaune constitue un démaquillant de choix, le peintre Cenini l'utilisait pour « décrasser » les visages qu'il avait peints.

Pour démaquiller : Jaune d'œuf auquel on peut ajouter quelques gouttes de jus de citron pour un effet légèrement astringent. Rincer à l'eau tiède.

Pour satiner le teint : Battre dans un bol un jaune d'œuf, dix gouttes d'huile d'amandes douces, dix gouttes de citron. Appliquer pendant un quart d'heure et rincer à l'eau tiède. On peut aussi incorporer un jaune d'œuf à une crème de beauté.

LES FARINES

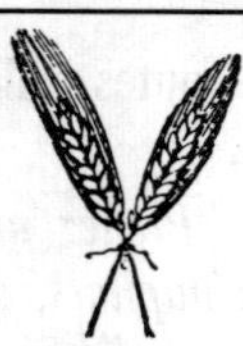

Lutilisation des farines en cosmétologie remonte à la plus lointaine Antiquité. Ovide, dans son livre « Les Cosmétiques », en cite plusieurs sortes. On en faisait des masques, additionné soit d'œufs, soit de miel.

Le masque de Poppée : Farine de seigle bouilli avec de l'huile d'olive, était émollient et adoucissant.

Masque à l'orge. L'orge a toujours bénéficié d'un grand prestige à travers les siècles. Ovide le cite constamment :

– *« Dépouillez l'orge de sa paille et de son enveloppe, prenez-en deux livres, et détrempez-le dans une dizaine d'œufs. Faites sécher ce mélange au grand air, puis broyez et pilez jusqu'à réduire en farine bien menue. Ajoutez-y une douzaine d'oignons de narcisses dépouillés de leur écorce et dix-huit onces de miel. Toute femme qui appliquera ce cosmétique sur sa figure la rendra plus polie que son propre miroir ».*

La farine d'orge peut s'acheter aujourd'hui toute préparée. Les blancs d'œufs ne sont à ajouter qu'en cas de masque astringent. Une recette plus simple consiste à pétrir la farine d'orge avec du beurre frais. Cette préparation efface les rougeurs et lisse la peau.

L'orge en lait : L'orge mondé (dépouillé de son enveloppe) et pas encore mûr, contient un suc blanc hautement réputé jadis pour embellir le visage. Il se cueille avant l'été. On s'en frotte la figure pour purifier le teint.

Masque à la farine de fève (ou de riz). Délayer dans de l'eau tiède, additionner si l'on veut d'un jaune d'œuf nourrissant, ou bien, pour effet astringent, du blanc d'œuf ou du jus de citron. Ces masques avaient la réputation de polir la peau et d'effacer les rides.

Eau de riz : *« Pour nettoyer le visage,* disent les anciens Traités de beauté, *lavez-vous avec de l'eau de riz, c'est un des meilleurs moyens pour rendre la face belle et polie ».* L'eau de riz s'obtient en faisant bouillir pendant une bonne demi-heure de vingt à trente grammes de riz dans un litre d'eau. On passe ensuite au tamis. Cette eau constitue une lotion émolliente et calmante.

LES VIANDES

Les masques à la viande d'Henri III et de Marie de Médicis étaient encore utilisés au début du XXe siècle en raison de leur indéniable efficacité. Hitler les recommandait à sa maîtresse Eva Braun. On sait aujourd'hui que l'escalope de veau ou la côtelette de bœuf contiennent des acides gras et de la vitamine F souveraine pour la peau. Les paumes des bouchers qui manient de la viande à longueur de journée sont lisses et rosées.

« Rien n'empêche mieux les rides, n'entretient la peau souple et ne conserve le teint frais, comme ce simple topique », dit un vieux traité de beauté.

Masque à la viande : Appliquer le soir de fines tranches de viande sur les joues et le front, et sous les yeux ; maintenir au besoin par des bandelettes. Garder au moins deux heures, ou toute la nuit si l'on peut. Rincer à l'eau tiède.

Eau de veau : *« Prenez un pied de veau et faites-le cuire dans quatre litres d'eau jusqu'à ce qu'elle soit réduite de moitié. Ajoutez-y ensuite une demi-livre de riz et laissez-le cuire avec de la mie de pain blanc détrempée dans du lait, une livre de beurre frais et la glaire de cinq œufs frais. »* Cette pommade pour assouplir la peau est aussi légèrement astringente en raison des blancs d'œufs.

Eau de bœuf : *« Pour prendre la face vermeille »,* disent les anciens Traités, *prendre un morceau de bœuf, le concasser, le mettre au bain-marie et se servir de cette eau tous les matins.*

Le « bouillon gras » peut remplir le même office de lotion nourrissante.

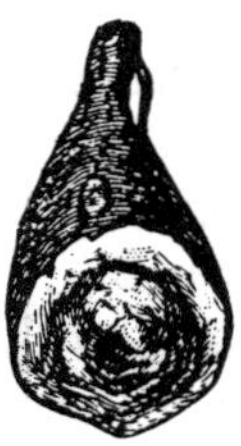

BIBLIOGRAPHIE

XVe et XVIe siècles

Le Grand et le Petit Albert, B.N.
Andréa Cenini, Traité sur la Peinture, B.N.
Nostradamus : Traité des Fardements, B.N.
Jean-Baptiste Porta : La Magie Naturelle, B.N.
Docteur Jean Liébault : Traité d'Embellissement, B.N.
Docteur Le Fournier : Ornement d'humaine nature, B.N.

XVIIe siècle

Sébastien Matte La Faveur : Pratique de Chymie, B.N.
Catherine et Madeleine des Roches : Instruction aux jeunes dames, B.N.
Madame de Sévigné : Lettres, B.N.
Barbe : Le Parfumeur François, B.N.

XVIIIe siècle

Docteur Le Camus : Abdeker, B.N.
Docteur Gaulin : Le Médecin des Dames, B.N.
Docteur Deshais-Gendron : Maux d'yeux par le Rouge, B.N.
Somaize (Antoine de la Martinière) : École de Salerne, B.N.
Grande Encyclopédie de Diderot.

XIXe siècle

Moreau de la Sarthe : Hygiène de la Femme, B.N.
Dr Marie de St-Ursin : L'Ami des Femmes, B.N.
Docteur Caron : Toilette des Dames, B.N.
Boetiger : Toilette d'une dame romaine, B.N.
Docteur Cid : Essai de Calliplastie, B.N.
Bibliophile Jacob : L'art de conserver sa beauté, Arsenal.
Lola Montès : L'Art de la Beauté, B.N.
Alfred Franklin : Vie privée d'autrefois, Librairie Académique Perrin.
Docteur Cabanès : Mœurs intimes du passé, Albin Michel.

XXe siècle (début)

Comtesse Tramar : Bréviaire de la Femme, B.N.
M. Contier : Recettes de beauté d'autrefois, B.N.
Huguette Falvy : Contribution à quelques remèdes secrets, B.N.
Gisèle d'Assailly : Fards et Beauté, B.N.
René le Florentin : Cosmétologie, B.N.
Roger Vaultier : Soins de Beauté au XVIIe siècle, B.N.
Jacques Pinset et Yvonne Deslandres : Soins de beauté, Que Sais-je ?
Henri d'Améras : Vie Parisienne sous le Second Empire, B.N.
Valentine Penrose : La comtesse sanglante, B.N.
Dr Aron Brunetière : Beauté et Médecine.

TABLE DES MATIÈRES

Pages

Pages

Pages

Pages

Achevé d'imprimer sur les presses de l'imprimerie Tardy Quercy S.A. à Bourges
Dépôt légal : Octobre 1987 - N° d'imprimeur : 14021 - N° d'éditeur : 87208